AF089882

Kohlhammer

Horizonte der Psychiatrie und Psychotherapie – Karl Jaspers-Bibliothek

Herausgegeben von Matthias Bormuth, Andreas Heinz und Markus Jäger

Eine Übersicht aller lieferbaren und im Buchhandel angekündigten Bände der Reihe finden Sie unter:

 https://shop.kohlhammer.de/horizonte

Der Autor

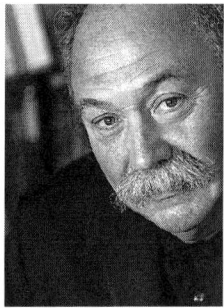

© Foto: Inge Prader

Prof. Dr. med. Michael Musalek, Psychiater und Psychotherapeut, war bis 2020 Ärztlicher Direktor des Anton Proksch Instituts, einer der größten Suchtkliniken Europas, hat derzeit den Lehrstuhl für Allgemeine Psychiatrie an der Medizinischen Fakultät der Sigmund Freud PrivatUniversität in Wien inne und ist Direktor der Institute für Sozialästhetik und Psychische Gesundheit an der Sigmund Freud PrivatUniversität in Wien und in Berlin. Darüber hinaus war er jahrelanges Mitglied des Führungsgremiums der European Psychiatric Association (EPA) und ist derzeit Mitglied des EPA-Ethics Committee sowie Ehrenmitglied der World Psychiatric Association (WPA). Für seine Leistungen im Rahmen seines medizinischen Wirkens wurde er mit dem Goldenen Ehrenzeichen für Verdienste um die Republik Österreich sowie mit dem Goldenen Ehrenzeichen für Verdienste um das Land Wien ausgezeichnet.

Michael Musalek

Ressourcenorientierte Suchttherapie

Grundlagen und Methoden des
Orpheus-Programms

Verlag W. Kohlhammer

Dieses Werk einschließlich aller seiner Teile ist urheberrechtlich geschützt. Jede Verwendung außerhalb der engen Grenzen des Urheberrechts ist ohne Zustimmung des Verlags unzulässig und strafbar. Das gilt insbesondere für Vervielfältigungen, Übersetzungen, Mikroverfilmungen und für die Einspeicherung und Verarbeitung in elektronischen Systemen.

Pharmakologische Daten, d. h. u. a. Angaben von Medikamenten, ihren Dosierungen und Applikationen, verändern sich fortlaufend durch klinische Erfahrung, pharmakologische Forschung und Änderung von Produktionsverfahren. Verlag und Autoren haben große Sorgfalt darauf gelegt, dass alle in diesem Buch gemachten Angaben dem derzeitigen Wissensstand entsprechen. Da jedoch die Medizin als Wissenschaft ständig im Fluss ist, da menschliche Irrtümer und Druckfehler nie völlig auszuschließen sind, können Verlag und Autoren hierfür jedoch keine Gewähr und Haftung übernehmen. Jeder Benutzer ist daher dringend angehalten, die gemachten Angaben, insbesondere in Hinsicht auf Arzneimittelnamen, enthaltene Wirkstoffe, spezifische Anwendungsbereiche und Dosierungen anhand des Medikamentenbeipackzettels und der entsprechenden Fachinformationen zu überprüfen und in eigener Verantwortung im Bereich der Patientenversorgung zu handeln. Aufgrund der Auswahl häufig angewendeter Arzneimittel besteht kein Anspruch auf Vollständigkeit.

Die Wiedergabe von Warenbezeichnungen, Handelsnamen und sonstigen Kennzeichen in diesem Buch berechtigt nicht zu der Annahme, dass diese von jedermann frei benutzt werden dürfen. Vielmehr kann es sich auch dann um eingetragene Warenzeichen oder sonstige geschützte Kennzeichen handeln, wenn sie nicht eigens als solche gekennzeichnet sind.

Es konnten nicht alle Rechtsinhaber von Abbildungen ermittelt werden. Sollte dem Verlag gegenüber der Nachweis der Rechtsinhaberschaft geführt werden, wird das branchenübliche Honorar nachträglich gezahlt.

Dieses Werk enthält Hinweise/Links zu externen Websites Dritter, auf deren Inhalt der Verlag keinen Einfluss hat und die der Haftung der jeweiligen Seitenanbieter oder -betreiber unterliegen. Zum Zeitpunkt der Verlinkung wurden die externen Websites auf mögliche Rechtsverstöße überprüft und dabei keine Rechtsverletzung festgestellt. Ohne konkrete Hinweise auf eine solche Rechtsverletzung ist eine permanente inhaltliche Kontrolle der verlinkten Seiten nicht zumutbar. Sollten jedoch Rechtsverletzungen bekannt werden, werden die betroffenen externen Links soweit möglich unverzüglich entfernt.

1. Auflage 2024

Alle Rechte vorbehalten
© W. Kohlhammer GmbH, Stuttgart
Gesamtherstellung: W. Kohlhammer GmbH, Stuttgart

Print:
ISBN 978-3-17-033728-2

E-Book-Formate:
pdf: ISBN 978-3-17-033729-9
epub: ISBN 978-3-17-033730-5

Vorwort zur Reihe

Psychiatrie und Psychotherapie nehmen im Kanon der medizinischen Fächer eine besondere Stellung ein, sind sie doch gleichermaßen auf natur- wie kulturwissenschaftliche Methoden und Konzepte angewiesen. Bereits vor hundert Jahren wies der Arzt und Philosoph Karl Jaspers darauf hin, dass man sich im psychopathologischen Zugang zum Menschen nicht auf eine einzige umfassende Theorie stützen könne. So warnte er entsprechend vor einseitigen Perspektiven einer Hirn- bzw. Psychomythologie. Viel mehr forderte Jaspers dazu auf, die verschiedenen möglichen Zugangswege begrifflich scharf zu fassen und einer kritischen Reflexion zu unterziehen. Diese Mahnung zur kritischen Pluralität gilt heute ebenso, werden sowohl auf neurobiologischem als auch auf psychotherapeutischem bzw. sozialpsychiatrischem Gebiet nicht selten dogmatische Positionen vertreten, ohne dass andere Sichtweisen in der wissenschaftlichen Auseinandersetzung ausreichend berücksichtigt würden.

Die Reihe »Horizonte der Psychiatrie und Psychotherapie – Karl Jaspers-Bibliothek« möchte die vielfältigen Zugangswege zum psychisch kranken Menschen in knappen Überblicken prägnant darstellen und die aktuelle Bedeutung der verschiedenen Ansätze für das psychiatrisch-psychotherapeutische Denken und Handeln aufzeigen. Dabei können viele Probleme im diagnostischen und therapeutischen Umgang mit den Menschen nur vor dem Hintergrund der zugrundeliegenden historischen Konzepte verstanden werden. Die »Karl Jaspers-Bibliothek« möchte den Leser dazu anregen, in solch pluralistischer und historisch weiter Horizontbildung den drängenden Fragen in Psychiatrie und Psychotherapie nachzugehen, wie sie die einzelnen Bandautoren entfalten werden. Ziel der Reihe ist hierbei auch, ein tieferes Bewusstsein für die begrifflichen Grundlagen unseres Wissens vom psychisch kranken Menschen zu entwickeln.

Oldenburg/Berlin/Kempten
Matthias Bormuth, Andreas Heinz, Markus Jäger

Motto

Geh in der Verwandlung aus und ein.
Was ist deine leidenste Erfahrung?
Ist dir Trinken bitter, werde Wein.

Rainer Maria Rilke:
Die Sonette an Orpheus II/29 (Fragment);
Château de Muzot im Februar 1922

Inhaltsverzeichnis

Vorwort zur Reihe			5
Motto			7
1	**Prolog**		11
2	**Ressourcenorientierte Suchttherapie**		13
	2.1	Ressourcen – Begriffsbestimmung, Charakteristika und Eigenschaften	13
		2.1.1 Ressourcen-orientierte versus Defekt- bzw. Defizienz-orientierte Medizin	14
		2.1.2 Ressourcendefinitionen in verschiedenen Fachdisziplinen	16
		2.1.3 Fähigkeiten, Potentiale, Reserven und Ressourcen	24
	2.2	Entwicklungen von Ressourcenmodellen/-klassifikationen	27
		2.2.1 »Subjektive« und »objektive« Ressourcen	27
		2.2.2 Ressourcentheorien – Konzepte, Modelle und Ordnungen	28
	2.3	Ressourcenorientierte Suchtdiagnostik in der klinischen Praxis – Ressourcenklassifikation in zwölf Kategorien	37
		2.3.1 Kognitive (noopsychische) Ressourcen	39
		2.3.2 Emotionale (thymopsychische) Ressourcen	41
		2.3.3 Körperliche Ressourcen	46
		2.3.4 Interaktionelle bzw. kommunikative Ressourcen	48
		2.3.5 Soziale Ressourcen	53
		2.3.6 Possessionale Ressourcen	54
		2.3.7 Spirituelle Ressourcen	55
		2.3.8 Kupidale bzw. expektative Ressourcen	57
		2.3.9 Volitionale bzw. motivationale Ressourcen	59
		2.3.10 Fiktionale (optative) Ressourcen	62
		2.3.11 Ästimative Ressourcen – Ressourcen der Wertschätzung	63
		2.3.12 Ästhetische Ressourcen – Ressourcen des Schönen	66
		2.3.13 Anhang: »Rekreative Ressourcen« – Ressourcen der Erholung	74

	2.4		Ressourcenorientierte Therapie – Auf dem Weg zur Kultivierung des Lebens und Erlebens	75
		2.4.1	Ressourcenerkennung und -aktivierung	75
		2.4.2	Ressourcenentfaltung und -entwicklung	80
		2.4.3	Ressourcenschaffung, -transfer und -kultivierung	81
3	**Das Orpheus-Programm**			**84**
	3.1		Ausgangssituation und Grundlagen	84
		3.1.1	Hauptprobleme in der herkömmlichen Suchtbehandlung	84
		3.1.2	Erste Ideen – Ein- und Ausgangsüberlegungen zum Orpheus-Programm	88
	3.2		Namensgebung	91
		3.2.1	Orpheus – der große Sänger der Antike	91
		3.2.2	Orpheus und die Sirenen	96
	3.3		Theoretische Basis und Grundprinzipien	98
		3.3.1	Sozialästhetik als Wissenschaftsfeld	100
		3.3.2	Sozialästhetik als Wissenschaftsmethode und Denkform	102
		3.3.3	Angewandte Sozialästhetik in der Suchtbehandlung	106
	3.4		Therapieziele des Orpheus-Programms	113
		3.4.1	Autonomes Leben	115
		3.4.2	Freudvolles Leben	119
	3.5		Ressourcenorientiertes modulares Therapieprogramm in Theorie und Praxis	126
		3.5.1	Grundlegendes und Besonderheiten in der praktischen Umsetzung des Orpheus-Programms	126
		3.5.2	Orpheus-Behandlungsmodule	128
4	**Epilog**			**136**
5	**Literatur**			**139**

1 Prolog

Die herkömmlichen Behandlungsangebote für psychisch kranke Menschen im Allgemeinen und für Suchtkranke im Besonderen sind allesamt im Wesentlichen defizienzorientiert (Priebe et al. 2014). Suchtkrankheit wird dabei in der Regel als ein psychischer Defekt verstanden, in dessen Zentrum die Unfähigkeit steht, bestimmte Verhaltensweisen bzw. den Gebrauch von psychotropen Substanzen mit Suchtpotential nachhaltig kontrollieren zu können. Dieser als »Kontrollverlust« benannte zentrale Defekt von Suchtkranken steht in engem Zusammenhang mit weiteren Defekten bzw. Defizienzen, wie zum Beispiel einem nicht bzw. kaum zu widerstehendem inneren Verlangen und Drängen nach dem Suchtmittel oder bestimmten Suchtverhaltensweisen, der Entwicklung einer Toleranz der Suchtmittelwirkung bzw. dem süchtigen Verhalten gegenüber, die üblicherweise mit einer Dosissteigerung einhergeht und/oder dem Erscheinen von Entzugssymptomen, die sich dann entwickeln, wenn der Suchtmittelkonsum einen kritischen Wert unterschreitet beziehungsweise, wenn man bestimmten Verhaltensweisen nicht mehr in ausreichendem Maße nachkommt (ICD-10 1993).

An diese eng mit dem zentralen Phänomen des Kontrollverlustes in Verbindung stehenden Defizienzen, die in ihrer Gesamtheit auch als Kernsymptomatik von Suchterkrankungen angesehen werden, reihen sich dann in der überwiegenden Mehrzahl der Fälle meist noch andere psychische, soziale und körperliche Beeinträchtigungen bzw. Symptomkonstellationen, die zwar nicht als unmittelbare Zeichen der Suchtkrankheit selbst angesehen werden, die aber doch eng mit dem Suchtgeschehen vergesellschaftet sind und daher als »Komorbiditäten« (Lindenmeyer 2011, 2018; Petry 2005) bezeichnet werden. Beispiele hierfür wären depressive Störungen, Angststörungen, psychotische Erscheinungsbilder, Schlafstörungen, Persönlichkeitsstörungen, hoch beeinträchtigende psychosoziale Störungen bzw. Probleme und/oder verschiedenste körperliche Erkrankungen. Diese »Komorbiditäten« stehen den Suchterkrankungen nicht nur gleichsam als Begleiter zur Seite, sondern sie sind vielmehr eng mit dem Suchterkrankungsgeschehen verwoben, entweder indem sie das Suchtverhalten selbst mitauslösen bzw. (mit-)bedingen oder indem sie als Folgeerscheinung von übermäßigem Suchtmittelgebrauch das Suchtverhalten selbst mitaufrecht erhalten.

All diese Charakteristika von Suchterkrankungen und der ihnen assoziierten Störungen werden dabei als Defizienzen, Defekte oder Defizite, als Schäden, Fehler, Mangelzustand oder Fehlfunktionen verstanden. Es ist heute unüblich geworden, in medizinischen Aufsätzen oder Vorträgen direkt von Defekten oder Defiziten zu sprechen, viel häufiger hört und liest man die etwas milder anmutende Ausdrucksform »Defizienz«, ein Lehnwort aus dem Englischen, wo Defektzustände und

Defizite als »deficiencies« bezeichnet werden. Da es nun in der deutschsprachigen Medizin üblich wurde, von Defizienzen zu sprechen, wird im Folgenden auf die eigentlich korrekte Bezeichnung »Defekt« bzw. »Defizit« verzichtet und dort, wo von einer sich an Defekten und Defiziten orientierenden Medizin die Rede sein wird, diese als eine »Defizienz-orientierte« ausgewiesen.

Die herkömmliche Medizin geht davon aus, dass das Normale im Sinne einer Idealnorm im völligen Funktionieren des Systems besteht, während Abweichungen von diesem Idealzustand als »Störungen«, »Fehlfunktionen« bzw. »Mangelerscheinungen« aufgefasst werden. Eine solche defizienzorientierte Herangehensweise an Krankheitsgeschehen steht im krassen Gegensatz zu einer dynamisch-systemischen Sichtweise, bei der Krankheit als eine der möglichen Antworten eines lebendigen Systems auf die vielfältigen Herausforderungen der Lebenswelt (Schipperges 2001; Canguilhem 2017) angesehen wird und demnach im diagnostischen und therapeutischen Prozess nicht nur den Unfähigkeiten und Fehlerhaftigkeiten des von Krankheit Betroffenen Aufmerksamkeit geschenkt wird, sondern vor allem auch seinen besonderen Fähigkeiten und Möglichkeiten, sich den Gegebenheiten seiner Lebenswelt zu stellen.

Das Orpheus-Programm als Prototyp eines ressourcenorientierten Behandlungsprogramms fokussiert demnach nicht nur auf die Mängel und Defizienzen, sondern vor allem auch auf die Fähigkeiten und Potentiale von an Suchtkrankheit Leidenden. Dieses vom Autor entwickelte und dann gemeinsam mit den Mitarbeitern des Anton Proksch Instituts Wien in die Praxis umgesetzte Behandlungsprogramm steht damit für einen Paradigmenwechsel in der Suchtbehandlung von einer sogenannten »Indikationsmedizin«, die auf die Behandlung von Suchtkrankheiten (»Indikationen«) ausgerichtet ist, hin zu einer human-basierten Medizin, wo der an einer Krankheit leidende ganze Mensch zum Maß aller therapeutischen Bemühungen erklärt wird (Musalek 2015a).

2 Ressourcenorientierte Suchttherapie

2.1 Ressourcen – Begriffsbestimmung, Charakteristika und Eigenschaften

Ressourcenförderung, Ressourcenorientierung, Stärkeorientierung, Kompetenzförderung und Ressourcenentwicklung sind Begriffe, die man seit der Jahrtausendwende immer häufiger in Fachpublikationen zur Behandlung von psychisch Kranken antrifft. »Ressource« wurde vor allem in den letzten beiden Jahrzehnten im deutschen Sprachraum gleichsam zu einem »Zauberwort« (Schemmel und Schaller 2013), die Erforschung von Ressourcen und deren Einsatz in der klinischen Praxis zu einem »Modethema« (Willutzki 2013). Ressourcenorientiertes medizinisches Handeln ist aber bei weitem keine Erfindung des zwanzigsten bzw. einundzwanzigsten Jahrhunderts. Schon weit früher wurde da und dort in der Behandlung von Kranken ressourcenorientiert vorgegangen, ohne diese Maßnahmen noch explizit als »ressourcenorientiert« oder »ressourcenfördernd« auszuweisen. Als erste Beispiele von westlichen Medizinformen, die sich vornehmlich auch an Ressourcen orientierten, können die ganzheitsmedizinischen Behandlungsansätze von Hippokrates, Galen und Paracelsus genannt werden (Musalek 2008a).

In der von Hippokrates und seinen Schülern entworfenen Medizin erscheint der Mensch als ein Ganzes, als beseelter Leib, dessen Gesundheit es zu erhalten bzw. wiederherzustellen gilt. Die Aufgabe des Arztes besteht für Hippokrates nicht nur darin, im Krankheitsfall mittels genauer Anamneseerhebung und klinischer Beobachtung die richtige Diagnose und auf deren Basis das entsprechende Therapieverfahren zu wählen, sondern wesentlich auch darin, im Bereich der Gesundheitserhaltung präventiv tätig zu werden, indem ein gesunder Lebensstil gefördert wird, im Rahmen dessen die körperlichen, psychischen und sozialen Ressourcen des Einzelnen gestärkt werden. Hippokrates zählt daher gemeinsam mit Pythagoras zu den Urvätern einer auf gesunde Ernährungs- und Lebensweisen ausgerichteten und damit auch ressourcenorientierten ganzheitlichen Medizin (Leitzman et al. 2009).

Für Galen (Galenos von Pergamon oder auch Aelius Galenus), der den Menschen, ebenso wie sein Lehrer Hippokrates, als eine Leib-Seele-Einheit sieht, gibt es fließende Übergänge zwischen Gesundheit und Krankheit, wobei er zwischen *sanitas*, dem Zustand der Gesundheit, *aegritudo*, dem des Krankseins, und einem »Übergangsstadium«, *neutralitas*, unterscheidet. Neutralitas ist für ihn jener Zustand, in dem wir uns üblicherweise befinden, während sanitas als ein anzustrebender Zustand vor uns liegt. Ähnliche Überlegungen liegen auch der heute gültigen

Gesundheitsdefinition der Weltgesundheitsorganisation (WHO 1948) zugrunde, wenn dort gefordert wird, dass Gesundheit nicht nur die Abwesenheit von Krankheit (»neutralitas«) ist, sondern erst bei einem völligen körperlichen, psychischen und sozialen Wohlbefinden (»Wohlsein« – »well-being« – »sanitas«) erreicht wird. Ein solches völliges Wohlbefinden bleibt uns im täglichen Leben aber natürlich unerreichbar, zumindest kann es nie dauerhaft erlebt werden. Trotzdem ist es als ein orientierungsschaffendes Konstrukt im Hinblick auf präventive, gesundheitserhaltende und therapeutische Maßnahmen unverzichtbar. Der Weg ist hier das Ziel. Um diesen Weg beschreiten zu können, brauchen wir den Einsatz unserer Ressourcen. Für Galen sind es zum einen *res naturales* (physiologische Faktoren wie z. B. Blut und Körpersäfte oder die im Körper wirkende Kräfte, *virtus animalis*, *virtus spiritualis* und *virtus naturalis*) sowie zum anderen sechs *res non naturales* (*aer* – Licht und Luft, *cibus et potus* – Speise und Trank, *motus et quies* – Arbeit und Ruhe, *somnus et vigilia* – Schlaf und Wachen, *secreta et excreta* – Absonderungen und Ausscheidungen und *affectus animi* – Anregung des Gemüts), die uns Menschen Gesundsein im Sinne der sanitas ermöglichen, wobei die res non naturales für ihn all jene Faktoren sind, die in einem balancierten Verhältnis für ein gesundes Leben verantwortlich zeichnen. Sie entsprechen dem, was auch heute noch immer als fundamentale Grundlagen für Ressourcen zur Gesundheitsförderung angesehen wird: maßvolle Bewegung, Rhythmisierung des Alltags, ausgewogene Schlaf-Wach-Abfolge, gesundheitsförderliche Speisen sowie positive Emotionen und Affekte (Steiner 2016).

Der unter dem Namen Paracelsus bekannt und berühmt gewordene Arzt Phillipus Aurelius Theophrastus von Hohenheim beschreibt in seiner in der ersten Hälfte des 16. Jahrhunderts verfassten medizinischen Schrift *Von der Bergsucht und anderen Bergkrankheiten* nicht nur, wie man Lungenkrankheiten von Bergbauarbeitern behandeln kann, sondern fokussiert im Besonderen auch auf all jene Handlungen, die erforderlich sind, um prophylaktisch die Widerstandskraft derselben zu erhöhen. Dabei werden Lebensstiländerungen sowie Diätvorschriften und Schwitzbäder zur Ressourcengenerierung als wesentliche präventive Maßnahmen hervorgehoben (Duffin 1999; Kelly 2008). Sowohl in der antiken wie auch in der mittelalterlichen Medizin spielen demnach ressourcenorientierte Präventions- und Therapieansätze eine zentrale Rolle. Erst später mit den zunehmenden Erfolgen von medizinisch-technischen Behandlungsmethoden wird in der Neuzeit der Hauptfokus immer stärker auf die Behandlung von Krankheiten ausgerichtet, womit die vorerst im Wesentlichen ressourcenorientierte prophylaktische Medizin zugunsten einer defizienzorientierten Medizin weitgehend in den Hintergrund gedrängt wird.

2.1.1 Ressourcen-orientierte versus Defekt- bzw. Defizienz-orientierte Medizin

Ressourcen-orientierte Medizin und Defekt- bzw. Defizienz-orientierte Medizin werden heute oft als Gegenpole aufgefasst (Willutzki 2013), die sich unvereinbar gegenüberstehen. Letztere folgt im Wesentlichen einer »pathogenetischen Tradition« (Antonovsky 1997; Udris et al. 1992) bzw. »klinifizierenden Sichtweisen« (Bastine und Tuschen 1996) und stellt Defizite, Schädigungen, Störungen sowie

Stressoren, Belastungen und Vulnerabilitäten in den Mittelpunkt des medizinischen Handelns (Jerusalem 1990; Gutscher et al. 1998). Bei solchen ausschließenden Gegenüberstellungen werden oft die mannigfachen Übergänge und Wechselbeziehungen zwischen den beiden Betrachtungsrichtungen außer Acht gelassen. Eine Abnahme von Defekten und Schäden ist nicht immer, aber auch nicht selten mit einer Zunahme von Stärken des Einzelnen vergesellschaftet, das Auftreten von Defekten und Störungen ist zwar in der Regel eng verknüpft mit einem Verlust bzw. Fehlen von Ressourcen, aber keineswegs notwendigerweise. Ressourcenorientierte medizinische Ansätze sind daher auch nicht den auf Defizienzen ausgerichteten medizinischen Handlungsweisen als Alternativmodelle gegenüberzustellen, sondern vielmehr als komplementäre Diagnose- und Behandlungsperspektiven anzusehen, die gemeinsam mit störungsorientierten Sichtweisen eine zielführende und nachhaltige Therapie des kranken Menschen, als konkretes Individuum (in seiner unteilbaren Ganzheit) möglich machen (Musalek 2008b).

Das Spannungsverhältnis zwischen Ressourcen und Defekten bzw. Defizienzen kann in dreifacher Weise gedacht werden: Man kann sie als zwei Seiten einer Medaille auffassen oder als entgegengesetzte Pole einer Dimension oder schließlich auch als zwei voneinander unabhängige Dimensionen (Willutzki 2013). Beim »Medaillenansatz« geht man davon aus, dass sich die beiden, obwohl untrennbar miteinander verbunden, doch in fundamentaler Opposition gegenüberstehen. Dieser Ansicht liegt das Postulat zugrunde, dass es sich auch bei Gesundsein und Krankheit um unvereinbare Zustände handelt. Dieser (noch immer durchaus weit verbreiteten) Auffassung nach ist man entweder gesund oder krank. Antonovsky (1997) kritisiert zurecht diese konstruierte Fundamentalopposition von Ressourcen und Defizienzen, erweist sich doch eine solche Anschauung in der klinischen Praxis insofern als wenig zielführend, als man sich in der überwiegenden Mehrzahl der Fälle mit Menschen konfrontiert sieht, die sowohl kranke wie auch gesunde Merkmalsbereiche aufweisen. Ein entweder nur auf Ressourcen oder nur auf Defizienzen abzielendes medizinisches Handeln muss damit auch immer als ein in hohem Maße unvollständiges Unternehmen beurteilt werden.

Das Postulat, dass wir uns alle ein Leben lang auf einem Kontinuum zwischen den beiden fiktiven Polen »völlig krank« und »völlig gesund« bewegen, ist der Ausgangspunkt für den sogenannten »Gegenpolansatz«. Ebenso wie wir immer in Übergängen von Kranksein und Gesundsein leben, weisen wir einerseits Defizienzen und Störungen auf und verfügen andererseits gleichzeitig aber auch über Stärken und Ressourcen. Nach dem Gegenpolmodell sind die beiden, im Gegensatz zum »Medaillenansatz«, nicht prinzipiell voneinander unabhängig, sondern repräsentieren vielmehr Gegenpole einer einzigen Dimension (Jerusalem 1990). Je mehr Ressourcen, desto geringer die Vulnerabilitäten und damit auch geringer die Chance für das Auftreten von Problemen, Störungen und Defekten. Je mehr von den Letztgenannten, desto geringer die verfügbaren Ressourcen.

Ressourcen und Störungen können aber auch als zwei prinzipiell unterschiedliche Dimensionen gedacht werden. Der Vorteil eines solchen »Unabhängigkeitsmodells« (Willutzki 2013) gegenüber dem »Medaillen-« bzw. »Gegenpolansatz« liegt vor allem darin, dass Ressourcen und Defizienzen gleichzeitig betrachtet werden können und nicht – wie bei einem eng ausgelegten dimensionalen Modell – ge-

geneinander verrechnet werden. Dieses Modell spiegelt auch die in der klinischen Praxis zu beobachtende Realität wesentlich besser wider: So begegnen wir gar nicht selten Patienten, die deutliche körperliche, psychische und/oder soziale Störungen aufweisen, gleichzeitig aber auch durchaus über eine Fülle von Ressourcen verfügen, die im therapeutischen Prozess erfolgreich genützt werden können. Die Aufgabe des Therapeuten besteht diesem Ansatz folgend vorzugsweise darin, im therapeutischen Handeln nicht nur die bestehenden Defekte und Störungen im Auge zu behalten, sondern vor allem auch die oft noch unerkannten bzw. wenig bekannten Ressourcen freizulegen und sie auf diese Weise für den Einzelnen zugänglich zu machen. Ohne Zweifel stehen Defizienzen und Ressourcen in einem komplexen Wechselverhältnis zueinander, sie sind aber nicht völlig und untrennbar als Gegenkräfte miteinander verbunden. In jedem Fall genügt es in einem auf den ganzen Menschen ausgerichteten therapeutischen Prozess nicht, sich nur mit einer der beiden Dimensionen auseinanderzusetzen. Leider wird ungeachtet dessen in der kontemporären Medizin immer noch vorzugsweise auf die Störungsdimension fokussiert, während die Ressourcendimension in der Regel ausgespart bleibt.

Auch in der Suchtmedizin finden sich bis heute nur vereinzelt ressourcenorientierte Behandlungsformen. Dass sich ressourcenorientiertes Handeln in der Therapie von psychisch Kranken im Allgemeinen und von Suchtkranken im Besonderen bisher nicht durchsetzen konnte und kann, liegt zu einem guten Teil schon allein daran, dass von den staatlichen (und auch den meisten privaten) Geldgebern in unserem Gesundheitssystem vor allem die Behandlung von Krankheiten bezahlt wird. Es braucht daher die Nennung einer defizienzorientierten Diagnose, am besten die Nennung einer Krankheitskategorie aus dem allgemein anerkannten internationalen Klassifikationssystem der Weltgesundheitsorganisation, ICD-10 (Dilling et al. 1993), um eine Behandlungsleistung honoriert zu bekommen. Ressourcenorientierte Präventions- und Behandlungsmedizin wird durch eine solche Finanzierungsgebarung zwangsläufig benachteiligt.

2.1.2 Ressourcendefinitionen in verschiedenen Fachdisziplinen

Die noch immer mangelhafte Ressourcenorientierung in der klinischen Behandlungspraxis mag aber auch daran liegen, dass das, was man unter »Ressourcen« versteht, aufgrund unscharfer Grenzziehungen für viele noch immer eher vage und unbestimmt bleibt. Üblicherweise werden als Ressourcen heute Gegebenheiten und Fähigkeiten bezeichnet, auf die man in Lebensschwierigkeiten bzw. -krisen welcher Art auch immer zurückgreifen kann, um Lebensprobleme bewältigen zu können bzw. um das Leben selbst zu einem schöneren und besseren zu machen. So definieren Schubert und Knecht (2012) Ressourcen als »personale, soziale und materielle Gegebenheiten, die das Individuum nutzen kann, um die externen und internen Lebensanforderungen und Zielsetzungen zu bewältigen.« Diener und Fujita (1995) sehen Ressourcen als materielle, soziale und personale Charakteristika eines Menschen, die genutzt werden können, um sich in Richtung persönlicher Ziele zu bewegen, die ihrerseits zur Bedürfnisbefriedigung beitragen und das persönliche

Wohlbefinden steigern. Ressourcen sind für sie Potentiale (der Person selbst und/oder ihrer sozialen Umwelt), deren Einsatz lebenserhaltende bzw. lebensverbessernde Effekte produziert.

Auch Trösken und Grawe (2003) betonen in ihrer Definition die Ausrichtung von Ressourcen auf die Grundbedürfnisse des Menschen, wenn sie Ressourcen als konkrete Fähigkeiten, Verhaltensroutinen und motivationale Bereitschaften auffassen, die es Menschen erlauben, die individuelle Person-Umwelt-Transaktionen so zu gestalten, dass in einem hohen Maße ihre Bedürfnisse gedeckt oder Verletzungen vermieden werden. Für Willutzki (2008) sind Ressourcen Potentiale nicht nur der Person selbst, sondern auch solche ihrer sozialen Umwelt, deren Einsatz lebenserhaltende bzw. lebensverbessernde Effekte produziert. Sie sind »für die Bewältigung alltäglicher [...] Anforderungen bzw. Lebensaufgaben von zentraler Bedeutung«, womit auch »unsere psychische und physische Gesundheit sowie unser Wohlbefinden von ihrer Verfügbarkeit und ihrem Einsatz abhängig« wird. Brandtstädter et al. (2003) definieren Ressourcen sehr allgemein als »Merkmale oder Attribute, welche über die Lebensspanne hinweg die Bewältigung von Entwicklungsaufgaben, kritischen Lebensereignissen oder belastenden Entwicklungsübergängen erleichtern oder zu einer positiven Bilanz von Entwicklungsgewinnen und -verlusten beitragen«, womit im Besonderen darauf verwiesen wird, dass Ressourcen sich über die Lebenszeit hinweg auch verändern können. Früher wirksame Ressourcen können mit zunehmendem Alter ihre Bedeutung verlieren, sodass für die nächsten Lebensabschnitte dann neue entfaltet und entwickelt werden müssen.

Solch allgemeine und weite Definitionen von Ressourcen, die nahezu alle Gegebenheiten, mit denen ein Mensch sich konfrontiert sieht, sowie alle seine Fähigkeiten, die er schon besitzt bzw. noch entwickeln kann, umfassen, machen sowohl für die wissenschaftliche Forschung wie auch für die klinische Praxis kaum Sinn. Nur allzu leicht verliert man sich dabei in nur unscharf begrenzbares begriffliches Niemandsland, das Nestmann (1996) in Bezug auf die gängigen Ressourcendefinitionen völlig zu Recht mit dem Satz beklagt: »Letztlich alles, was von einer bestimmten Person in einer bestimmten Situation wertgeschätzt und/oder als hilfreich erlebt wird, kann als eine Ressource betrachtet werden.«

Das deutsche Wort Ressource ist aus dem Französischen entlehnt, hat aber seine eigentliche Wurzel im lateinischen *resurgere*, das meist mit »wiedererstehen« übersetzt wird. Weitere Bedeutungen von *resurgere* sind »wieder aufstehen«, »sich wieder erheben«, »sich erneuern«, »hervorquellen«, »wiedererwachen« oder »wieder emporkommen«. Das französische Wort *ressource* steht primär für »Mittel« und »Quelle« und wird zur Bezeichnung von hilfreichen Mitteln und Möglichkeiten, für dienliche psychische und physische Fähigkeiten oder schlicht für Hilfe im Allgemeinen verwendet (Robert 1986). Heute werden Ressourcen oft ganz allgemein als »Handlungsmittel« angesehen, die »zum Erreichen von Zielen benutzt oder mobilisiert (nutzbar gemacht) werden« (Moldaschl 2005a).

Das war nicht immer so. Im neunzehnten Jahrhundert meinte man mit dem deutschen Wort *Ressourcen* bürgerliche Unterhaltungs- und Erholungsvereine, erst in der zweiten Hälfte des zwanzigsten Jahrhunderts setzte sich dann im Zuge der ökologischen Krise die Verwendung in der Bedeutung von Hilfsmitteln und Rohstoffen durch (Schubert und Knecht 2012), später kamen dann auch noch weitere

Bedeutungszuweisungen hinzu, wie Vermögen, Rücklagen, Reserven, persönliche Eigenschaften und Merkmale, Potentiale sowie Bestand, Depot, Fundus, Inventar, Lager und Vorrat (siehe auch Duden 2018). Wie Bünder (2002) sich auf den Collins English Dictionary (Hank 1985) berufend ausführt, hat der Begriff im angelsächsischen Sprachraum eine noch größere Bandbreite als im Deutschen und umfasst neben »capability«, »ingenuity«, »initiatives«, »source of economic health« and »supply or support« auch »a means of doing something«, womit vor allem auch eine nichtmaterielle Dimension geöffnet wird, die vorerst im Deutschen seiner Ansicht nach nicht so gegeben gewesen wäre. Allerdings ist hier anzumerken, dass die Bezeichnung »resource« nur wenig Eingang in die englischsprachige medizinische bzw. psychologische Fachliteratur fand. Anstelle von Ressourcen wird im Englischen meist der Begriff »strengths« (Stärken) verwendet (Wilz et al. 2017). Die Facettenvielfalt des Bedeutungsfeldes Ressource rührt aber nicht zuletzt auch daher, dass dieser Begriff in verschiedenen Wissensgebieten und Fachbereichen zur Beschreibung unterschiedlicher Gegebenheiten und Sachverhalte herangezogen wird.

Seit Mitte der neunziger Jahre des zwanzigsten Jahrhunderts erlangten Ressourcen, begünstigt durch das zunehmende Bewusstsein von ökologischen Krisen, auch eine große Popularität in der Bedeutung von nicht erneuerbaren Rohstoffen zur Energiegewinnung (Schubert und Knecht 2012). In der *Ökonomie* meint man heute damit finanzielle Rücklagen oder sonstige vorhandene materielle Güter, wie z.B. Rohstoffe und Bodenschätze, auf die, wenn man sie braucht, zurückgegriffen werden kann. In der Regel handelt es sich dabei um Güter, die durch ihren Gebrauch verbraucht werden. Man hat sie bis zu einem gewissen Maße und sie werden dadurch, dass man sie wozu auch immer benutzt, immer weniger. In der *Ökologie* wird zwischen *erneuerbaren* und *nicht erneuerbaren Ressourcen* unterschieden. Erneuerbare Energieträger können immer wieder zum Einsatz gelangen, sie werden in einem solchen Maße und in einer solchen Geschwindigkeit nachgeliefert, dass sie mehrfach und immer wieder verwendet werden können, sodass der Eindruck entsteht, dass sie schier nicht enden wollen. Beispiele hierfür wären aus dem Bereich der Energiegewinnung der Wind, der über Windräder immer neue Energie bereitstellt, oder die Meeresgezeiten und die Flüsse, aus dem Bereich der Überlebensressourcen wäre als Beispiel der Wald zu nennen, der uns Menschen immer wieder neuen Sauerstoff zum Atmen zur Verfügung stellt.

Alle diese »erneuerbaren« Energieressourcen sind *dynamische Ressourcen*, die uns fortlaufend bestimmtes zum Leben Notwendiges liefern. Manche von ihnen werden dabei darüber hinaus auch noch im Sinne von Antriebsmotoren und Triebwerken zu wichtigen Kraftspendern für unser Leben. Diese dynamischen Formen des Naturkapitals können nicht so leicht wie die nicht-erneuerbaren Naturschätze ausgebeutet werden. Letztere sind in der Natur vorkommende Rohstoffe, die man zum Beispiel zur Energiegewinnung verwenden kann und die durch diese Verwendung unwiederbringlich verloren gehen. So wird zum Beispiel Erdöl, das im Benzinmotor als Energieträger Verwendung findet, durch diese Anwendung sukzessive immer weniger. Ob ihrer Unveränderbarkeit im Vorkommen werden diese im Gegensatz zu den vorgenannten dynamischen Ressourcen auch *statische Ressourcen* genannt. Die Erde stellt den Menschen eine gewisse Menge an Erdöl, Gold oder sonstigen Rohstoffen zur Verfügung. Sind diese einmal verbraucht, werden keine neuen nachgebildet, und wenn doch, dann zumindest nicht in einem solchen Zeitraum, dass wir Menschen in den nächstfolgenden Generationen noch davon profitieren könnten. Sie sind unsere Reserven, auf die wir zwar da und dort zurückgreifen können, die aber auf diese Weise mehr oder weniger schnell verbraucht werden und uns zu guter Letzt dann irgendwann auch nicht mehr zur Verfügung stehen.

Ressourcendefinitionen in der Soziologie

In der *Soziologie* wird der Begriff Ressource auch auf sozial-ökologische Merkmale ausgedehnt, womit eine Erweiterung der Ressourcendefinition um immaterielle Potenzen und Kompetenzen erreicht wird. Fortan ist nicht mehr nur zwischen statischen und dynamischen bzw. erneuerbaren und nicht-erneuerbaren zu unterscheiden, sondern auch zwischen *materiellen* und *nicht-materiellen Ressourcen*. Die beiden Ressourcengruppen fokussieren zwar auf unterschiedliche Bereiche, stehen aber in Forschung und klinischer Praxis der Sozialen Arbeit in einem untrennbaren Verhältnis zueinander. »Jeder Versuch, eine der Dimensionen einseitig zu Lasten der anderen zu favorisieren, führt unweigerlich zu fachlichen Einschränkungen und ist somit kontraproduktiv für eine emanzipatorische Hilfegewährung« (Bünder 2002). Beide, die materiellen wie auch die immateriellen Ressourcen, können uns *von Natur aus gegeben* sein oder *von Menschenhand geschaffen* werden, wie zum Beispiel Maschinen, Werkzeuge bzw. die von ihnen erzeugte Wärme oder Grundnahrungsmittel bzw. damit erstellte Mahlzeiten. Die *immateriellen Ressourcen* unterteilt man üblicherweise noch in humane, soziale und kulturelle Ressourcen (Moldaschl 2005b).

Des Weiteren wird heute noch auf sogenannte *kulturelle Ressourcen* fokussiert, die von manchen auch als »kulturelles Kapital« bezeichnet werden (Wippler 2017). Sie umfassen zum einen Sprache und Zeichensysteme (wie z. B. aus der Mathematik) als allgemein verfügbares Kulturgut und zum anderen beziehen sie sich auf die Teilnahme an kulturellen Aktivitäten sowie auf standesgemäßes bzw. gesellschaftlich abgestimmtes Verhalten. Nach Bourdieu (1992/2005) lassen sich drei Zustandsformen kulturellen Kapitals unterscheiden: ein inkorporiertes kulturelles Kapital, ein objektiviertes und ein institutionalisiertes Kapital. Alle drei Formen sind eng an die Bildung des Menschen als Resultat einer lebenslangen Selbstkultivierung in einem bestimmten Kulturraum gebunden.

Das *inkorporierte kulturelle Kapital* ist jene Bildung, die in der familiären Primärerziehung, daran anschließend in der schulischen Sekundärerziehung und schließlich in der selbst gesetzten Tertiärerziehung erworben wird. Es ist ein verinnerlichter und damit leiblicher »Besitz [...] den man ihr (der Person, die auf diese Weise kulturelles Kapital inkorporiert hat) nicht wegnehmen kann« und der »darum im Unterschied zum Geld oder zu Adelstiteln nicht durch Geschenk, Vererbung oder Tausch unmittelbar weitergegeben werden« kann (Jurt 2012). Das *objektivierte kulturelle Kapital* finden wir in Form von kulturellen Gütern wie Schriftstücken, Büchern, Lexika, Bildern, Filmen und Videos. Ebenso wie das materielle Kapital kann es käuflich erworben, getauscht und verkauft werden. Sein Wert besteht allerdings nicht im Materiellen, sondern in der damit vermittelten Bedeutung, die ihrerseits nur verstanden werden kann, wenn man über dafür ausreichendes inkorporiertes Kapital verfügt. Das *institutionalisierte Kapital* umfasst Ausweise und Titel, die von anerkannten Bildungsinstitutionen ausgegeben werden, wie z. B. Bescheinigungen von Schul- oder Universitätsabschlüssen, Doktor- oder Professorentitel. Diese Ausweise erworbener Bildung verleihen nicht nur einen bestimmten Stellenwert in der Gesellschaft, sondern gleichzeitig auch vorbestehende Anerkennung von Kompetenzen in gesellschaftlichen Diskursen, während diejenigen, die nicht über solche Ausweise bzw. Titel verfügen, ihre Kompetenz im Diskurs jedes Mal aufs Neue unter Beweis stellen müssen (Jurt 2012).

Bei der Beschreibung von *sozialen Ressourcen* werden vor allem Quantität und Qualität sozialer Kontakte und Netzwerke sowie die soziale Position in einer bestimmten Gesellschaft ins Auge gefasst. Soziale Ressourcen sind, ebenso wie alle anderen Ressourcen, unter den Menschen äußerst ungleich verteilt (Bourdieu 1982, 1983). Unsere Gesellschaft zeichnet sich durch einen pyramidalen Aufbau aus. Dementsprechend gibt es nur wenige sogenannte hohe soziale Positionen und viele untergeordnete. Die wenigen Akteure in hohen Positionen verfügen über wesentlich mehr soziale Ressourcen als jene vielen in den unteren Bereichen der Pyramide (Jansen 2006). Ob jemand über viele oder wenige soziale Ressourcen verfügt, hängt aber nicht nur von seiner gesellschaftlichen und beruflichen Stellung, sondern vor allem auch von der Qualität der Beziehungen in seinen sozialen Netzwerken ab. Nicht zuletzt steht die Teilnahme am gesellschaftlichen Leben auch in einer engen Wechselbeziehung mit den finanziellen Mitteln des Einzelnen, wobei gerade für jene Mitmenschen mit geringen finanziellen Ressourcen die Möglichkeiten (bzw. Unmöglichkeiten) einer finanziellen Unterstützung durch einen mehr oder weniger stark ausgebauten Sozialstaat eine wesentliche Rolle spielen.

Unter dem Begriff *humane Ressourcen* werden all jene Fähigkeiten und Potentiale zusammengefasst, die den Menschen ausmachen und die ihm seine Möglichkeiten eröffnen, im besten Fall zu einem schönen, gelingenden Leben und im schlechtesten zumindest zum Überleben. Humane Ressourcen werden vor allem in der Wirtschaftssprache und damit auch in betrieblichen Bereichen mit *Humankapital* und *human resource* gleichgesetzt, womit eine begriffliche Einengung auf die Leistungskraft des Einzelnen erfolgt. Mit Humankapital »sind akkumuliertes Wissen über Realität und Werte sowie akkumulierte Fähigkeiten gemeint, wobei der Erwerb dieses Wissen und dieser Fähigkeiten mit Kosten verbunden ist, denen jedoch größere erwartete Erträge in der Zukunft gegenüberstehen« (Wippler 2017). Als *human resource* bezeichnet man das Wissen, die Fähigkeiten und Motivation, die von Mitarbeitern in ein Unternehmen eingebracht werden. Zuständig für diese Form der Humanressourcen ist das Human Resource Management in der jeweiligen Personalabteilung (Mathis und Jackson 2003). Als Synonyma werden dafür auch Begriffe wie »human capital« bzw. »manpower« verwendet. Immer häufiger werden damit heute aber nur noch die Leistungsfähigkeiten von Arbeitern und Angestellten in einem Betrieb angesprochen. Diese Reduktion des arbeitenden Menschen auf seine Leistungskraft war wohl auch einer der wesentlichen Gründe dafür, dass das Wort »Humankapital« im Jahre 2004 zum Unwort des Jahres gewählt wurde. Gerade in Zeiten, in denen in zunehmendem Maße eine (reale oder nur behauptete) Ressourcenverknappung im Wirtschaftsleben beklagt wird, muss eine Degradierung des

Menschen zu einer bloß ökonomischen Größe als höchst problematisch, weil menschenentwertend angesehen werden. Eine Förderung der Entwicklung humaner Ressourcen von Mitarbeitern kann für den Einzelnen aber auch durchaus positive Auswirkungen haben, kann sie doch dabei helfen neue Kernkompetenzen zu entwickeln (Klimecki und Remer 1997), die einem dann auch im außerberuflichen Leben als allgemeine persönliche Ressourcen zugutekommen.

Ressourcendefinitionen in der Psychologie

In der *Psychologie* und in psychologienahen Wissenschaften hat der Ressourcenbegriff viele Facetten. »Obwohl auch eine materielle Dimension anerkannt wird, liegt der Schwerpunkt der Betrachtung (der Ressourcen in der Psychologie) eindeutig auf der nicht-materiellen Dimension« (Bünder 2002). Die Erforschung von solchen immateriellen Ressourcen und deren Anwendung in der klinischen Praxis ist heute vorzugsweise Aufgabe jener Psychologiefachrichtung, die in den letzten beiden Jahrzehnten unter der Bezeichnung *Positive Psychologie* immer höheren Bekanntheitsgrad erreichte. Die Geburtsstunde der Positiven Psychologie wird heute üblicherweise mit der Antrittsrede von Martin Seligman als Präsident der American Psychological Association im Jahr 1998 festgelegt (Wilz et al. 2017), bei der er beklagte, dass sich die Psychologie nach dem Zweiten Weltkrieg doch zunehmend in Richtung einer sich an psychischen Störungen orientierenden Fachrichtung entwickelte. Ohne Zweifel gab es aber auch schon lange vor dieser Rede eine auf Ressourcen ausgerichtete psychologische Forschung. Trotz alledem standen aber über lange Zeitstrecken doch Analysen von Symptomen, Problemen, Belastungen und psychischen Störungen im Vordergrund des Forschungsinteresses. Menschliches Verhalten und Erleben wurde vorzugsweise aus pathogenetischer und psychopathologischer Sicht betrachtet.

Die zentralen Aufgaben der Positiven Psychologie sieht Seligman (1999) in der Beschreibung, Erforschung und klinischen Umsetzung von Prozessen und Bedingungskonstellationen, die es Menschen ermöglichen, Erfüllung in einem »aufblühenden« freudvollen Leben (»flourishing life«) zu finden. Als konkrete Forschungsthemen für die Zukunft nennen Seligman und Csikszentmihalyi (2000) vor allem die persönlichen Stärken auf der *subjektiven Ebene* (»*subjective level*«): Wohlbefinden (»well-being«), Zufriedenheit und Erfüllung in der Vergangenheit; Hoffnung und Optimismus für die Zukunft; sowie Flow (als beglückenden Zustand völligen Aufgehens in einer Tätigkeit siehe auch: Csikszentmihalyi 2010) sowie Glücklichsein und freudvolles Erleben (»happiness«) in der Gegenwart. Auf der *individuellen Ebene* (»*individual level*«) sind es vorzugsweise Liebesfähigkeit, Talent, Mut, soziale Kompetenz, ästhetische Sensibilität, Ausdauer und Durchhaltevermögen, Originalität, Fehlerfähigkeit und Versöhnlichkeit, Spiritualität, Hochbegabung, Zukunftsbewusstsein und Weisheit. Und auf der *Gruppenebene* (»*group level*«) braucht es den Fokus auf Bürgertugenden (»civic virtues«) und Stärken, die es den einzelnen Menschen ermöglichen, wertvolle Mitglieder einer bestimmten Gesellschaft zu werden, wie Verantwortungsbewusstsein, Hinwendung und Zuwendung zum Anderen, Altruismus, Mäßigung, Toleranz und Arbeitsethik (Seligman und Csikszentmihalyi 2000).

Neben diesen persönlichen Stärken stehen in der Psychologie aber auch »soziale Ressourcen, insbesondere die hier als Ressource verstandene Zugehörigkeit zu sozialen Netzwerken« (Bünder 2002) zur Diskussion. Der psychologische Ressourcenbegriff umfasst demnach nicht nur *intrapersonelle Ressourcen*, wie sie im Rahmen der positiven Psychologie als persönliche Stärken, Fähigkeiten und Fertigkeiten beforscht werden, sondern darüber hinausreichend auch noch externe und interpersonelle Potentiale (Willutzki 2008, 2013). *Externe Ressourcen* sind Güter und Hilfsmittel aus der Umwelt, die ein gedeihliches Leben erlauben, wie die Qualität der Wohn und Arbeitsumgebung oder die Verfügbarkeit von sozialen Netzwerken und Geldmitteln. Unter *interpersonellen Ressourcen* werden Beziehungsmuster und Interaktionsmerkmale verstanden, die es braucht, um in einem friedlichen und zufriedenen Miteinander leben zu können, das von gegenseitigem Respekt, Reziprozität und einem flexiblen Umgang mit Herausforderungen geprägt ist (Wilz et al. 2017).

Ressourcendefinitionen in der Medizin

In der kontemporären *Medizin* finden sich – wie eingangs bereits ausgeführt – nur wenige ressourcenorientierte Diagnose- und Behandlungsansätze – und wenn, dann vorzugsweise in der Medizin des Kinder- und Jugendalters und in der Medizin der hohen Altersklassen (Klemens 2003; Leistner und Bublitz 2004). Die überwiegende Mehrzahl der in der medizinischen Forschung oder klinischen Praxis Tätigen sieht sich heute einer evidenzbasierten Medizin verpflichtet, die traditionellerweise auf die wissenschaftlich fundierte Behandlung von Störungen und Defekten ausgerichtet ist. Dieser weite Bereiche des medizinischen Denkens und Handelns überschwemmende Mainstream darf uns aber nicht den Blick darauf verstellen, dass in den letzten beiden Jahrzehnten auch eine Reihe von Gegenentwürfen entwickelt wurden, wie zum Beispiel jene der sogenannten Personen-zentrierten beziehungsweise human-basierten Medizin (Musalek 2015a). In der human-basierten Medizin, die den Menschen in seiner Ganzheit betrachtet und dementsprechend nicht nur den Blick auf dessen Leiden an Defekten und Störungen wirft, ist das Erfassen und Ausloten von Ressourcen sogar Kernstück des differentialdiagnostischen Prozesses. Ressourcen werden hier nicht wie bei den »human resources« bzw. dem »human capital« in der Soziologie auf Fähigkeiten des Menschen reduziert, die nur auf Leistungskraft, Produktivität und Möglichkeiten zur betrieblichen Gewinnmaximierung ausgerichtet sind. Sie erschöpfen sich auch nicht bloß in psychischen inter- bzw. intrapersonellen Stärken. Sie sind vielmehr körperliche, psychische und soziale Eigenschaften, Merkmale, Fähigkeiten, Stärken *und* Möglichkeiten eines einzigartigen Menschen in seiner ganzen Leiblichkeit.

Je nach Betrachtungsperspektive werden dann bei der Beurteilung von Ressourcen körperliche, psychische, soziale und/oder spirituelle Aspekte unterschieden. Der Mensch, so die Sichtweise in der human-basierten Medizin, wird nicht mehr nur als ein aus verschiedenen körperlichen, psychischen und sozialen Teilen Zusammengesetztes gesehen, sondern als ein facettenreiches konkretes Individuum (Kupke 2013), das immer nur als ein Ganzes lebt und erlebt. Dieses konkrete Individuum erscheint uns zwar in einzelnen Merkmalen, Fähigkeiten, Stärken und Möglichkeiten, die aber allesamt nur Aspekte von ein und demselben unteilbaren Ganzen sind. Diese einzelnen Stärken, Fähigkeiten und Möglichkeiten werden in ihrer Ausrichtung auf ein gesundes gelingendes Leben als Ressourcen bezeichnet. Sie sind nicht voneinander unabhängige Eigenschaften und Fähigkeiten, die gleichsam aus »unterschiedlichen Teilen« des Menschen entstammen und auf eine besondere Weise miteinander interagieren, sondern sie helfen und unterstützen als Facetten den Menschen als unteilbares Ganzes in der Bewältigung seiner Aufgaben, Krisen und Lebensprobleme. Darüber hinaus liefern sie ihm auch jene Kraft, die nötig ist, um Tore und Wege in ein weitgehend selbstbestimmtes und freudvolles Leben zu öffnen und zu ebnen (Musalek 2010a). Das Erreichen und Umsetzen einer in solcher Weise autonomen und freudvollen Lebensführung ist dann mit dem Fortschreiten auf dem Weg zur psychischen Gesundheit gleichzusetzen.

Aus human-medizinischer Sicht sind die Ressourcen des Menschen demnach zentral auf das Erreichen und den Erhalt von Gesundheit ausgerichtete Fähigkeiten und Potentiale des Menschen. In ähnlicher Weise definieren auch Willutzki (2008) und Weber (2002) Ressourcen, wobei sie mit Gesundheit aber vor allem eine psychische und soziale Gesundheit meinen, während die körperlichen Aspekte weitgehend ausgespart bleiben. Kienle et al. (2006) betonen ebenfalls die enge Verknüpfung von Ressourcen und Gesundheit, wobei sie vor allem soziale Beziehungen und Interaktionen im zwischenmenschlichen Bereich als wichtige Gesundheitsfaktoren herausstreichen. Soziale Beziehungen können ihrer Meinung nach insofern dabei helfen, Belastungen zu bewältigen und Herausforderungen besser zu meistern, als es von den meisten in der Regel als unmittelbar hilfreich empfunden wird, in belastenden Situationen im zwischenmenschlichen Gespräch emotionale oder praktische Unterstützung zu erhalten.

Im Gegensatz zu den bisher genannten Definitionen bezieht sich die Ressourcendefinition in der human-basierten Medizin nicht nur auf eine »psychische« und/oder »soziale Gesundheit«, sondern fokussiert auf ein ganzheitliches Verständnis von Gesundsein. Ein solches Gesundsein im ganzheitlichen Sinne kann uns je nach Blickwinkel als ein körperliches, psychisches und/oder soziales Gesundsein des Menschen erscheinen, bleibt dabei aber trotz aller differenzierter Betrachtungsweise immer weiterhin ein Ganzes. Psychisches Gesundsein ist nicht von einem körperlichen Gesundsein zu trennen, ein soziales nicht vom psychischen und ein körperliches auch nicht vom psychischen oder sozialen. In analoger Weise wirken auch Ressourcen aus dem körperlichen Spektrum nicht nur ausschließlich auf die »körperliche Gesundheit«, sondern auf Gesundsein als Ganzes und sie können somit auch ganz wesentlich in Aspekten des psychischen und sozialen Wohlseins sichtbar werden. Das Gleiche gilt auch für psychische und soziale Ressourcen und dem Sichtbarwerden ihrer Wirkungen in körperlichen Gesundheitsfacetten.

Ressourcen des Menschen sind all jene »Bodenschätze« und »Rohstoffe« unseres Lebens, die es braucht um ein gedeihliches, freudvolles und gesundes Leben leben und erleben zu können. Manche dieser Schätze liegen vor allem bei kranken Menschen (aber nicht nur bei ihnen) noch im Verborgenen und können erst im

Rahmen von therapeutischer Arbeit ans Tageslicht gebracht werden. Darüber hinaus verfügen wir Menschen aber auch über »Rohstoffe«, die uns zwar in der vorliegenden Form noch nicht nutzbar sind, die aber durch entsprechende »Verarbeitung« zu großen Hilfen in der Lebensbewältigung werden können. Die *Kultivierung von Ressourcen* wird damit zu einer der Hauptaufgaben in der ressourcenorientierten Therapie. Menschen sind von Natur aus mit unterschiedlichen Eigenschaften und Fähigkeiten ausgestattet. Was der eine besonders gut kann, bleibt dem anderen verschlossen, worin der eine hohe Entfaltungsmöglichkeiten findet, sucht der andere völlig vergebens. Es gibt Menschen, die über bestimmte »Bodenschätze« und Rohstoffe eben gar nicht erst verfügen oder sie ihnen zumindest nicht in einem solchen Ausmaß zur Verfügung stehen wie anderen. Ganz so wie es Länder gibt, in deren Böden sich überreiche Schätze und Rohstoffe finden lassen, während in anderen Ländern auch bei tiefstem Graben und Schürfen solche nicht ans Tageslicht zu fördern sind. Es ist daher Hauptaufgabe von ressourcenorientiertem Handeln herauszufinden, welche Potentiale beim Einzelnen noch nicht sichtbar bzw. nur rudimentär vorhanden sind und welche Ressourcen wie entfaltet, gefördert und entwickelt werden können. Dabei sollte das Hauptaugenmerk eher auf jene Ressourcenbereiche gerichtet werden, wo es etwas zu bergen, zu entfalten oder zu kultivieren gibt. Man kann sich zwar auch einiges (noch) nicht Vorhandenes aneignen, aber bei weitem nicht alles; jedem von uns bleibt immer auch vieles dauerhaft verwehrt, dem einen dies, dem anderen jenes – daher sollte das ressourcenorientierte Vorgehen vorzugsweise vorerst auf bereits vorhandene, aber eben noch nicht sichtbare bzw. noch nicht in vollem Maße genützte Potentiale ausgerichtet werden.

2.1.3 Fähigkeiten, Potentiale, Reserven und Ressourcen

Allgemein betrachtet können Ressourcen somit als Eigenschaften, Haltungen, Zustände, Fähigkeiten, Erfahrungen, Können, Wissen und Strategien definiert werden, die den einzelnen Menschen in verschiedenen Lebensabschnitten in die Lage versetzen, bestimmte Lebenssituationen bzw. -probleme erfolgreich zu bewältigen. Sie können damit einen wesentlichen Beitrag zu seinem Gesundsein bzw. Gesundwerden leisten. »In Anlehnung an die geologische Praxis« unterscheidet Bünder (2002) zwischen *Ressourcen* und *Reserven*, wobei eine Reserve als »ein Spezialfall einer Ressource« aufzufassen ist. Ressourcen werden dadurch zu Reserven, dass sie dem Betroffenen immer faktisch zur Verfügung stehen. Ressourcen sind nach dieser Nomenklatur für den Einzelnen zwar potentiell (theoretisch), aber nicht wie eben Reserven faktisch (praktisch) verfügbar. Als Beispiel wird von Peter Bünder der Unterschied zwischen einem »identifizierten, nachgewiesenen und grundsätzlich verfügbaren« Geldbetrag in einem Sparstrumpf, der als Reserve für Notzeiten gewertet werden kann, auf der einen Seite angeführt und andererseits auf eine nur erhoffte Zusage von nahen Verwandten zur materiellen Unterstützung im Anlassfall verwiesen, die ob der (noch) fehlenden Faktizität nur als Ressource, nicht aber als Reserve bezeichnet werden darf. In der klinischen Praxis macht eine Differenzierung zwischen Reserven und bloßen Ressourcen insofern Sinn, als potentielle Reserven von durch Lebenskrisen bzw. -problemen Betroffene auch unmittelbar im therapeutischen Prozess zum Einsatz gelangen können – ganz so wie in Autos mitgeführte Reserveräder –, während bloße Ressourcen für den Einzelnen eben nur potentiell und nicht faktisch verfügbar sind. Sie müssen als prinzipielle Potentiale erst in der therapeutischen Arbeit konkret entwickelt und entfaltet werden, um vom Einzelnen dann auch als Reserven faktisch genützt werden zu können.

Ressourcen haben aber nicht nur für den Einzelnen eine bestimmte Funktion und können ihm damit in einem bestimmten Problembewältigungsbereich von Nutzen sein (Klemenz 2009), sie sind darüber hinaus für das betroffene Individuum immer auch mit etwas Positivem verbunden. Sie »stellen durch ihre positive Bewertung und ihre Funktionalität für bestimmte persönliche Ziele Möglichkeiten und Fähigkeiten dar, die menschliche Grundbedürfnisse befriedigen und das Wohlbefinden steigern«, wobei »die große Bandbreite der Merkmalsbeschreibungen zeigt, dass vieles Ressourcencharakter haben kann« (Frank 2013).

Zusammenfassend kann daher mit Herriger (2006) festgehalten werden, dass Ressourcen durch drei definitorische Elemente gekennzeichnet sind: erstens durch ihre *Aufgabenabhängigkeit*; zweitens durch ihre *Funktionalität* im Sinne ihres »Nutzwertes«; und drittens durch ihre *Bewertung bzw. Sinnzuschreibung*. Potentiale werden zu Ressourcen durch die Nützlichkeit in einem bestimmten Anwendungsbereich. Ressourcen haben per se keine generelle Wirksamkeit, sie können immer nur in Bezug auf eine bestimmte Problemstellung oder Aufgabe Wirkkraft entfalten. Vorhandene Eigenschaften, Fähigkeiten und Möglichkeiten werden somit erst dann zu Ressourcen »wenn sie aufgrund der Einschätzung der Person für die angestrebten Ziele, bzw. als Lösung zu den anstehenden Aufgaben, Anforderungen und Zielsetzungen passen und nützlich sind – und darüber hinaus auch dem emotional-kognitiven Bewertungssystem der Person entsprechen« (Schubert und Knecht 2012).

Ob ein Merkmal, eine Fähigkeit oder ein Potential als Ressource zu bewerten ist, wird nicht allein nur vom Betroffenen selbst entschieden, auch andere sozial relevante Personen (und hier nicht zuletzt auch Therapeuten) können wesentlich »dazu beitragen, vorhandene Potentiale als für eine Anforderungsbewältigung dienlich zu erkennen.« In engem Zusammenhang mit der Ausrichtung und Funktionalität einer Ressource steht deren Nutzwert, wobei dieser ebenfalls nicht nur von der jeweils betroffenen Person allein bestimmt wird. Oft ist der Nutzwert vorerst noch unbekannt oder zumindest nicht in seinem vollen Ausmaß bekannt.

Das Verhältnis zwischen einzelnen Ressourcen und ihrem Nutzwert ist insofern ein komplex-relationales, als sich die Nützlichkeit einer Eigenschaft oder eines Vermögens über die Zeit und mit neuen Lebenszielsetzungen verändern kann. Welcher Sinn persönlichen und Umweltpotentialen zugeschrieben wird, hängt nicht nur von einer »objektiven« Wertigkeit von Ressourcen ab, sondern ganz wesentlich auch von individuellen Faktoren wie zum Beispiel vom jeweils gültigen Wertsystem und nicht zuletzt auch von den kognitiv-analytischen Fähigkeiten sowie der aktuellen Gestimmtheit des Einzelnen. Mit anderen Worten: Ressourcen existieren nicht per se, sondern sie müssen erst vom Betroffenen als solche erkannt und bewertet werden (Schiepek und Cremers 2003). Je nach Wissen bzw. Nichtwissen um die eigenen Fähigkeiten und Möglichkeiten in einer bestimmten Situation können sie dann als Ressourcen wahrgenommen und aufgegriffen werden (Feger und Auhagen 1987; Gutscher et al. 1998). Dem Therapeuten kommt in diesem Zusammenhang eine wesentliche Aufklärungs- und Hebammenfunktion zu, nämlich potentielle Ressourcen aufzufinden, auszuloten und so weit ans Tageslicht zu bringen, dass sie vom Betroffenen dann auch im Dienst der eigenen Gesundheit zielführend eingesetzt werden können.

Schubert und Knecht (2012) fügen der Definition von Ressourcen noch zwei weitere Elemente hinzu: zum einen die »Stabilität« bzw. »Variabilität« von Ressourcen und zum anderen deren »alters- und geschlechtsspezifische Funktionen«. In der Regel verfügen Menschen einerseits über weite Zeitstrecken hinweg zugängige und damit im Wesentlichen zeitlich unabhängige Ressourcen, wie zum Beispiel Persönlichkeitsmerkmale oder Gruppenzugehörigkeiten, und andererseits aber auch über passagere, also zeitlich mehr oder weniger eng begrenzte, wie zum Beispiel eine gute körperliche Tagesverfassung oder eine temporäre positive Gestimmtheit aufgrund eines erfreulichen Alltagsereignisses. Für längerfristige ressourcenorientierte Therapieplanungen genügt es daher nicht, nur nach dem Vorhandensein von Ressourcen im Allgemeinen zu fahnden, sondern es braucht auch eine genaue Abschätzung ihrer Stabilität und Variabilität im Einzelnen und deren Veränderungen in verschiedenen Lebensabschnitten. Ressourcen, die sich in Entwicklungsstadien des Kindes- und Jugendalters als wirksam erwiesen haben, mögen in andern Lebensphasen wenig hilfreich sein. Fähigkeiten, die in einer bestimmten Lebensphase leicht entwickelt und genutzt werden können, sind in anderen möglicherweise nicht mehr in gleicher Weise verfügbar. So lernen wir zum Beispiel Sprachen nahezu spielerisch bis zum 12. Lebensjahr; danach wird der Spracherwerb dann deutlich mühevoller. Die körperliche Kraft nimmt in der Regel in höheren Altersklassen ab, womit das Bewältigen körperlicher Lasten erschwert wird, während manche psychischen Lebensprobleme in späteren Lebensphasen aufgrund eines dann erst verfügbaren höheren Erfahrungsschatzes wesentlich leichter gelöst werden können als zuvor. Auch in Bezug auf soziale Ressourcen lässt sich eine deutliche Altersabhängigkeit feststellen. In der Jugend verfügen wir über andere soziale Ressourcen als in mittleren oder späten Lebensabschnitten. Um die jeweiligen alterstypischen und geschlechtstypischen Entwicklungsaufgaben bewältigen zu können, braucht es daher in verschiedenen Lebensphasen von der Kindheit bis ins hohe Alter auch eine unterschiedliche Förderung von prinzipiell verfügbaren Ressourcen (siehe auch Brandtstädter et al. 2003; Fengler und Fengler 2012; Foa et al. 1993; Jasmund und Krus 2012; Petermann und Schmidt 2006; Schubert 2012).

2.2 Entwicklungen von Ressourcenmodellen/-klassifikationen

Jeder Mensch – und so auch der Suchtkranke – verfügt über einen Kanon (»Reservoir«) von Gegebenheiten bzw. Fähigkeiten, die ihm prinzipiell hilfreich sein könnten, um seine Lebensprobleme zu lösen und sein Leben als gedeihlich und gelingend zu gestalten – das heißt aber nicht, dass all die dem Einzelnen prinzipiell zur Verfügung stehenden Ressourcen diesem immer auch bei Bewältigung einer speziellen Aufgabe oder eines Problems faktisch von Nutzen sein können. So kann ein Mensch z. B. über massive Körperkräfte verfügen, die ihm beim Tragen schwerer Lasten durchaus hilfreich sind, die aber bei der Überwindung des Schmerzes über den Verlust eines geliebten Menschen ohne wesentlichen Effekt sind. Oder er kann ausgezeichnete kognitive Fähigkeiten aufweisen, die ihm aber wiederum beim Tragen schwerer Lasten nur in geringem Maße nützlich sind. Ob etwas als eine Ressource von einer und für eine Person nutzbar gemacht werden kann, hängt demnach keineswegs nur von deren prinzipiellem Vorhandensein ab, sondern ganz wesentlich auch von den Notwendigkeiten, Wünschen und Zielen des einzelnen Menschen.

2.2.1 »Subjektive« und »objektive« Ressourcen

Eine prinzipiell verfügbare Fähigkeit oder Gegebenheit im Sinne einer »objektiven« Ressource wird für den Einzelnen erst dadurch zu einer realen »subjektiven Ressource«, und damit zu einer Ressource im eigentlichen Sinn, wenn sie für eine bestimmte Aufgabenstellung als effektiv angesehen und zu deren Lösung auch nutzbar gemacht werden kann. In der klinischen Praxis empfiehlt es sich demnach, zwischen *objektiven Ressourcen*, also prinzipiell verfügbaren Ressourcen, auf der einen Seite und *subjektiven Ressourcen*, also denen, die im Anlassfall von einem bestimmten Individuum auch nützlich sind, auf der anderen Seite zu unterscheiden. Eine Auflistung von »objektiven Ressourcen« kann somit immer nur als eine erste Orientierungshilfe beim Ausmachen von Fähigkeiten und Möglichkeiten des einzelnen Menschen dienen. Im jeweiligen konkreten Anlassfall können sie, wenn sie in diesem potentiell hilfreich sind, dann als subjektive Ressourcen auch zum Einsatz gebracht werden.

In Fachvorträgen bzw. in der Fachliteratur findet sich in diesem Zusammenhang auch immer wieder eine Unterscheidung von konkreten Ressourcen und *potentiellen Ressourcen* (Hütter 2016; Willutzki 2013). Potentielle Ressourcen werden dabei den vorgenannten »objektiven Ressourcen« gleichgesetzt. Es sind demnach Fähigkeiten, Verfügbarkeiten und Möglichkeiten, die einzelne Menschen prinzipiell aufweisen, ohne sie aber im Konkreten nutzbar zu machen, während die Bezeichnung Ressourcen (ohne Zusatz) nur auf jene Potenzen beschränkt bleibt, die in einem konkreten Anlassfall auch eingesetzt werden können. Dieser von Potentialen abgegrenzte Ressourcenbegriff weist somit, wie bereits im vorigen Kapitel angeführt (▶ Kap. 2.1.3), drei definitorische Elemente auf: erstens die Aufgabenabhängigkeit, zweitens die Funktionalität bzw. den Nutzwert und drittens die Sinnzuschreibung bzw. Bewertung (Herriger 2006). Fähigkeiten und Verfügbarkeiten des einzelnen Individuums gelten in dieser engen Fassung des Ressourcenbegriffs nur dann als Ressourcen im eigentlichen Sinn, wenn sie sich für eine bestimmte Aufgabenstellung als sinnvoll erweisen und demnach in ihrer Funktionalität als nützlich zu bewerten sind.

2.2.2 Ressourcentheorien – Konzepte, Modelle und Ordnungen

Ungeachtet dessen wurden in den letzten Jahrzehnten hinsichtlich der den Menschen prinzipiell zur Verfügung stehenden Ressourcen, also seiner Potentiale oder sogenannten »objektiven Ressourcen«, unter dem Titel *Ressourceneinteilungen* bzw. *-ordnungen* verschiedene Kategorisierungen entwickelt. Das Erstellen solcher »Ressourcenordnungen« ist insofern als sinnvoll zu erachten, als mit deren Hilfe in der klinischen Praxis eine erste Übersicht und Einteilung jener Potentiale des Einzelnen möglich wird, die in einem weiteren Schritt dann hinsichtlich ihrer Nutzbarkeit im jeweils gegebenen Problemfall geprüft werden können. Prinzipiell kann man solche allgemeine Ressourcenordnungen nach Inhalt, Lokalisation oder Funktion erstellen (Jopp 2002). Darüber hinaus besteht aber auch die Möglichkeit, je nach Schwerpunktsetzung der dahinterstehenden Ressourcentheorie zwischen stabilen und variablen, übergeordneten und untergeordneten, motivationalen und potentialen oder strukturellen und konsumptiven Ressourcen zu unterscheiden (Klemenz 2009).

Ressourcenkonzept nach Uriel Foa und Edna Foa

In den Siebzigerjahren legten Foa und Foa (1976) ihr erstes umfassendes Ressourcenkonzept vor. Ausgehend von einer sehr breiten Ressourcendefinition, nach der alles als Ressource angesehen werden kann, was von einer Person auf eine andere übertragen werden kann (»that can be transmitted from one person to another«), ordnen sie dieselben in sechs Klassen (Foa und Foa 1980; Foa et al. 1993):

1. Liebe,
2. Dienstleistungen,
3. Waren,
4. Geld,
5. Information,
6. Status.

Es ist kein Zufall, dass sie die Ressource Liebe zuvorderst reihen, ist sie doch wohl eine der wirkmächtigsten von allen. Wenn wir lieben, dann wird vieles möglich, das vorher noch unmöglich erschien. Wenn wir lieben, werden Gegenstände, Situationen und Landschaften, deren Schönheit wir vorher gar nicht richtig wahrgenommen haben, plötzlich wunderschön und erfüllen uns mit Freude. Hölderlin fasst dieses Phänomen in seiner Ode an Diotima auf wunderbare Weise zusammen, wenn er ausruft:

»Leuchtest du wie vormals nieder,
Goldener Tag! und sprossen mir
Des Gesanges Blumen wieder
Lebenatmend auf zu dir?
Wie so anders ist's geworden!
Manches, was ich trauernd mied,
Stimmt in freundlichen Akkorden
Nun in meiner Freude Lied,«

(zitiert nach Ibel 1957)

Das Erleben eines bis dahin unbeachteten Alltäglichen als Wunderschönes eröffnet uns nicht nur neue Perspektiven und Möglichkeiten, sondern verleiht uns in der Freude daran auch noch zusätzlich Kraft und wird so zu einer wesentlichen Energiequelle (Musalek 2017b). Alles, was mit und in Freude und Liebe getan wird, geht leicht von der Hand. Alles, wozu man sich in Lieblosigkeit zwingen muss, kann rasch zum Unüberwindbaren werden. Wenn bei Foa und Foa (1976, 1980) von Liebe als Ressource die Rede ist, dann meinen sie aber keineswegs nur ein Verliebtsein zweier Menschen, sondern haben dabei Liebe in einem viel weiteren Sinn im Fokus, nämlich auch jene, die in der Herzenswärme und Warmherzigkeit sowie im Beistand und Trost in der Begegnung mit dem Anderen ihren Ausdruck findet.

Mit der Kategorie »Dienstleistungen« werden von Foa und Foa (1976, 1980) alle jene Aktivitäten angesprochen, die auf andere ausgerichtet, in der Regel mit Arbeit gleichgesetzt werden. In die Klasse »Waren« werden alle Materialien, Produkte und Objekte eingeordnet, die Betroffenen in Problemsituationen zur Verfügung stehen. In die Geldkategorie finden nicht nur Banknoten, Münzen, Sparbücher sowie Rücklagen von Währungen aller Art Eingang, sondern auch alle symbolischen Gaben mit Austauschwert, die vom Betroffenen im Anlassfall genutzt werden können. Der Kategorie »Information« sind alle zur Verfügung stehenden Wissensinhalte, Meinungen sowie Ratschläge zuzurechnen und in die Ressourcenklasse »Status« werden nicht nur die jeweilige soziale Stellung und Position einer Person, sondern auch ihr soziales Prestige und Ansehen in Gruppen und Gesellschaft eingereiht.

Darüber hinaus unterscheiden Foa et al. (1993) in ihrem Ressourcenstrukturmodell zwei orthogonale Dimensionen, nämlich die der »Einzigartigkeit« (»*particularism*«) und jene der »Konkretheit« (»*concreteness*«). Die vorgenannten sechs Kategorien bzw. Klassen sind in dieses Spannungsfeld eingelassen, wobei die Dimension »Einzigartigkeit« von universell bis zu spezifisch reicht und die Dimension »Konkretheit« von symbolisch bis hin zu physisch konkret. Das Besondere an diesem Ressourcenmodell ist, dass es nicht rein kategorial aufgebaut ist, sondern auch dimensionale Sicht- und Beurteilungsweisen miteinschließt. Es wird nicht nur danach gefragt, *ob* eine Ressource universell *oder* spezifisch ist bzw. *ob* sie nun symbolisch *oder* physisch konkret ist. Im Verlauf der Sozialisationsprozesse des Menschen werden von ihm nach und nach Fähigkeiten erworben, um die ihm zur Verfügung stehenden Ressourcen zunehmend sowohl individuell wie auch kulturell in ihren Bedeutungs- und Bewertungskomponenten – und zwar vom »Spezifischen« zum »Universellen« (also hinsichtlich ihrer »Einzigartigkeit«) und vom »Konkreten« zum »Symbolischen« (also hinsichtlich ihrer »Konkretheit«) – zu erfassen. Auf diese Weise erhalten Ressourcen ihre individuellen Bedeutungs- und Bewertungsausdifferenzierungen. Diese Ausdifferenzierungen erfolgen jedoch nicht unbegrenzt, sondern erfahren in ihrem Entwicklungsprozess durch parallel dazu verlaufende kulturelle Zuschreibungen für den Einzelnen jeweils typische Eingrenzungen (vgl. Stangl 1989).

Ressourcenkonzept nach Stevan E. Hobfoll

Hobfoll (1989) geht in seiner Ressourcentheorie (»Conservation of Resources Theory« – »COR-Theory«) einen anderen Weg, wenn er Ressourcen in vier Grundtypen ordnet, nämlich in 1. Objektressourcen, 2. Bedingungsressourcen, 3. persönliche Eigenschaften und 4. Energieressourcen. Als »Objektressourcen« werden »externe physikalische Ressourcen«, die im Dienst der Befriedigung grundlegender Bedürfnisse des einzelnen Menschen stehen, wie z. B. Wohnmöglichkeit, Kleidung, Versorgung mit Nahrung, Heizung, Sanitäreinrichtungen, Küchengeräte, Fortbewegungsmittel und ähnliche, bezeichnet. In die Rubrik »Bedingungsressourcen« werden angestrebte Lebenssituationen, wie Gesundheit, stabile Partnerschaft, Familie, positive zwischenmenschliche Beziehungen und sicherer Arbeitsplatz oder aber eine aussichtsreiche berufliche Position, eingeordnet. Die »persönlichen Eigenschaften«, die als Ressourcen fungieren können, teilt Hobfoll (1988) in Persönlichkeitsmerkmale, persönliche Lebensausrichtungen und Lebenseinstellungen, soziale Kompetenzen sowie in berufliche Fähigkeiten ein. Als »Energieressourcen« sind seiner Theorie nach all jene Potentiale zu bewerten, die einen Zugang zu den obengenannten ermöglichen, wie z. B. Wissen, Ansehen, Zeit und Geld (Schubert und Knecht 2012).

Ressourcen werden hier als »jene Objekte, persönliche Eigenschaften, Bedingungen oder Energien« verstanden, »die vom Individuum geschätzt werden, oder [...] (die als) Mittel zur Erreichung jener Objekte, persönlichen Eigenschaften, Bedingungen oder Energien« vonnöten sind (Hobfoll 1988, übersetzt von Becker 2006). Sie können auf drei Ebenen wirksam werden: der biophysiologischen Ebene des körperlichen Wohlseins, der kognitiven Ebene der persönlichen Bewertung und Etablierung von Wertsystemen und der Ebene unbewusster Prozesse, wie z. B. im Kontext psychoemotional belastender Erfahrungen oder Traumata (Schubert und Knecht 2012). Der zentrale Kern von Hobfolls Theorie der Ressourcenerhaltung (Hobfoll und Buchwald 2004; Hobfoll und Schumm 2004) rankt sich um die Annahme, dass Menschen einerseits die ihnen eigenen Ressourcen (bzw. die entsprechenden Hilfsmittel und Fähigkeiten) vor Beeinträchtigung und Verlust schützen wollen und andererseits danach trachten, neue Ressourcen aufzubauen. Ressourcen werden somit im Spannungsfeld von Belastungen und Bedürfnissen des Menschen gedacht und dienen im Wesentlichen zur Stressbewältigung sowie Resilienzerhöhung (Starke 2000). Sie eröffnen dem Einzelnen nicht nur stressadäquate Handlungsmöglichkeiten, sondern bestimmen auch in großem Umfang seine Identität (Hobfoll 1988, 1998).

Ressourcenkonzept nach Pierre Bourdieu

Bourdieu (1983, 1992) spricht zwar nicht von Ressourcen, sondern immer nur von bestimmten Formen des »Kapitals«, meint damit aber doch die dem Einzelnen zur Verfügung stehenden Mittel und Fähigkeiten, die von anderen mit dem Begriff Ressourcen versehen werden. Er unterscheidet drei »primäre Kapitalsorten«: ein ökonomisches, ein kulturelles und ein soziales Kapital. Unter *ökonomischem Kapital* versteht er das, was mit Kapital im engeren Sinn gemeint wird, also jene Formen des Besitzes, wie Geld oder alles, was »unmittelbar und direkt in Geld konvertierbar« (Bourdieu 1983) ist, wie z. B. Grund und Boden, Liegenschaften, Renten, Pachtverträge, Aktien oder Anleihen. Das kulturelle Kapital kann, wie bereits im vorigen Kapitel ausgeführt, in drei verschiedenen Varianten – als verinnerlichtes (inkorporiertes) Kapital, als objektiviertes oder aber als institutionalisiertes Kapital – in Erscheinung treten. Sein erster Grundstein wird bereits in der Kindheit bzw. in der Jugendzeit gelegt. Hier lernt der Mensch einerseits seine kulturellen Bezugsrahmen kennen und akquiriert andererseits mehr oder weniger all jene in einer Kultur angereicherten Fertigkeiten sowie Glaubens- und Wissensinhalten, die ihm dann in Belastungs- bzw. Problemsituationen hilfreich werden können.

Als *soziales Kapital* bezeichnet Bourdieu (1992) die »Gesamtheit der aktuellen und potentiellen Ressourcen, die mit dem Besitz eines dauerhaften Netzes von mehr oder weniger institutionalisierten Beziehungen gegenseitigen Kennens oder Anerkennens verbunden sind«. Ebenso wie das ökonomische Kapital ist auch das soziale nicht nur ein primär vorgegebenes, sondern unterliegt einer, nicht zuletzt vom Einzelnen selbst steuerbaren und gesteuerten Dynamik. Es kann vermehrt und angereichert, aber auch vermindert und verspielt werden. Wie groß das soziale Kapital des Einzelnen ist, hängt nicht nur von der Ausdehnung des Netzes von Beziehungen ab, sondern wesentlich auch von der Beziehungsqualität, der Intensität und Stabilität des Miteinanders und von der sozialen Stellung und den Einflussmöglichkeiten der beteiligten Personen. Das Sozialkapital ist somit auch ein »Produkt [...] [der] Investitionsstrategien, die bewusst oder unbewusst auf die Schaffung und Erhaltung von Sozialbeziehungen gerichtet sind [...] [und] früher oder später einen unmittelbaren Nutzen versprechen« (Bourdieu 1992).

Kapitalarten sind für Bourdieu (1992) demnach Ressourcen, die der Einzelne für sich selbst nutzen kann, wobei die verschiedenen Kapitalarten im Rahmen der »Transformationsarbeit« (Bourdieu 1992) auch miteinander verbunden und ineinander transformiert werden können. Vor allem das jeweilige kulturelle Kapital eröffnet dem Einzelnen einen »Raum des Möglichen« (Bourdieu 2015), in dem er das finden kann, was ihm in einer speziellen Situation von Nutzen sein kann. Dieses Mögliche ist immer begrenzt, beim einen mehr beim anderen weniger. Die Grenzziehungen können im Laufe des Lebens aber von außen (von der Umwelt) oder von innen (von der betroffenen Person) verändert werden. Sie können entweder durch absoluten Ressourcengewinn oder auch durch einen relativen im Sinne von Ressourcentransformationen erweitert werden. Im Falle eines Ressourcenverlustes werden die Grenzen des Möglichen verengt. Für die Bewältigung spezieller Belastungssituationen ist nicht so sehr nur die Größe des Raums der Möglichkeiten mit all seinen prinzipiellen Ressourcen entscheidend, sondern vor allem ob in diesem für die jeweilige Situation konkret nutzbare Ressourcen vorhanden sind bzw. allgemeine kulturelle Ressourcen in konkrete soziale Ressourcen transformiert werden können.

Ressourcenkonzept nach Peter Becker und Mitarbeitern

Becker und Mitautoren (2004) stellen in ihrem »Systemischen Anforderungs-Ressourcen-Modell (SAR-Modell)« die Rolle von Ressourcen im Hinblick auf Gesundheitsförderung und das Erreichen von Wohlbefinden ins Zentrum des Interesses. Ressourcen sind für sie »Mittel oder individuelle Eigenschaften, auf die lebende Systeme oder Systemelemente im Bedarfsfall zurückgreifen können, um mit ihrer Hilfe externe oder interne Anforderungen zu bewältigen.« Wohlbefinden und letztlich auch die alltägliche Lebensbewältigung werden erst dann möglich, wenn es gelingt, stressreiche externe und interne Anforderungen durch den Einsatz von internen bzw. externen Ressourcen zu erfüllen. Externe Anforderungen sind für Becker belastende Lebensereignisse bis hin zu als krisenhaft erfahrenen Lebenssituationen, die ihren Ausgang im sozioökonomischen oder aber sozial-interaktiven Feld haben. Als interne Anforderungen gelten das Verlangen, angeborene oder erworbene physische und psychische Bedürfnisse zu erfüllen, sowie die Umsetzung persönlicher Ziele, Wünsche und Erwartungen an sich selbst, an andere oder an die Umwelt (Schubert und Knecht 2012).

Ebenso wie Bourdieu (1992) bewertet auch Becker (2006) externe soziale Ressourcen als besonders wirksam im Umgang mit belastenden Ereignissen und Stresssituationen. Verschiedene Individuen können im Rahmen eines »Ressourcenaustausches« sich gemeinsam den Lebensanforderungen stellen und sich gegenseitig bei der Bewältigung von Lebensaufgaben unterstützen. Jeder Mensch ist auf die in seiner Umwelt vorhandenen bzw. die ihm bereitgestellten Ressourcen angewiesen. Dadurch ergeben sich wechselseitige Abhängigkeiten und Beeinflussungen zwischen den Menschen: »Der einzelne Mensch wird zum Systemelement innerhalb übergeordneter Suprasysteme [...] Im Falle befriedigender sozialer Interaktionen kommt es zur Bewältigung wechselseitiger Anforderungen durch gegenseitige Bereitstellung von Ressourcen« (Becker 2006). Um aber den Zugang zu externen Ressourcen überhaupt zu ermöglichen, braucht es auch interne Ressourcen. Nur bei Vorliegen von hinreichend vielen speziellen internen Ressourcen kann eine betroffene Person die prinzipiell zur Verfügung stehenden externen potentiellen Ressourcen auch zielführend einsetzen und nutzen. Wenn die betroffene Person nicht über ausreichende interne Ressourcen verfügt, kann es trotz des Vorhandenseins von externen Ressourcen möglich sein, dass es nicht gelingt, belastenden Anforderungen nachhaltig gerecht zu werden. Die Folge sind Dysfunktionen und Destabilisierungen, die dann als Störungsmuster bzw. Krankheitsprozesse auf körperlicher, psychischer sowie sozialer Ebene in Erscheinung treten. Zur positiven Lebensbewältigung und zum Gesundheitserhalt ist aber nicht nur eine bestimmte Anzahl von allgemein verfügbaren externen und internen Ressourcen nötig, sondern vor allem auch das Vorhandensein von für die jeweiligen Belastungssituationen speziell tauglichen Ressourcen. Das von Becker et al. (2004) vorgelegte Anforderungs-Ressourcen-Modell fokussiert demnach als ein transaktionales relationales Modell (Schubert und Knecht 2012) nicht nur auf Ressourcen, sondern auf das untrennbare Zusammenwirken von Stressoren und Ressourcen, das auf verschiedenen Systemebenen Wohlbefinden und Gesundsein oder aber Dysfunktion und Kranksein nach sich zieht.

Ressourcenkonzept nach Alban Knecht und Mitarbeitern

In der von Alban Knecht und seinen Mitarbeitern entwickelten Ressourcentheorie (Knecht und Buttner 2008, 2009; Knecht 2010; Knecht und Schubert 2012), die ihrerseits wesentliche Wurzeln in der Kapitaltheorie von Bourdieu (1983) hat, wird der Schwerpunkt zusätzlich auch noch auf persönliche Ressourcen im Allgemeinen und psychische Ressourcen im Besonderen gelegt. Psychische Ressourcen werden hier als psychische Handlungsmöglichkeiten verstanden, die »ein Mensch einbringen kann, um sein Überleben zu sichern und seine Ziele zu verfolgen«. Die verschiedenen Handlungsmöglichkeiten eines Menschen werden zuvorderst durch die Wissensvermittlung und emotionale Bildung im Kindheits- und Jugendalter bestimmt, ganz wesentlich aber auch durch die Selbstwirksamkeitserwartung und Motivation des Einzelnen und seines Nächsten (Knecht 2010). Ebenso wie Becker et al. (2004) hebt auch Knecht die Möglichkeit der Ressourcentransformation als wichtigen ressourcenschaffenden Prozess hervor, der auch umgekehrt werden kann und so in eine Ressourcenverlustspirale mündet. Körperliche, psychische und soziale Ressourcen können sich gegenseitig bedingen und katalysieren. Demgegenüber können sich aber auch körperliche, psychische und soziale Beeinträchtigungen gegenseitig verstärken bzw. als Bedingungskonstellationen wirksam werden.

Die inneren persönlichen Fähigkeiten und Möglichkeiten sind ebenso wie die sozialen externen Ressourcen höchst ungleich verteilt, wobei für diese Ungleichverteilung sowohl genetische wie auch umweltbedingte Faktoren verantwortlich zeichnen. Darüber hinaus haben die verschiedenen persönlichen Ressourcen in bestimmten Lebensphasen unterschiedliche Bedeutung und Auswirkung, sodass eine ressourcenorientierte Beratung und Behandlung immer nur eine individualisierte sein kann (Knecht et al. 2014). Nach Schubert und Knecht (2012) können sie in vier Untergruppen gegliedert werden: in physische, psychische, interaktionelle und ökonomische Personenressourcen. Die physischen Ressourcen umfassen körperliche Gesundheit, Fitness, körperliche Attraktivität sowie eine »stabile biophysiologische Konstitution«.

Die psychischen Ressourcen werden von Schubert und Knecht (2012) ebenfalls in vier Subkategorien unterteilt: in kognitive Ressourcen, emotionale Ressourcen, Handlungsressourcen und Rollen- bzw. Positionsressourcen. Zu den kognitiven

Ressourcen werden einerseits die intellektuellen Fähigkeiten und Begabungen sowie Wissen und Bildung gezählt und andererseits positive kognitive Einstellungen und Erwartungen, wie z. B. Lebenssinn, Zuversicht, Selbstwertgefühl und Selbstwirksamkeitsüberzeugung. In die Rubrik emotionale Ressourcen fallen emotionale Intelligenz und Optimismus, aber auch positive Persönlichkeitsmerkmale wie emotionale Stabilität und Regulationsfähigkeit, Verlässlichkeit sowie Genussfähigkeit. Den Handlungsressourcen werden angemessene Bewältigungsstile, ausreichende Lebenserfahrung und Ausbildung sowie Einsatz- und Leistungsfähigkeit zugerechnet. Und die Rollen- bzw. Positionsressourcen treten in sozialer Stellung, beruflicher oder familiärer Position und im Innehaben von anerkannten Rollen und Ämtern in Erscheinung.

Die interaktionellen psychischen Ressourcen, die nach Schubert und Knecht (2012) auch als interpersonelle oder relationale Ressourcen bezeichnet werden können, zeigen sich in der Güte der zwischenmenschlichen Wechselbeziehungen in der Familie, in Partnerschaften und Freundschaften, aber auch am Arbeitsplatz und in »sozial-kulturellen Gruppen«, wie z. B. in der Beziehungsfähigkeit und Empathie, in sozialer Sensibilität und Konfliktfähigkeit, in Toleranz und Respekt den anderen gegenüber, in Verträglichkeit und Widerstandsfähigkeit im zwischenmenschlichen Zusammenleben sowie in der Fähigkeit, soziale Unterstützung einzuholen und Hilfen anzunehmen. Unter dem Titel ökonomische personelle Ressourcen werden der einzelnen Person verfügbares Arbeits- bzw. Erwerbseinkommen, Geldmittel, Kapitalbesitz, Grundbesitz und Wohneigentum sowie Einkünfte aus Besitzungen bzw. sonstige finanzielle Erwerbsmöglichkeiten summiert. Diese ökonomisch-personellen Ressourcen sind von den von der Umwelt bereitgestellten Ressourcen wie z. B. sozialstaatliche Unterstützungen, Hilfestellungen und Hilfsmittel von privaten gesellschaftlichen Gruppierungen oder Teilhabemöglichkeiten am kulturell- gesellschaftlichen Leben zu trennen.

Ressourcenkonzept nach Bodo Klemenz

Klemenz (2009) schlägt in seinem zweibändigen Entwurf einer ressourcenorientierten Psychologie Kategorisierungen von Humanressourcen nach folgenden zehn Möglichkeiten vor:

1. Inhalte von Ressourcen, wie z. B. personale (Intelligenz), soziale (Beziehungen zu Mitmenschen), materielle (Geld, Besitzungen), ökologische (Wohnung) oder kulturelle Ressourcen (Bibliothek, Konzert);
2. Lokalisation von Ressourcen, wie internale (physische oder psychische) und externale Ressourcen bzw. Umweltressourcen (soziales Netzwerk);
3. Funktion der Ressourcen, z. B. Mittel zur Befriedigung psychischer Grundbedürfnisse;
4. objektive versus subjektive Ressourcen, als verfügbare und perzipierte Ressourcen;

5. Quantität und Qualität von Ressourcen, wie Ressourcenausprägung (z. B. hoher bzw. niedriger Intelligenzquotient) und Bedeutungsunterschiede zur Zielerreichung;
6. stabile (Umwelt, soziale Verortung etc.) versus variable Ressourcen (wie z. B. erfreuliche Ereignisse im Alltag);
7. spezifische (bereichsspezifische, wie z. B. Fachwissen) sowie generelle Ressourcen, wie z. B. generalisierte Selbstwirksamkeitserwartung;
8. strukturelle versus konsumptive Ressourcen im Sinne solcher, die bei Nutzung derselben sich nicht verbrauchen und solcher, die bei Nutzung einen Regenerationsbedarf aufweisen;
9. übergeordnete und untergeordnete Ressourcen, wobei die erstgenannten vielfach eine direkte Befriedigung psychischer Grundbedürfnisse möglich machen, während die zweitgenannten Mittel zur Realisierung von Teilzielen darstellen;
10. motivationale und potentiale Ressourcen (Ressourcen, die zur Intentionsbildung führen, wie z. B. Wünsche und Begehren und solche, die zur Zielerreichung führen, wie z. B. Fähigkeiten und spezifische Verhaltensweisen).
11. In jedem Fall werden von Klemenz (2009) Ressourcen nur dann als Ressourcen angesehen, »wenn sie als Mittel zur Befriedigung von angeborenen psychischen Grundbedürfnissen geeignet sind« – siehe auch Smith und Grawe 2003.

Konzept nach Grawe und Mitarbeitern

Das Berner Ressourceninventar von Trösken und Grawe (2004) dient dazu, die Ressourcenbereiche von Menschen im Erwachsenenalter hinsichtlich ihrer Handlungskompetenzen, des autonomen Denkens und Handelns, der Akzeptanz von eigenen Bedürfnissen, der Motivation zur Selbstreflexion, ihrer Offenheit in der Kommunikation, ihrer Motivation zu lernen sowie ihrer intellektuellen Begabung, Phantasie und Kreativität, Hobbys und Interessen zu registrieren. Das Inventar besteht aus einem Selbstbeurteilungsfragebogen, der in die Teilbereiche Selbstentfaltung und Erleben positiver Emotionen (Wohlbefinden, Selbstwerterleben, positives Selbstkonzept, Sinnfindung), Bindungen (Unterstützung naher Beziehungen) und Bewältigungskonzepte (Stress- bzw. Krisenbewältigung) gegliedert ist, und einem Fremdbeurteilungsfragebogen zur Erfassung von sozialer Kompetenz, sozialer Einbettung, familiärer Einbettung, emotionaler Offenheit, Optimismus, Glück, Sinnerleben, Stressresistenz und Selbstwerterleben. Die auf diese Weise sehr detailliert erhobenen Daten können dann als diagnostische Grundlage für eine nachfolgende, in den psychotherapeutischen Prozess eingebettete differenzierte Ressourcenaktivierung und -realisierung herangezogen werden, um so zu einem wesentlichen Wirkfaktor in der Psychotherapie zu werden (Trösken 2002; Grawe und Grawe-Gerber 1999). Auch für Flückinger und Wüsten (2021) ist die Ressourcenaktivierung ein zentraler Wirkfaktor der Psychotherapie. Mit ihrem Manual zur Ressourcenaktivierung eröffnen sie Psychotherapeuten konkrete Möglichkeiten, die Ressourcen von Betroffenen in ihr jeweiliges Therapiekonzept zu integrieren und damit im therapeutischen Prozess auch zielführend zur Anwendung zu bringen.

Weitere Ressourcenkonzepte bzw. -modelle

Mit dem von Tagay und Mitarbeitern (2010, 2011) einige Jahre nach dem vorgenannten Berner Konzept entwickelten, jedoch nur bei Kindern und Jugendlichen anwendbaren Essener Ressourcen-Inventar werden sowohl personenbezogene wie auch umgebungsbezogene Ressourcen erfasst. Der Fragenkatalog zur Selbst- und Fremdbeurteilung enthält insgesamt 10 Skalen:

1. Offenheit,
2. internale Kontrollüberzeugungen,
3. Naturverbundenheit,
4. Emotionsregulation,
5. Autonomiestreben,
6. strukturelle Ressourcen,
7. soziale Kompetenz,
8. Sinnhaftigkeit,
9. Flexibilität,
10. soziale Ressourcen.

Demgegenüber stellen Forstmeier et. al. (2005) in ihrem Überblick über vorliegende Instrumente zur psychologischen Diagnostik im Alter auch ein von ihnen speziell für Menschen höheren Lebensalters entwickeltes Verfahren zur Ressourcenerfassung vor. Sie unterscheiden dabei zwischen emotionalen, motivationalen, volitionalen, interpersonalen und sozialen Ressourcen. Zu den *emotionalen Ressourcen* rechnen sie den positiven Affekt, der als »Ausmaß an Energie, Konzentration und freudiger Erregtheit [...] mit dem Gegenpol Lethargie und Traurigkeit« verstanden wird (Klemenz 2009), die Lebenszufriedenheit, wie sie z. B. mittels der deutschen Version der revidierten Philadelphia Geriatric Center Morale Scale (Lawton 1975) oder dem Life Satisfaction Index (Neugarten et al. 1961) erhoben werden kann, und das Selbstwerterleben, zu dessen mehrdimensionaler Erfassung sie die revidierte Janis-Field Feelings of Inadaequacy Scale (Fleming und Courtney 1984) empfehlen. Als *motivationale Ressourcen* führen sie eine ausreichende Kontrollüberzeugung, eine Selbstwirksamkeitserwartung und dispositionalen Optimismus (mit der generalisierten Ergebniserwartung »es wird schon alles gut gehen«) sowie einen optimistischen Attributionsstil (Erfolge werden internalen und Misserfolge externalen Ursachen zugeschrieben) und intrinsische Lebensziele, wie z. B. persönliches Wachstum oder Gesundheit (mit dem Gegensatz extrinsische Lebensziele wie Attraktivität, Ruhm und Wohlstand – Klemenz 2009) an.

Volitionale Ressourcen sind insofern von motivationalen zu unterscheiden, als die ersteren auf Volitionen, also auf das Überführen einer Intention in ein konkretes Handeln, ausgerichtet sind, während die zweiten sich auf die Motive und Motivation einer Person für das Zustandekommen einer Handlungsintention beziehen (Heckhausen 1989). Als volitionale Ressourcen bezeichnen Forstmeier et al. (2005) Handlungsorientierung in Hinblick auf eine Zielrealisierung, Fähigkeit zur Selbstregulation und Selbstkontrolle, Aufmerksamkeitsregulation sowie Emotionsregulation und -kontrolle. Die beiden letztgenannten Ressourcen werden als Fähigkeit einer Person verstanden, die eigenen Emotionen bzw. Affekte zumindest bis zu einem gewissen Grad hinsichtlich der »emotionalen Dynamik« (wie Intensität, Latenz und Persistenz) zu regulieren bzw. zu modulieren (Gross 1998).

Mit *interpersonalen Ressourcen* sind all jene »Konstrukte [gemeint], die einerseits Prozesse innerhalb einer Person bezeichnen, andererseits nur zwischen Personen wirksam werden« (Forstmeier et al. 2005). Im Einzelnen sind dies interne Ressourcen wie Bindungsfähigkeit, altruistische Verhaltensweisen, die Möglichkeit, soziale Verantwortung zu übernehmen, und die Fähigkeit zur Vergebung. Die *sozialen Ressourcen* sind hingegen im Wesentlichen externe Ressourcen und beziehen sich auf das soziale Netzwerk, die soziale Unterstützung und die Art und Güte der Partnerbeziehung (Forstmeier et al. 2005). Gerade im höheren Lebensalter nimmt die Bedeutung einer guten Partnerbeziehung an Wertigkeit zu, ist sie doch auch ein wichtiger Prädiktor für die psychische und körperliche Gesundheit (Bodenmann 1997). Gerade in Lebensphasen erhöhter Vulnerabilität braucht es vermehrt Ressourcen, um mit den körperlichen, psychischen und sozialen Anforderungen und Bedrohungen zielführend umgehen zu können. Ressourcenorientierten Beratungs- und Präventionsmaßnahmen kommt damit gerade bei Menschen höherer Altersklassen eine zentrale Bedeutung zu (Krause 2007; Forstmeier und Maercker 2008).

2.3 Ressourcenorientierte Suchtdiagnostik in der klinischen Praxis – Ressourcenklassifikation in zwölf Kategorien

Schon dieser bruchstückhafte Überblick über verschiedene Ordnungs- und Klassifikationsversuche der letzten beiden Jahrzehnte zeigt die Mannigfaltigkeit (um nicht zu sagen Unübersichtlichkeit), mit der sich der heute an ressourcenorientierter Diagnostik Interessierte konfrontiert sieht. Das Erstellen einer allgemein anerkannten Ordnung von Ressourcen im Sinne einer umfassenden Systematik stellt naturgemäß jeden schon allein aufgrund der mannigfachen Überschneidungszonen und Schnittpunkte einzelner Ressourcen vor schier unlösbare Aufgaben. So könnte man beispielsweise die uns Menschen zur Verfügung stehenden Ressourcen einfach in uns von Natur aus gegebene Umweltressourcen (»Naturressourcen«), in von Menschenhand geschaffene (»Kulturressourcen«) und in persönliche Ressourcen des Einzelnen (»Individualressourcen«) einteilen. Aber schon diese auf den ersten Blick so zielführend erscheinende Einteilung stößt insofern gleich an Grenzen, als die naturgegebenen Umweltressourcen aufgrund der unterschiedlichen Wahrnehmungsmöglichkeiten des Menschen unterschiedliche Wirkungen auf den Einzelnen haben können. Wahrnehmungen sind keine reinen Abbildungsvorgänge des Naturgegebenen, sondern immer auch Schaffensprozesse (Musalek 2017a). Eine klare Trennlinie zwischen Naturressourcen und Kulturressourcen ist demnach nicht möglich.

Zusätzlich wird die Erstellung einer Ressourcensystematik noch dadurch erschwert, dass die Wirksamkeit einer Ressource in einem besonderen Fall nicht nur durch den jeweiligen allgemeinen (objektiven) Wirkungsbereich der Ressourcengruppe, zu der sie zählt, bestimmt wird, sondern ganz wesentlich dadurch, wie sie wann, wo und wie dem einzelnen Betroffenen zur Verfügung steht. So wird zum Beispiel der Wald als naturgegebene (objektive) Ressource dem einen Menschen einmal als Erholungsraum eine Ressource sein, bei einem anderen Mal eine Ressource als ein wesentlicher Erlebnisraum, während er für einen anderen Menschen möglicherweise gar keine Ressource ist, weil dieser aus seinem Im-Wald-Sein aufgrund der ihn dort überfallenden Ängste nicht nur keine Kraft schöpft, sondern sie sogar noch verliert. Dieses einfache Beispiel soll vor Augen führen, dass es beim Erheben und Aufzeichnen von Ressourcen im diagnostischen Prozess nicht nur darauf ankommt, das Vorhandensein oder Fehlen von »objektiven« Ressourcen zu beachten, sondern dass Ressourcen immer nur durch ihre Wirksamkeit in einzelnen Situationen und Konstellationen als solche zu bestimmen sind. Durch Veränderung des Weltzugangs und von Erlebensperspektiven kann im therapeutischen Prozess auf diese Weise einem Einzelnen ein Zugang zu Ressourcenwirkungen eröffnet werden, der ihm vorher, obwohl die Ressource prinzipiell schon vorhanden war, noch nicht offenstand.

Im Wissen um all die genannten Schwierigkeiten sowie auch der hinzukommenden Probleme, dass einerseits jedwede Aufzählung von Ressourcen unvollständig bleiben muss und andererseits mannigfache Redundanzen wegen der vielfachen Überschneidungen und Gemeinsamkeiten unterschiedlicher Ressourcengruppen unvermeidbar bleiben, wird im Folgenden eine vorläufige Ressourcenordnung zur Diskussion gestellt. In Anbetracht der aus den erwähnten Gründen bestehenden Unmöglichkeit, eine allumfassende Systematik bereitzustellen, mag diese holzschnittartig anmuten, hat sich jedoch in der Suchtbehandlungspraxis bisher als in hohem Maße hilfreich und wirkungsstark erwiesen. Es hat sich in der klinisch-diagnostischen Praxis durchaus bewährt, nach »objektiven« Ressourcen, also jenen allgemein prinzipiell möglichen Fähigkeiten und Potentialen, die im therapeutischen Prozess dann dem einzelnen Suchtkranken als konkrete »subjektive« Ressourcen nutzbar werden können, Ausschau zu halten. Die hier vorgestellte Einteilung in die folgenden zwölf Ressourcenklassen kann dabei als wertvolle Orientierungshilfe dienen:

1. kognitive,
2. emotionale,
3. körperliche,
4. interaktionelle,
5. soziale,
6. possessive,
7. spirituelle,
8. kupidale bzw. expektative,
9. volitionale bzw. motivationale,
10. fiktionale bzw. optative,
11. ästimative und

12. ästhetische Ressourcen

2.3.1 Kognitive (noopsychische) Ressourcen

Unter *kognitiven Ressourcen* sind all jene Leistungen zu verstehen, die in früherer Nomenklatur den *noopsychischen Funktionen* (Berner 1982; Scharfetter 1991) zugerechnet wurden, wie Intelligenzleistungen, Wissensstand, analytisches, logisches und assoziatives Denken, Orientierungsfähigkeit, Merkfähigkeit und Gedächtnisleistungen sowie Konzentrationsfähigkeit und Aufmerksamkeitsfunktionen. Schon bei der Ressource *Konzentrationsfähigkeit* wird deutlich, dass es sich hierbei (sowie auch bei nahezu allen anderen noch zu diskutierenden Ressourcen) nicht um ein »Entweder-oder«-Verhältnis handelt. Konzentrationsfähigkeit besitzt man nicht, sie fehlt einem auch nicht. Sie ist beim einen besser bzw. stärker ausgeprägt und bei einem anderen im Vergleich dazu schlechter bzw. schwächer. Sie erscheint uns somit immer in einem Mehr oder Weniger, wobei das nicht nur die interindividuelle Variabilität betrifft, jeder von uns erlebt auch erhebliche intraindividuelle Schwankungen. Die Konzentration kann sich bei ein und demselben Menschen signifikant über die Zeit verändern. Man kann sich das eine Mal besser ein anderes Mal schlechter konzentrieren, wobei man zu diesen Veränderungen durchaus auch selbst aktiv beitragen kann. Ob man über die Ressource Konzentrationsfähigkeit in einem höheren oder geringeren Maße verfügen kann, hängt zum einen davon ab, ob man ausgeruht und entspannt ans Werk geht oder sich in einen Zustand der Übermüdung oder ängstlichen Anspannung manövriert hat, zum anderen aber auch davon, ob man im Sich-Konzentrieren geübt ist oder nicht. Wie bei den meisten anderen Ressourcen gilt auch hier das Grundprinzip »use it or lose it« – oder positiv ausgedrückt: Je mehr wir bestimmte kognitive Funktionen in Anspruch nehmen, desto höher wird mit der Zeit unsere Leistungsfähigkeit auf diesem Gebiet.

Auch bei der Ressource Intelligenz können wir eine hohe interindividuelle Variabilität feststellen. Scharfetter (1991) definiert Intelligenz als eine »Fähigkeit zur rechten (d. h. sachgerechten und intersubjektiv übereinstimmbaren) Kenntnisnahme von und zur Einsicht in Sachverhalte und ihre Zusammenhänge sowie zur sich daraus ergebenden Entfaltung sinnvoll planender gezielter Wirksamkeit (intelligentes Verhalten)«. Die kognitiven Ressourcen eines Menschen zeigen sich zuvorderst in seinen Denkleistungen und deren Handlungsrelevanz. Unentbehrliche Grundlagen für das Entwickeln von all unseren Denkfiguren sind die Merkfähigkeits- und Gedächtnisleistungen, die in Kurzzeit- und Langzeitgedächtnis, explizites und implizites, deklaratives und non-deklaratives Gedächtnis sowie in ein Wissens- und Verhaltensgedächtnis eingeteilt werden können (Peters 2000). Das den repräsentativen Gedächtnisformen gegenüberstehende affektive bzw. emotionale Gedächtnis soll bei den affektiven Ressourcen Erwähnung finden.

Unsere mnestischen Funktionen ermöglichen uns einerseits von uns Erfahrenes und Nachgedachtes zu speichern und andererseits dieses Gespeicherte uns im Bedarfsfalle wieder zu vergegenwärtigen, um es in unsere gedanklichen Aktivitäten miteinbeziehen zu können. Sie bilden aber auch das Fundament für unsere auf erkennendem Wahrnehmen aufbauenden Gedankengebäude. »Ohne Gedächtnis gibt es kein erkennbares Wahrnehmen« (Scharfetter 1991). Unser Gedächtnis, das auch »die reflexiven Funktionen des Rückschauens und Erinnerns einschließlich der projektiven und reproduktiven Fähigkeiten, die durch Lernen und Merken erworben wurden«, umfasst (Müller 1986), wird damit, wenn Problemlösung bzw. Krisenbewältigung gefordert werden, zu einer wesentlichen (und bei Mangel kaum zu kompensierenden) Ressource des Menschen.

Um sich in schwer zu bewältigenden Situationen ausreichend zurechtzufinden oder um, noch besser, schwere Belastungen und Krisen zu vermeiden, braucht es neben ausreichenden Gedächtnisleistungen und Fähigkeiten im analytischen, logischen und assoziativen Denken vor allem auch Aufmerksamkeitsstärke. Mit Aufmerksamkeit ist die aktive bzw. passive Ausrichtung des Bewusstseins auf ein zu Erfahrendes gemeint (Scharfetter 1991). Aktive oder gerichtete Aufmerksamkeit bezeichnet ein aktives Sich-Zuwenden auf bestimmte Gegenstände, Lebewesen oder Situationen, während mit passiver oder »ungerichteter« Aufmerksamkeit ein Angezogen- und Gebannt-Werden durch Umgebungsreize gemeint ist. Ist die passive Aufmerksamkeit ins Pathologische gesteigert, dann finden wir uns unserer Umgebung ungefiltert ausgeliefert, was in der Regel dazu führt, dass wir durch all das um uns Passierende so weit abgelenkt werden, dass wir unsere aktive Aufmerksamkeit immer weniger nützen können.

Sowohl die aktive wie auch die passive Aufmerksamkeit gehören zu den Grundressourcen des Menschen und sind als solche für ein einigermaßen sicheres Leben unabdingbare Voraussetzung. Ohne all das in der Umwelt Stattfindende besonnen wahrnehmen zu können und damit ohne auf das, was in unserer Umwelt geschieht und auf uns Menschen einströmt, zielführend reagieren zu können, ist das Überleben des Menschen in hohem Maße gefährdet. Das gilt für den Straßenverkehr und für Naturgewalten ebenso wie für zwischenmenschliche Kontaktaufnahmen oder Begegnungen mit sich selbst. Die Fähigkeit zur Aufmerksamkeit ist nicht nur etwas uns Vorgegebenes, wir können sie auch durch Übung verbessern, wir können sie aber auch (wie zum Beispiel durch Einnahme psychoaktiver Substanzen wie Alkohol, Cannabis, zerebral dämpfender Medikamente etc.) minimieren – und wir können sie im Sinne der Entwicklung und Entfaltung von Achtsamkeit kultivieren.

Der Begriff »Achtsamkeit« hat wesentliche Wurzeln im Buddhismus (Nyanaponika 2000), er ist gleichsam das »Herzstück buddhistischer Tradition«. Man versteht darunter »das klare, unabgelenkte Beobachten dessen, was im Augenblick der jeweils gegenwärtigen Erfahrung (einer äußeren oder inneren) wirklich vor sich geht. Es ist die unmittelbare Anschauung der eigenen körperlichen und geistigen Daseinsvorgänge, soweit sie in den Spiegel unserer Aufmerksamkeit fallen« (Weiss et al. 2010). Nicht selten wird heute Achtsamkeit mit Aufmerksamkeit gleichgesetzt und damit darauf beschränkt, sich auf ein gegenwärtig Wichtiges zu konzentrieren, indem alles, was davon ablenken könnte, auszusparen ist. Achtsamkeit ist aber viel mehr als bloßes Aufmerksam-Sein.

Achtsamkeit zeigt sich vor allem auch in einer außerordentlichen Wertschätzung dessen, was damit in besonderer Weise wahrgenommen und behandelt wird. Darüber hinaus sind hohe Sorgfalt und Intensität, mit denen etwas achtsam betrachtet oder gemacht wird, bestimmendes Merkmal der Achtsamkeit. Eine Handlung mit hoher Achtsamkeit durchzuführen, heißt, sich ihr mit aller Kraft und großer

Sorgfalt zu widmen. Das gilt für das Lesen eines Textes ebenso wie für handwerkliche Tätigkeiten. Für die achtsame Begegnung mit einem anderen Menschen genügt es nicht, ihm bloß eine gewisse Aufmerksamkeit oder kleine Aufmerksamkeiten zu schenken. Dazu müssen wir auf unser Gegenüber schon in hohem Maße wertschätzend zugehen, mit großer Sorgfalt unsere Worte und Handlungen setzen und ihm warmherzig und liebevoll unser besonderes Interesse an einem gedeihlichen Miteinander signalisieren.

Achtsamkeit ist immer auf ein Erleben im Hier und Jetzt ausgerichtet. Nur der gerade erlebte Moment zählt – und wird damit zu einem besonderen. Unter diesem Blickwinkel kann man das Leben als eine Aneinanderreihung von Momenten sehen. Achtsamkeit ist ein klares, unabgelenktes Erleben dessen, was in bestimmten Augenblicken der jeweils gegenwärtigen äußeren oder inneren Erfahrung wirklich vor sich geht. Es ist die unmittelbare Anschauung von unseren eigenen körperlichen und geistigen Daseinsvorgängen, soweit sie uns bewusst sind (Wallace 2008), womit dem einzelnen Moment des Lebens Bedeutung und Gewicht gegeben wird. Auf diese Weise kann alles, sogar auch das Alltägliche bedeutsam und wertvoll werden. Der Achtsamkeit kommt daher gerade in ressourcenorientierten Suchtbehandlungsprogrammen, die auf Lebensneugestaltung in Richtung eines freudvollen Lebens fokussieren und damit im Besonderen auch im Orpheus-Programm, eine zentrale Bedeutung zu.

Achtsamkeit ist kein alleiniger kognitiver Prozess der Entscheidung, sich auf etwas Bestimmtes hinzuwenden, einem Bestimmten Bedeutung zu geben. Achtsamkeit braucht auch die gefühlsmäßige Öffnung dem Anderen gegenüber, ein sich emotional auf den Anderen-Einlassen, ein Erspüren des Anderen – hier wird Achtsamkeit zur emotionalen Ressource, die es zu kultivieren gilt. Die Ressource Achtsamkeit, die wegen ihrer Nähe zur Aufmerksamkeit üblicherweise zu den kognitiven Ressourcen gezählt wird, leitet aber bereits zu den emotionalen Ressourcen über. Achtsamkeit ist nicht nur eine besondere Form der geistigen Zuwendung, sondern vor allem auch eine besondere Form des Spürens und Erspürens und damit im Übergangsbereich von kognitiven und emotionalen Ressourcen anzusiedeln.

2.3.2 Emotionale (thymopsychische) Ressourcen

Ebenso wie die kognitiven sind auch die *emotionalen Potentiale* bei Menschen ungleich verteilt. Manche sind damit insgesamt überreich beschenkt, andere wiederum zeichnen sich durch einzelne, besondere emotionale Potentiale aus. Sie sind zu großen Gefühlen fähig, fühlen und spüren mehr und intensiver als ihre Mitmenschen, haben große Empathie, erspüren Nuancen der Veränderung in Beziehungen und erleben damit vieles, was anderen verborgen bleibt. Andere hingegen haben Probleme große Gefühle zu erleben, ihr Gefühlsleben ist wesentlich schwächer ausgeprägt – was nicht mit dem viel weiter verbreiteten Umstand verwechselt werden darf, dass man Probleme damit hat, seine Gefühle anderen gegenüber zu zeigen: Viele Menschen erleben gefühlsmäßig sehr intensiv, können oder wollen aber ihre Gefühle (aus welchen Gründen auch immer – sei es Scham, Schuldgefühle oder schlicht Angst, für gefühlsdusselig und schwach gehalten zu werden) anderen nicht zugängig machen.

Neben der interindividuellen Variabilität von Emotionsvermögen findet sich hinsichtlich der Möglichkeiten, etwas intensiv emotional zu erleben, aber auch eine hohe intraindividuelle Variabilität. Es gibt Zeitspannen, in denen wir insgesamt mehr Gefühle haben, und solche, in denen wir weniger emotional erleben. Es gibt auch Momente, in denen wir nahezu nur zu Gefühlen aus dem positiven Skalenbereich fähig sind, und andere, in denen das Gegenteil der Fall ist, wo unsere Möglichkeiten, etwas gefühlsmäßig positiv zu erleben, versiegen. Der Zustand der klinisch relevanten Depression ist ein solcher, wo wir nicht mehr fähig sind, Freude zu erleben, der gefühlsmäßig wahrgenommene innere Schmerz, manchmal auch das Gefühl von Zorn und Selbsthass aber erhalten bleibt.

Die klinische Erfahrung lehrt uns, dass Menschen, die eine Suchterkrankung entwickeln, eher zu jener Gruppe gehören, die prinzipiell über ein hohes Maß an emotionalen Ressourcen verfügt, obgleich das oft nicht auf den ersten Blick erkennbar ist. Oft sind diese emotionalen Ressourcen (im wahrsten Sinne des Wortes) verschüttet. Um den Lebensschmerz nicht mehr so intensiv zu spüren, nehmen Menschen mit besonderen emotionalen Sensibilitäten Alkohol oder Opiate (oder ähnliche letztlich anästhesierende Substanzen) in steigenden Dosierungen zu sich, was dann nicht selten in Suchtentwicklungen mündet. Suchtkranke sind hinsichtlich ihrer Pathogenese ohne Zweifel eine recht inhomogene Gruppe. Unterschiedliche Bedingungskonstellationen führen in die Sucht. Trotzdem ist die regelmäßige Suchtmitteleinnahme aufgrund des emotionsdämpfenden Effekts vor allem bei Menschen, die insgesamt zu einem sehr intensiven Gefühlsleben fähig sind, eine oft zu beobachtende gemeinsame Endstrecke auf dem Weg in die Sucht. Die überaus hohe Komorbiditätsrate von depressiven Störungen und Angsterkrankungen unterstützt diese These.

In jedem Fall ergibt es Sinn, sich im ressourcenorientierten diagnostischen Prozess auf die Suche nach den (oft noch im Verborgenen gebliebenen) emotionalen Ressourcen zu begeben – zum einen, weil man hier aus den genannten Gründen einfach oft fündig wird, und zum anderen, weil gerade die emotionalen Ressourcen (gemeinsam mit den später noch zu diskutierenden fiktionalen und ästhetischen Ressourcen) jene sind, die bei der Akquirierung und Generierung von Freude und damit in der klinisch-praktischen Umsetzung des Orpheus-Programms eine zentrale Rolle spielen.

Im Laufe der Menschheitsgeschichte, und ganz besonders in den letzten 150 Jahren, wurde ein nahezu unübersehbare Fülle von Konzepten und Klassifikationen von Emotionen erstellt. Es würde den Rahmen dieses Buches bei weitem sprengen, alle zu nennen oder auch nur auf die wichtigsten detailliert einzugehen; daher soll hier nur auf einige wenige Publikationen wie Izard CE 1981; Otto et al. 2000; Scherer et al. 2001; Brandstätter et al. 2013; Feuser et al. 2014; Schiewer 2014; Schmidt-Atzert et al. 2014 verwiesen werden, die es sich zur Aufgabe machten, Übersichten über Emotionstheorien bereitzustellen.

Wenn wir uns mit Emotionen als Ressourcen des Menschen und deren Rolle im diagnostischen und therapeutischen Prozess beschäftigen, empfiehlt es sich, zwischen Affekten, Stimmungen, Gestimmtheiten und Lebensgefühlen zu unterscheiden. Auch wenn die wissenschaftlichen Ergebnisse aus der psychologischen wie auch neurobiologischen Emotionsforschung darauf verweisen, dass zwischen Stimmungen, Affekten und Affizierbarkeit qualitativ kaum trennscharf unterschieden werden kann (siehe auch Sachse und Langens 2014; Koppenfels und Zumbusch 2016; Müller 2018), hat sich in der klinischen Praxis eine solche Dreiteilung von Emotionen doch bewährt. Wir alle kennen über längere Zeiträume durchgehend bestehende emotionale Gestimmtheiten, die nur wenig von Außenereignissen beeinflusst werden, und wir stellen diese als Stimmungen bezeichneten, länger andauernden Gestimmtheiten den mehr oder minder kurzfristigen emotionalen Reaktionen auf Außenreize gegenüber, die wir dann als Affekte oder Affektreaktionen benennen. Vor allem die Störungen in diesen beiden Emotionsbereichen sind unterschiedlich zu behandeln. So haben sich bei länger dauernden Depressionen antidepressiv wirksame Substanzen bewährt, während sie bei kurzdauernden depressiven Reaktionen auf Akutereignisse nicht zielführend einzusetzen sind.

Affekte als emotionale Reaktionen auf bestimmte akute Stimuli (*afficere* lat. – anregen, anmachen) dauern Sekunden bis Stunden, selten länger. Beispiele dafür sind Ärger, Spaß, Angst, Abscheu oder Wut. Depressive, euphorische oder dysphorische (gereizte) *Stimmungen* sind emotionale Zustände, die auch ohne aktuellen »Auslöser« auftreten können und länger als Affektreaktionen dauern, nämlich Tage bis Wochen, manchmal sogar noch länger. *Gestimmtheiten* sind noch länger dauernde Stimmungen (Wochen bis Monate), die mit einer gewissen Nachhaltigkeit die Weltsicht verändern und mitbestimmen können. Als Beispiel könne hier Verliebtheit, Urlaubsstimmung oder das, was wir »freudvolles Leben« nennen, angeführt werden. Das *Lebensgefühl* ist eine langdauernde »Hintergrundstimmung«, die unsere Weltsicht ganz wesentlich mitbestimmt, auch wenn das für den Einzelnen oft nicht unmittelbar erkennbar ist. Wir fühlen uns über lange Zeitstrecken hindurch sicher und leben damit in einer sicheren Welt oder – wie wir heute leidvoll zur Kenntnis nehmen müssen – wir fühlen uns ob der Vorkommnisse um uns herum unsicher und fristen dann unser Dasein in einer unsicheren Welt. Wir fühlen uns bedroht und leben in einer bedrohlichen Welt – oder aber wir reichern unser Leben mit vielen Freuden an und schaffen uns damit die Möglichkeit, in einer freudvollen Welt ein freudvolles Leben zu führen.

All diese Zustände und Erlebensformen können unter dem Begriff *Emotionen*, der aus dem Französischen entlehnt ist (*émouvoir* – bewegen, erregen) und eigentlich aus dem Lateinischen stammt (*emovere* — emporwühlen, herausbewegen), zusammengefasst werden (Längle 2003). In unseren Emotionen wird unsere Lebendigkeit sichtbar, gleichzeitig bewegen sie uns, bringen Bewegung in unser Leben; sie sind der Antriebsmotor unseres Lebens, die vitale Kraft schlechthin. Leben ist gefühltes Leben. Emotionen stellen den Bezug zur Situation, zum eigenen Leben her. Im Erleben unserer Gefühle, im Spüren erkennen wir, dass wir leben (Längle 2015). Unser Dasein wird zum lebendigen Dasein, zum erlebten Leben. »Wenn wir Gefühle haben, […] erwacht das Leben in uns […]. Wo sich Gefühle einstellen, da wird es lebendig, da verdichtet sich das Leben, […] da ist Dynamik und Bewegung« (Längle 2015, S. 105).

Das Wissen darum, dass wir leben, ist nicht nur Ergebnis theoretischer Überlegungen, sondern zuvorderst ein emotionales Ereignis. Wir spüren, dass wir leben und wissen daher, dass wir leben. Dieses Spüren unserer Lebendigkeit kann uns auch abhandenkommen. In Zuständen schwerster Depression, die vom Gefühl der Gefühllosigkeit beherrscht wird, spüren davon betroffene Patienten sich nicht mehr als lebendig, was dann im sogenannten nihilistischen Wahn, in der unkorrigierbaren Überzeugung, nicht mehr zu leben, seinen Ausdruck findet. Emotionen werden damit zum Inbegriff unseres Lebens, sie zu spüren lässt uns leben. Schon allein deshalb muss den Emotionsressourcen des einzelnen Patienten in einem Therapieprogramm, das auf ein gelingendes Leben ausgerichtet ist, wie dem Orpheus-Programm, höchste Aufmerksamkeit zuteil gelassen werden.

Emotionen sind zuvorderst Gefühle; wir fühlen Angst, Ärger, Traurigkeit, Melancholie, Lust, Freude, Liebe und vieles mehr ganz unmittelbar. Jeder weiß, ob er sich gerade ärgert, ob er verliebt oder ob er gerade angsterfüllt ist. Der Mensch ist zum Fühlen und Spüren fähig. Er ist nicht nur Homo cogitans, sondern immer auch Homo sentiens und verfügt damit als solcher neben kognitiven Ressourcen auch über eine Reihe von emotionalen Ressourcen. In älterer Nomenklatur wurden die Emotionen des Menschen als thymopsychische Funktionen den noopsychischen Leistungen gegenübergestellt (Berner 1982; Berner und Musalek 1989). Es hat lange Tradition, die thymopsychischen Funktionen zu animalischen Überbleibseln im Menschen zu degradieren. Im Gegensatz zu den kognitiven Leistungen, die für viele gerade jene Eigenschaften des Menschen sind, die ihn als Menschen ausmachen und ihn damit evolutionär besehen aus der Welt der Tiere herausheben, werden Emotionen vielfach nur als (bedauernswerte) Restbestände des Tieres im Menschen angesehen, die es auszumerzen, zu unterdrücken oder zumindest zu beherrschen gilt. Die Minderwertigkeit, die erlebten Gefühlszuständen gerade in der sogenannten westlichen Welt beigemessen wird, zeigt sich nicht zuletzt in der Epikur-kritischen Haltung der Anhänger der Stoa, wie Zenon von Kition, Poseidonios, Seneca, Marc Aurel, Epiktet u. v. a. m. (Long und Sedley 2000; Nickel 2009), die Gefühle – vor allem jene, die mit Lust und Freude verbunden sind – letztendlich als vernunftlose und daher der eigentlichen Menschennatur widrige Zustände erachten, von denen man sich möglichst freimachen sollte – eine Anschauung, die sich bis heute nicht zuletzt auch in sogenannten intellektuellen Kreisen großer Beliebtheit erfreut.

Spätestens seit dem Anfang dieses Jahrhunderts publizierten epochalen Werk *Upheavals of Thought* von Martha Nussbaum (2001), aber zweifellos mancherorts auch schon viel früher war und ist die These, Emotionen seien tierische Relikte im Menschen, keineswegs mehr haltbar. In ihrer »kognitiv-evaluativen« Theorie der Emotionen bringt sie uns auf eindrucksvolle Weise nahe, dass die Emotionen des Menschen nicht nur bloß Gefühle sind, sondern immer auch eng mit reflexiven Kognitionen in Verbindung stehen. Menschliche Emotionen, unsere Gefühle und unser Spüren sind in der Tat auch keineswegs mit emotionalen Zuständen von höheren Wirbeltieren gleichzusetzen. Die Emotionen des Menschen sind immer zutiefst menschlich, zum einen, weil sie sich aufgrund ihrer Reflexion im Erleben wesentlich von denen der Tiere unterscheiden. Auch die höheren Wirbeltiere verfügen noch nicht über einen Frontallappen des Gehirns, jenes Hirnareal, das offenbar notwendig ist, um Reflexion und kritische Beurteilung des Erlebten möglich zu machen. Bei Patienten, bei denen dieser Hirnbereich schwer geschädigt ist, fallen diese Fähigkeiten zur Selbstreflexion und Kontrolle des Erlebens und Handelns aus, woraus wir mit Sicherheit schließen können, dass Tiere Gefühltes anders wahrnehmen als wir Menschen.

Zum anderen sind unsere Emotionen auch deshalb zutiefst menschlich, weil sie von uns kultiviert, aktiv (weiter-)entwickelt und entfaltet werden können. Menschliche Emotionen sind nicht nur gefühlte, sondern immer auch reflektierte Gefühlszustände; ein Gefühl passiert uns nicht nur. *Wir* fühlen – und wissen, dass *wir* fühlen, selbst dann, wenn wir uns damit nicht in vollem Umfang damit kognitiv-reflexiv beschäftigen und auch dann, wenn uns der Ursprung der erlebten Gefühle, weil im Unbewussten verankert, nicht bekannt ist. Mit dem Spracherwerb lernen wir Emotionen auch zu bezeichnen, zu ordnen und zu analysieren, womit erlebte Emotionen immer auch noch eine über das rein Gefühlte hinausreichende kognitiv-reflexive Komponente aufweisen. Über die Möglichkeit, Gefühle in Worte zu fassen, können wir auch lernen zwischen verschiedenen qualitativen und quantitativen Nuancen des von uns Gefühlten und Gespürten zu unterscheiden. Ein solch differenzierter Umgang mit dem von uns sinnlich Erlebten kann uns dann auch als Ausgangspunkt von zielorientierten Handlungen dienen. Je größer die emotionale Erlebnis- und Differenzierungsmöglichkeit des Erlebten, desto besser die Effektivität des sich darauf gründenden Handelns. Je differenzierter unser Gefühlserleben, desto größer unsere emotionale Intelligenz.

Emotionale Intelligenz ist ein Konzept, das in den Sechziger- bzw. frühen Siebzigerjahren des vorigen Jahrhunderts im wissenschaftlichen Schrifttum auftaucht (Leuner 1966; Beldoch 1964). Abraham Maslow (1950) stellte zwar schon Mitte des vorigen Jahrhunderts sein Konzept von »Emotional Strength«, gleichsam den Vorläufer der Emotionalen Intelligenz, vor, es dauerte dann aber doch bis in die Mitte der Achtzigerjahre, bis von Bar-On auch eine erste, dem Intelligenz-Quotienten vergleichbare Berechnung vorgelegt werden konnte (Bar-On 2006). Emotionale Intelligenz kann kurz zusammengefasst als Fähigkeit beschrieben werden, Emotionen bei sich selbst und bei anderen erkennen und modifizieren zu können (Matthews et al. 2002), um damit dann auch effektive Entscheidungen treffen zu können (Ciarrochi und Mayer 2007; Dhani und Sharma 2016).

Emotionale Intelligenz ist erst zielgerecht einsetzbar, wenn zumindest ein Mindestmaß an emotionaler Stabilität vorhanden ist. Emotional instabile Menschen haben es insofern schwer ihre emotionalen Ressourcen zielgerichtet effektiv einzusetzen, da sie zu sehr und permanent kaum von ihnen steuerbaren Eigenschwankungen ausgesetzt sind und daher ein kontinuierlich zielorientiertes Handeln kaum möglich ist. Von den eigenen Emotionen hin und hergeworfen sieht man sich außerstande, emotionale Intelligenz zur Entscheidungsfindung positiv zu nützen. Emotionale Instabilität findet sich zum einen als durchgängiges Persönlichkeitsmerkmal, zum anderen aber auch als mehr oder weniger lang andauernde passagere Reaktion auf Überforderungssituationen. Nicht jeder Mensch mit Zeichen einer emotionalen Instabilität leidet an einer entsprechenden Persönlichkeitsstörung, viele befinden sich schlicht und einfach in mehr oder weniger chronischen Überforderungssituationen. Dem ist im differentialdiagnostischen, vor allem aber dann im therapeutischen Prozess auch Rechnung zu tragen.

Um das Erleben der eigene Gefühlswelt auch differenziert und wirkkräftig in die eigenen Entscheidungsfindungen zu integrieren, ist aber nicht nur eine gewisse emotionale Stabilität nötig, sondern vor allem auch das, was als emotionale Agilität (»emotional agility«) Eingang in den psychologischen und psychotherapeutischen Sprachgebrauch gefunden hat. Das Konzept der »Emotional Agility« wurde vom amerikanischen Psychologen Steven C. Hayes und seinen Mitarbeitern (2014) im Rahmen der »Acceptance and Commitment«-Therapie (ACT) entwickelt. Sie unterscheiden vier Bereiche der praktischen Umsetzung dieses Behandlungsansatzes. Zum Ersten müssen die eigenen emotionalen Reaktionsformen und -möglichkeiten erkannt und als solche anerkannt werden. In einem zweiten Schritt werden diese dann aufgezeichnet, beschrieben und geordnet, in einem dritten erfolgt dann die innere Akzeptanz des emotional Erlebten und dabei Gedachten und im vierten Schritt werden schließlich diese nun akzeptierten Erlebensformen mit dem eigenen Wertesystem abgeglichen und entschieden, welche der Emotionen auf welche Weise in welche effektiven Handlungsweisen gegossen werden.

Emotionale Agilität ist damit die Fähigkeit, die eigenen Gefühle zielgerichtet managen und modulieren zu können. Wir können unsere Gefühle nicht direkt steuern, indem wir aber für diejenigen Gefühle, die wir intensivieren wollen, etwas tun, können wir sie verstärken und indem wir für die, die wir loswerden wollen, nichts (mehr) tun, können wir sie zum Verschwinden bringen. Gefühle können aber nicht nur hinsichtlich ihrer Intensität beeinflusst werden, sie können auch kultiviert werden. Wir können sie mit unserem Wertesystem in Verbindung bringen und sie uns damit in differenzierter Form für eine nach unserem Sinne vollzogene Alltagsbewältigung nutzbar machen. Wir können aber auch uns selbst und andere mit so viel Schönem beschenken, dass wir in immer höhere Höhen gemeinsam erlebter Freuden vordringen und auf diese Weise unser gesamtes Gefühlsleben kultivieren.

Ein hohes Maß an emotionaler Intelligenz und emotionaler Agilität ermöglicht es uns, die eigenen Emotionen, aber auch jene der anderen, in differenzierter Art und Weise so zu beurteilen und sie so weit in unser Denken zu integrieren, auf dass Strategien und Handlungsweisen entwickelt werden können, die uns eine höhere Lösungskompetenz zur Bewältigung der auf uns zukommenden Lebensprobleme ermöglichen. »Meist wird das Ausmaß der Bedeutung der Gefühle im Lebensvollzug und in der Entscheidungsfindung (heute immer noch) unterschätzt« (Längle 2021, S. 105), umso wichtiger ist es gerade im Rahmen der Lebensneugestaltungsphase der Suchtbehandlung, die emotionale Intelligenz und Agilität des Einzelnen zu fördern.

2.3.3 Körperliche Ressourcen

Als *körperlichen Ressourcen* im engeren Sinn bezeichnet man all die im Alltag eingesetzten Fähigkeiten, die wir unmittelbar mit dem verbinden, was wir als körperliche Größe und Stärke, und hier vor allem als Muskelstärke, kennen. Sie ermöglichen uns das, was wir körperlich leisten wollen, auch durchführen zu können. So ist eine gewisse Körpergröße bei bestimmten Sportarten vonnöten, wie z. B. Basketball, Handball oder Beach-Volleyball, bei anderen aber nicht, wie beim Reit- oder Radsport. Körperliche Kraft brauchen wir vor allem dort, wo schwere körperliche Anstrengungen auf uns warten. Für »geistige« Leistungen oder psychische Belastbarkeit sind Köpergröße und reine Körperkraft nicht so sehr erforderlich und können hier daher auch nicht als Ressourcen eingesetzt werden, selbst dann, wenn sie als Potentiale prinzipiell vorhanden sind.

Ganz anders verhält es sich bei körperlicher Fitness, sie ist nämlich sehr wohl auch dann erforderlich, wenn es darum geht, psychische Leistungen effektiv zu vollbringen. Unter körperlicher Fitness verstehen viele einfach nur ein körperliches Wohlbefinden oder Muskelarbeit zu leisten (Bouchard 1996; WHO 1986). Fitness ist aber mehr als bloßes Wohlfühlen, es ist vielmehr das Vermögen, im Alltag so leistungsfähig zu sein, dass es gelingt, den Alltagsbelastungen auch standhalten zu können. Sie enträußert sich in einem »ausgewogenen Maß an optimaler (nicht unbedingt maximaler) Leistungsfähigkeit« und vor allem aber auch in umfassender Gesundheit (Wydra 1996, S. 54), verstanden nicht nur als Abwesenheit von Krankheit, sondern als Zustand von körperlichem, psychischem und sozialem Wohlsein (»physical, mental, and social well-being« – WHO 1948). Körperliches Wohlsein setzt sich nach Bös (1994) aus zwei Komponenten zusammen: der körperlichen (»physical fitness«) und der motorischen Fitness (»motor fitness«). Die erstgenannte sieht er in der konditionellen Leistungsfähigkeit, vor allem in den Ausdauerleistungen, realisiert, in der zweiten nehmen die koordinativen Fähigkeiten des Menschen eine tragende Rolle ein. Vereinfacht ausgedrückt kann man körperliche Fitness heute in unserer »Erfolgsgesellschaft« – die sich so gerne als moderne Leistungsgesellschaft ausgibt – als einen Sammelbegriff für Gesundheit, Wohlbefinden und Leistungsfähigkeit ansehen (Alwasif 2001). Sie umfasst Ausdauer und Kraftkomponenten ebenso wie Beweglichkeit, Schnelligkeit und koordinative Fähigkeiten.

Bei Suchtkranken, hier im Besonderen bei Alkoholkranken und Opiatabhängigen, besteht hinsichtlich ihrer körperlichen Ressourcen in der Regel ein großer Nachholbedarf. Das Defizit in diesem Bereich ist zum einen vor allem bei den Erstgenannten auf die direkt vom Suchtmittel selbst verursachte körperliche Schädigung, zum anderen aber vor allem auch auf nutritive Faktoren zurückzuführen. Viele Suchtkranke leiden an Mangelernährung, nicht unbedingt nur wegen einer insgesamt zu geringen Kalorienzufuhr, sondern weil sie auf eine ausgewogene Kost nicht den Wert legen (können), der ihr gebührte. Einseitige Ernährung, wie z. B. mit weit verbreitetem »junk-food« (*junk* engl. – minderwertiges Material, Mist), geht Hand in Hand mit einem Verlust körperlicher Fitness einher. Nicht zu unterschätzen ist bei der Bewertung der Umstände, die für eine verminderte bzw. fehlende Fitness verantwortlich zeichnen, das Faktum, dass viele Suchtkranke – völlig gefangen vom und im Suchtgeschehen – schlicht und einfach nichts tun, um ihre Fitness zu erhalten, geschweige denn sie zu vermehren. Auch hier gilt leider der so oft zitierte Satz: »Use it or lose it«. Wenn man nicht dauernd etwas für die körperliche Fitness tut, sich regelmäßig ausreichend bewegt und seine koordinativen Fähigkeiten fördert, verliert man sie zusehends. Das gilt für alle, im Besonderen aber für Menschen höherer Altersklassen. Es ist daher auch unabdingbare Notwendigkeit in ressourcenorientierten Suchtbehandlungsprogrammen, gerade der Förderung der körperlichen Ressourcen mittels Entwicklung und Schaffung entsprechender Ernährungs- und Bewegungsmodule in besonderem Maße Rechnung zu tragen (Jawad und Musalek 2021).

Zu den körperlichen Ressourcen werden von manchen zusätzlich zu den bereits erwähnten auch diejenigen noch hinzugezählt, die die körperliche Attraktivität und Schönheit betreffen (siehe auch ▶ Kapitel 2.3.12). Körperliche Attraktivität ist insofern eine Ressource, als sie nicht nur bekanntermaßen im Rahmen der Partnerwahl eine große Rolle spielt (Hassebrauck und Küpper 2002), sondern auch ein enger Zusammenhang zwischen körperlicher Attraktivität und dem subjektiven Wohlbefinden – vor allem dann, wenn sich die Betroffenen selbst ihrer Attraktivität bewusst sind – besteht (Diener et al. 1995). Darüber hinaus konnte in wissenschaftlichen Studien aber auch nachgewiesen werden, dass Menschen, die in ihrem Erscheinungsbild eine hohe Attraktivität aufweisen, bessere Berufs- und soziale Aufstiegschancen haben als solche, die als nicht so attraktiv gelten (siehe z. B. Hamermesh und Biddle 1994; Hamermesh 2011; Hakim 2011; Ruffle und Shtudiner 2014). Das mag zum einen daran liegen, dass wir nicht vorurteilsfrei auf Menschen zugehen können und gerade visuelle Momente eine wichtige Funktion in der Bewertung von Sympathie und Antipathie einnehmen, zum anderen aber auch daran, dass Menschen, die sich ihrer Attraktivität bewusst sind, ein größeres Selbstwertgefühl aufweisen (Harter 2006) und damit auch ein selbstsichereres Auftreten an den Tag legen, was wiederum beim Gegenüber den Eindruck hinterlässt, es handle sich hier um eine erfolgreiche und damit auch erfolgversprechende Person, der schon allein deshalb besondere Aufstiegschancen einzuräumen sind. »Schönheit ist überall ein gar willkommener Gast«, sagt schon Johann Wolfgang von Goethe (1986/1809) in seinen *Wahlverwandtschaften* – und das offensichtlich nicht nur im privaten Bereich, sondern auch im gesellschaftlichen.

Wenn hier von körperlicher Attraktivität und der Bedeutung, die sie für unser Leben hat, die Rede ist, dann ist nicht nur die oberflächliche gemeint – das »Oberflächenschöne«, also all das Schöne, das mit kosmetischen Maßnahmen bis hin zu chirurgischen Eingriffen erreicht werden kann –, sondern vor allem auch das »Tiefenschöne« (Welsch 1996), jenes Schöne, das wir als innere Schönheit eines Menschen ausweisen und das uns in seiner Aura, seiner Erscheinung und Ausstrahlung sichtbar wird. Diese Aura lässt uns auf den Grad der Vitalität, Selbstsicherheit, aber auch der inneren Ausgeglichenheit, Güte und Herzenswärme schließen, allesamt menschliche Potentiale, die für das Gelingen von zwischenmenschlichen Begegnungen und Beziehungen von größter Bedeutung sind und damit ebenso den interaktionellen Ressourcen zugerechnet werden könnten.

2.3.4 Interaktionelle bzw. kommunikative Ressourcen

Interaktionelle Ressourcen sind von eminenter Bedeutung für unser Zusammenleben. Ihr Vorhandensein bzw. Fehlen, ihre Fülle und ihr jeweiliger Ausprägungsgrad entscheiden darüber, ob und inwieweit wir imstande sind, gelingende Begegnungen zu gestalten und gedeihliche Beziehungen zu leben. Wir Menschen sind nicht nur Homo cogitans und sentiens, sondern von Beginn unseres Lebens an immer auch »Homo communicans« (Musalek et al. 2022). Der Mensch ist ein fundamentales Gemeinschaftswesen. Wir kommen völlig unfertig auf die Welt und sind daher von Anfang an auf die Hilfestellungen anderer angewiesen. Im Laufe des Lebens werden wir selbstständiger und glauben dann manchmal sogar, dass wir für uns alleine leben können, was sich aber schon bald als Illusion herausstellt. Wir Menschen sind immer und zuvorderst Gemeinschaftswesen, auch dann noch, wenn wir vergessen, solche zu sein. Wir leben heute in einer Zeit der »Individualisierung«, der Vereinzelung von Menschen, in der viele meinen, der Mensch sei ein genuines Einzelwesen, das erst im Laufe seines Lebens mühsam lernen müsse, ein Gemeinschaftswesen zu werden. Dem ist entgegenzuhalten, dass der Mensch schon von Geburt an (und auch schon vorher) in Gemeinschaft mit anderen Menschen lebt, ja als unfertig zur Welt kommendes Wesen sogar darauf angewiesen ist, mit und von anderen zu leben – zuerst in Symbiose mit der Mutter, dann lebt er gemeinsam mit seinen ihm nahestehenden Lieben. Erst später wird er Schritt für Schritt selbst-ständig und glaubt immer mehr daran, alles allein machen zu können und zu wollen. Das ist nichts anderes als ein aus einer *Gemeinschaftsvergessenheit* geborenes Wähnen. Denn immer wieder werden wir darauf hingewiesen, dass wir die mannigfachen Probleme, die auf uns zukommen, ohne Gemeinschaft mit anderen einfach nicht lösen können (Musalek et al. 2022).

Wir sind ein Leben lang auf unseren Nächsten angewiesen, ganz besonders aber im Krankheitsfall, dann wenn wir körperlichen Gebrechen und psychischen Leiden ausgesetzt sind. Aber auch wenn wir uns gesund fühlen (und es möglicherweise auch sind), können wir uns, selbst wenn wir es wollten, der Kommunikation mit dem anderen nicht entziehen – denn selbst wenn wir einen Kontakt abbrechen, ist das nichts anderes als eine besondere Art und Weise, mit anderen zu kommunizieren. Mit anderen Worten: Wir sind – in Abwandlung des Sartre'schen Satzes zur Freiheit (Stöcklin 2005) – zur Kommunikation verurteilt. Man kann nicht nicht kommunizieren (Trunk 2011; Watzlawick et al. 2011).

Es stellt sich somit nicht so sehr die Frage, *ob* wir mit anderen kommunizieren oder nicht, sondern vielmehr die Frage, wie wir diese Interaktionen mit anderen Menschen, *wie* wir unsere zwischenmenschlichen Begegnungen und mitmenschlichen Beziehung gestalten. Die Wissenschaft, die sich mit diesem Wie von Begegnungen und Beziehungen beschäftigt, ist die Sozialästhetik (Musalek et al. 2022; Musalek und Scheibenbogen in press). Ohne auf die wissenschaftlichen Aufgaben und Arbeiten der sozialästhetischen Forschung hier im Einzelnen einzugehen – die Sozialästhetik als Wissenschaftsfeld und Wissenschaftsmethodik wird im Kapitel zu den Grundlagen und Grundprinzipien des Orpheus-Programms noch ausführlich zu thematisieren sein (▶ Kap. 3.3) –, ist festzuhalten, dass wir uns, um gelingende und gedeihliche Begegnungen und Beziehungen gestalten zu können, unserer interaktionellen Ressourcen bedienen müssen. Wir müssen sie erkennen, entfalten, entwickeln und aktivieren, um sie im gelebten Alltag auch zielführend nützen zu können. Das gilt in besonderem Maße auch für den therapeutischen Prozess. Ressourcenorientierte Behandlung kann nur dann gelingen, wenn in einem dialogischen Prozess die vorhandenen Ressourcen des Patienten – aber auch jene des Therapeuten – erkannt und im Weiteren dann auch entsprechend aktiviert werden.

Als Menschen sind wir als einziges uns bekanntes Lebewesen zu hochkomplexen sprachlichen Entäußerungen und damit auch zur differenzierten verbalen Kommunikation befähigt – daher denken wir auch, wenn wir über kommunikative bzw. interaktionelle Ressourcen des Menschen sprechen, zuvorderst auch an all das, was wir unserem Nächsten verbal an Information weitergeben bzw. von diesem empfangen können. Kommunikation ist aber wesentlich mehr als bloß ein Austausch von Worten und Gedanken, sie hat immer neben dem Inhalts- auch einen Beziehungsaspekt (Watzlawik et al. 2011). Wenn wir jemandem etwas Inhaltliches mitteilen, vermitteln wir ihm dabei immer auch, wie wir in welcher Beziehung zu ihm stehen. Dieser Beziehungsaspekt der zwischenmenschlichen Kommunikation ist nicht nur interaktionelles Beiwerk, sondern bestimmt zu einem Großteil auch den weitergegebenen Inhalt (Watzlawik et al. 2011). Wenn wir mit jemandem sprachlich interagieren, tun wir das immer gleichzeitig auf einer konkreten thematischen Ebene und auf einer emotional wirksamen Metaebene.

Jede verbale Entäußerung wird von einer paraverbalen begleitet, wobei diese Begleitung sowohl auf der konkret inhaltlichen wie auch auf der Beziehungsebene oft mehr Information enthält als wortreiche Aussagen. Jeder von uns verfügt über ein ganzes Arsenal an verschiedenen paraverbalen Kommunikationsmöglichkeiten und doch kann die Paraverbalreserve des einen größer sein als die des anderen. Non- und paraverbale Entäußerungsmöglichkeiten umfassen mimische Bewegungen, Gestik, verschiedene Formen der Körperhaltung und vor allem diverse Sprachausdrucksmittel. Je nach Lautstärke, Sprechgeschwindigkeit und -modulation, Timbre, Betonungen und vor allem Pausensetzungen können wir dem Gesagten mehr oder weniger Gewicht verleihen und es damit eindringlicher oder beiläufiger, bedeutungsvoller, erhabener oder banaler erscheinen lassen.

Dem Gesagten entsprechende mimische Bewegungen können das in Worten Ausgedrückte verstärken. Mit einer Mimik, die dem Inhalt des Gesprochenen entgegenläuft, können wir dessen ursprüngliche Bedeutung konterkarieren und aufheben. Die paraverbale Information sticht in der Regel die verbale, wir glauben dem mimisch Ausgedrückten mehr als dem verbal Mitgeteilten. Kontradiktorische verbale Aussagen und mimische Zeichen können auch zur Verunsicherung des Gegenübers führen. Es bleibt dann unklar, ob man dem Gesagten Glauben schenken darf oder nicht, ob es ernst gemeint ist oder eben nicht. Wir können aber auch ganz ohne Worte dem Anderen mitteilen, mit welchen Emotionen wir auf das eben Gesehene, Gehörte und Erlebte reagieren. Freude, Angst, Überraschung, Ekel, Trauer und Verachtung können wir dem Anderen mit mimischen Ausdrucksmöglichkeiten zielsicher und gut verständlich vermitteln. Damit verbundene gestische Bewegungen und Haltungen unterstreichen dann noch das mimisch Ausgedrückte. Eine entscheidende Rolle spielen, sowohl in der verbalen, ganz besonders aber auch in der paraverbalen Kommunikation, Zeitpunkt, Ort, Kontext und Interpunktion, in denen Informationen mitgeteilt bzw. ausgetauscht werden (Bateson und Jackson 1964; Watzlawick et al. 2011). Ein und derselbe Satz kann somit in verschiedenen Zeiten, Orten und Kontexten gesprochen bzw. als Interpunktion gesetzt ganz unterschiedliche Bedeutungen annehmen.

Welch hohen Stellenwert all den genannten Einzelfaktoren paraverbaler Kommunikation im Zusammenhang mit verbalen Entäußerungen zukommt, lässt sich am Beispiel eines gesprochenen einfachen Satzes, bestehend nur aus Subjekt, Verbum und Objekt, demonstrieren. Mit dem Satz »Ich liebe dich« kann ganz Unterschiedliches ausgedrückt werden, je nachdem von welchen paraverbalen Entäußerungen er begleitet wird und in welchen Situationen, Kontexten und vor allem zu welchem Zeitpunkt er ausgesprochen wird. Die Bedeutung, Bedeutsamkeit und das Gewicht dieses simplen Aussagesatzes hängt nicht zuletzt davon ab, ob man dabei dem Menschen, an den er gerichtet ist, tief in die Augen blickt oder ihn mit zu Boden gesenktem Blick oder aber mit gegen den Himmel gerichteten Augen anspricht; ob er von einem warmherzigen Lächeln oder einem verschlagenen oder abschätzigen Grinsen begleitet wird; ob er nach einer vorangegangenen kurzen Generalpause oder eingebettet in einen monotonen Redeschwall, zum falschen Zeitpunkt, zu früh, zu spät, zu laut, zu leise, liebevoll im Timbre oder herausgeschrien, im Liebestaumel oder in nüchternem Beisammensein das jeweilige Gegenüber erreicht. Schon diese wenigen Beispiele machen deutlich, wie unterschiedlich die Aussagen sowohl auf der inhaltlich-informativen Ebene wie auch auf der emotionalem Beziehungsebene ausfallen und zu bewerten sind.

Bei der zwischenmenschlichen Interaktion und Kommunikation handelt es sich somit um ein hochkomplexes Geschehen, das erlernt und kultiviert sein will. Wir können dabei zum einen auf ein mehr oder minder großes interaktionelles verbales bzw. paraverbales Reservoir zugreifen, wir können aber auch Neues dazulernen. Gerade dort, wo Menschen unter Beziehungsproblemen leiden, wo sie sich in für sie aussichtslosen Krisensituationen befinden, sind das Erkennen von vorhandenen (aber durch das Krisengeschehen verschütteten) interaktionellen Ressourcen bzw. das Aneignen von neuen Kommunikationsstrategien von größter Bedeutung, sind sie doch der Schlüssel zu einer erfolgreichen Lebensgestaltung in mitmenschlicher Gemeinsamkeit. Im therapeutischen Prozess gilt es daher einerseits die bei Suchtkranken oft durchaus vorhandenen, aber weil nicht in geeignetem Maße beachteten und daher oft weitgehend ungenützten interaktionellen Ressourcen ausfindig zu machen, um sie im Rahmen der Neuausrichtung und -gestaltung eines zukünftigen Lebens ohne Suchtmittel auch zielführend nutzen zu können. Dort andererseits, wo sie nicht in ausreichendem Maße vorhanden sind, ist Aufgabe der ressourcenorientierten Suchtbehandlung, den Betroffenen Möglichkeiten zu eröffnen, sie zu komplettieren, zu entfalten und weiterzuentwickeln.

Als Menschen sind wir aber nicht nur dazu fähig, dem Anderen etwas mit mehr oder weniger gewählten Worten und paraverbalen Ausdrucksmitteln mitzuteilen, wir sind prinzipiell auch dazu fähig, mit unseren Mitmenschen in verschiedenartigen Kommunikations- bzw. Gesprächssituationen zusammenzutreffen – im Idealfall schaffen wir es, einen echten Dialog mit dem Anderen zu führen. Gerade in Krisenzeiten, dann, wenn wir unsere Ideen und Taten und die der Anderen nicht mehr verstehen können, dort, wo mehr oder weniger stark voneinander abweichende Geisteswelten und Handlungsweisen aufeinandertreffen, brauchen wir das gemeinsame Gespräch und als Idealform davon den Dialog, um so einen Ausweg aus der gegenseitigen Verständnislosigkeit und deren Konfliktfolgen zu finden.

Nicht jedes Gespräch ist ein Dialog. Es gibt durchaus Gesprächsführungen, an denen zwei oder mehrere Menschen beteiligt sind, die daher auch einen Dialog vermuten lassen, aber keineswegs den hohen Anforderungen an einen echten Dialog entsprechen. Beispiele dafür sind die mannigfachen Formen des »Monologs zu zweit« (Musalek 2021) – eine im Übrigen in unserer Gesellschaft gar nicht selten anzutreffende Form der Gesprächsführung. Wir kennen sie von politischen Streitgesprächen in Wahlkampfzeiten, aber auch von Konflikten im Familien- bzw. Bekanntenkreis, von Arbeitsanweisungen am Arbeitsplatz – vor allem aber auch aus dem Bereich der Medizin. Beim Monolog zu zweit wird ein Dialog bewusst oder nicht bewusst vorgetäuscht, man tut so, als ob man auf die Meinung des Anderen eingehe, mit dem Anderen einen Meinungsaustausch vollziehen möchte, und hat doch nur im Sinn, die eigene Meinung dem Anderen aufzudrängen, aufzuzwingen und zu oktroyieren, den Anderen mit seinen eigenen Ansichten zu überschütten, zu missionieren oder gar zu kolonialisieren.

All diese Formen der Gesprächsführung sind weit entfernt von dem, was Jürgen Habermas (2011) als ideale Gesprächsführung benannte und wir als echten Dialog bezeichnen wollen. In seiner *Theorie des kommunikativen Handelns* formuliert er dazu vier an die Gesprächsteilnehmer gerichtete Hauptforderungen: zum Ersten müssen alle Teilnehmer die gleiche Chance haben, kommunikative Sprechakte zu verwenden, sodass sie jederzeit die Möglichkeit haben, Diskurse eröffnen und führen zu können; zum Zweiten müssen alle Teilnehmer die gleiche Chance haben, Deutungen, Behauptungen, Empfehlungen, Klärungen und Rechtfertigungen aufzustellen und deren Geltungsanspruch zu problematisieren; drittens können zu einem solchen Diskurs nur Sprecher zugelassen werden, die als Handelnde gleiche Chancen haben, repräsentative Sprechakte zu verwenden, um ihre Einstellungen, Gefühle und Wünsche zum Ausdruck zu bringen. Und zum Vierten sind zum Diskurs nur Sprecher zugelassen, die als Handelnde die gleiche Chance haben, regulative Sprechakte zu verwenden, also zu befehlen und sich zu widersetzen, zu erlauben und zu verbieten.

Dialog ist somit keine einfache Angelegenheit. Es genügt nicht nur, ein Gespräch als einen Dialog zu deklarieren. Nur ein Gespräch, das auf Augenhöhe geführt wird, das von zwei oder mehreren gleichwertigen Gesprächspartnern mit einem hohen Maß an Reziprozität geführt wird, verdient die Bezeichnung »Dialog«. Das Wort selbst stammt vom griechischen Begriff *dialégesthai* (sich unterreden, besprechen) und setzt sich aus zwei Wortteilen zusammen: διά/*diá* – »(hin-)durch« und λόγος/*lógos* – »Wort«, »Rede«. Man könnte daher διάλογος/*diá-logos* mit »(Durch-)Fließen von Worten« übersetzen. Das Wesen des Dialogs ist damit klar umrissen: Es ist eine Gesprächsform, in der man selbst danach trachtet, in die Gedanken- und Erlebniswelt des Anderen einzutauchen, und gleichzeitig dem Anderen die Möglichkeit eröffnet, in die eigene Ideen- und Gefühlswelt vorzudringen. Es geht – wie es schon die Wortsilbe *dia* nahelegt – um das gemeinsame Durchdringen der Geisteswelten der Gesprächspartner. In keinem Fall steht *dia* für zwei und es sind daher Wortungetüme wie »Trialog«, »Tetralog« oder »Pentalog« tunlichst zu vermeiden.

Um eine solche Gesprächsform führen zu können, müssen nach Habermas vier Ansprüche als Grundvoraussetzungen erfüllt werden: der Wahrheits-, Richtigkeits-, Wahrhaftigkeits- und Verständlichkeitsanspruch. Die Gesprächspartner müssen sich darauf verlassen können, dass das Gesagte (zumindest aus der Sicht des jeweiligen Sprechers) wahr und richtig ist, es sich dabei also nicht um Unwahrheiten, Lügen, Falsches oder Verfälschtes handelt. Es muss auch außer Frage sein, dass das Mitgeteilte eine echte Überzeugung des Sprechers abbildet und nicht nur etwas Vorgetäuschtes ist. Und nicht zuletzt muss das Gesagte für den Anderen verständlich sein; das Gespräch muss in einer Sprache geführt werden, die all denjenigen, die am Diskurs teilnehmen, auch geläufig ist.

Hier zeigt sich auch, warum manche der diagnostischen und therapeutischen Gespräche im medizinischen Bereich nicht die Qualität eines Dialogs erreichen. In der Regel werden zwar die ersten drei der genannten Ansprüche durchaus erfüllt, die Gespräche mit den Patienten, selbst dann, wenn sie in deren Muttersprache geführt werden, erfolgen aber dennoch in einer ihnen nicht in vollem Maße zugänglichen Fachsprache. Eine zielführende und effektive ressourcenorientierte Suchtbehandlung ist aber nur auf der Basis von in dialogischen Gesprächen getroffenen Therapievereinbarungen möglich (Scheibenbogen et al. 2015). Daher ist eine Fokussierung auf die interaktionellen Ressourcen und deren Kultivierung bis hin zur Entwicklung und Entfaltung dialogischer Kommunikationsformen von eminenter Bedeutung für das Gelingen ressourcenorientierter Behandlungsformen (Musalek 2019; Scheibenbogen und Musalek 2018; siehe auch ▸ Kap. 2.4.1).

Zu den interaktionellen Ressourcen werden von manchen Autoren auch Fähigkeit zu empathischem Empfinden und Handeln, Konflikt- oder Kritikfähigkeit, Beziehungsfähigkeit im Allgemeinen bzw. das Vermögen, offen mit anderen Menschen zu kommunizieren, gezählt (Herriger 2006). Die Gesamtheit all dieser Fähigkeiten und Potentiale, auf die dann als Ressourcen im Alltag zurückgegriffen werden kann, werden dann nicht selten auch als interpersonelle, interpersonale und relationale Ressourcen bezeichnet (Schubert und Knecht 2015; Reuter 2011). Zu diesen wird dann auch noch die Fähigkeit, soziale Unterstützung in Anspruch nehmen zu können, hinzugerechnet (Herriger 2006), womit bereits auf die als Nächstes zu besprechende Ressourcengruppe, die sozialen Ressourcen verwiesen wird.

2.3.5 Soziale Ressourcen

Wie bereits im Kapitel *Ressourcendefinitionen in der Soziologie* (▸ Kap. 2.1.2) ausgeführt, versteht man unter Reichtum bzw. Mangel an sozialen Ressourcen üblicherweise das Ausmaß und die Qualität von sozialen Kontakten und Netzwerken sowie die soziale Stellung des Einzelnen in unserer Gesellschaft. Die sozialen Kompetenzen des Einzelnen überschneiden sich weitgehend mit dessen interaktionellen Fähigkeiten. Je stärker die interaktionellen Kompetenzen, desto größer in der Regel auch das Ausmaß an sozialen Kontakten und von Netzwerken. Die Anzahl der Sozialkontakte und die Größe der sozialen Netzwerke hängt aber nicht nur von den Fähigkeiten des Einzelnen im Begegnungs- und Beziehungsbereich ab, sondern nicht zuletzt auch von dessen sozialer Stellung, wobei diese wiederum eng an das soziale Prestige und Ansehen des Einzelnen, aber auch an jenes der Gruppen bzw. der Gesellschaft, zu der dieser sich hinzuzählen darf, gebunden ist.

In kapitalistisch ausgerichteten Erfolgsgesellschaften sind soziale Ressourcen per se höchst ungleich verteilt: Einige wenige verfügen über sie in hohem Maße, die meisten Menschen erreichen hier aber keine Spitzenpositionen, sondern befinden sich zeitlebens eher im unteren Bereich der prinzipiell möglichen Potentiale. Suchtkranke verfügen in der Regel – von wenigen Ausnahmen abgesehen – über besonders wenige soziale Ressourcen. Das liegt nicht so sehr an möglicherweise geringen interaktionellen Fähigkeiten, sondern ist vielmehr in dem Umstand begründet, dass Suchterkrankungen generell höchst stigmatisiert und daher, wenn man an ihnen leidet, für die Betroffenen auch in besonderem Maße stigmatisierend sind. Robert Musil (1978) stellt in seinem Roman *Der Mann ohne Eigenschaften* zum Zustand von Moosbrugger, seiner Symbolfigur für psychische Krankheit, zurecht fest, dass dieser nicht nur an einer minderen Gesundheit, sondern auch an einer minderen Krankheit leide. Psychisch krank zu sein bedeutet in den allermeisten Fällen auch eine Minderung im gesellschaftlichen Ansehen. Und unter allen psychischen Erkrankungen sind Suchterkrankungen am meisten stigmatisierend. Von manchen wird suchtkranken Menschen sogar auch das Kranksein abgesprochen. Sucht wird dabei oft als Charakterschwäche oder Lebensversagen aufgefasst. Diesem doch noch immer in der Bevölkerung verbreiteten Vorurteil konnten auch mannigfach geäußerte gegenteilige Beurteilungen von hochrangigen Suchtexperten bzw. international anerkannten Institutionen bzw. Einrichtungen nur wenig anhaben (Schlimme 2008; Heymann 2009; Bauer 2014; Psota und Horowitz 2022). Zur Gruppe der Suchtkranken und damit zu einer Gruppe von Menschen, die ein niedriges soziales Prestige aufweist, zu zählen, hat zur Folge, dass man insgesamt weniger Möglichkeiten hat, selbst zusätzliche soziale Ressourcen zu akquirieren.

Darüber hinaus sind sich viele Suchtkranke ihrer doch noch bestehenden interaktionellen und sozialen Ressourcen nicht bewusst. Es ist daher nötig, ihnen die eigentlich vorhandenen Potentiale im diagnostischen und therapeutischen Prozess sichtbar zu machen, um ihnen damit Möglichkeiten zu eröffnen, diese auch als Ressourcen nützen zu können. Dabei kommt der Gruppentherapie eine besondere Bedeutung zu. In gruppentherapeutischen Gesprächen gelingt es leichter, Suchtkranken ihre interaktionellen Fähigkeiten vor Augen zu führen und damit auch die eigentlich vorhandenen sozialen Ressourcen ans Tageslicht zu fördern.

Soziale Ressourcen erschöpfen sich aber nicht nur in individuellen sozialen Fähigkeiten bzw. in Zugehörigkeiten zu sozialen Netzwerken, sie können auch mittels staatlicher bzw. institutioneller Hilfestellungen bezogen werden. Leider sind die meisten Bezugssysteme in Sozialstaaten der sogenannten westlichen Welt bereits so kompliziert geworden, dass es dem Einzelnen oft nicht mehr möglich ist, in vollem Maße zu überblicken, auf welche sozialen Ressourcen er hier Zugriff hat. Dieser Umstand unterstreicht auch die Wichtigkeit sozialarbeiterischer Unterstützung im Rahmen einer ressourcenorientierten Suchtbehandlung. Es braucht in den allermeisten Fällen ein fachliches Know-how, um prinzipiell verfügbare externe sozialen Ressourcen (Becker 2006) auch durch Bekanntmachen und Hilfestellungen bei der Akquirierung konkret nutzbar zu machen. Mittels sozialer Arbeit, im Sinne der Hilfe zur Selbsthilfe, können auch die inneren sozialen Ressourcen vermehrt und gestärkt werden (Bourdieu 1992; Autrata und Scheu 2015).

2.3.6 Possessionale Ressourcen

Die *Besitzressourcen* umfassen alles, was man an materiellen Gütern bzw. Bonitäten zur Verfügung haben kann – zuvorderst natürlich Geld, finanzielles Vermögen, Aktien, Pfandbriefe, Sparbücher; aber auch Güter, die zu Geld gemacht werden können, wie Schmuck, Edelsteine und Edelmetalle, Antiquitäten und Kunstwerke.

Darüber hinaus werden aber auch Versicherungen (Krankenversicherung, Berufsausfallversicherung, Pensionsversicherung etc.) sowie wohlfahrtsstaatliche finanzielle bzw. materielle Zuwendungen bzw. Unterstützungen den possessionalen Ressourcen zugerechnet. Sie freizulegen, sichtbar zu machen und dort, wo es nötig ist, sie auch dem Einzelnen verfügbar zu machen ist, wie bereits bei der Diskussion der sozialen Ressourcen erwähnt, eines der Hauptbetätigungsfelder der Sozialen Arbeit. Der deutsche Berufsverband für Soziale Arbeit definiert diese als »eine praxisorientierte Profession und wissenschaftliche Disziplin, dessen bzw. deren Ziel die Förderung des sozialen Wandels, der sozialen Entwicklung und des sozialen Zusammenhalts sowie die Stärkung und Befreiung der Menschen ist« (DBSH 2014). Die Stärkung des einzelnen Menschen im sozialen Gefüge wird damit zum zentralen Anliegen der praktischen Arbeit von Sozialarbeitern, wobei eine ihrer Aufgaben darin liegt, dem Einzelnen vor allem auch diejenigen possessionalen Ressourcen zugänglich zu machen, die es braucht, um einerseits seine Grundbedürfnisse zur Sicherung des Überlebens zu bedienen und andererseits damit sicherzustellen, dass eine gedeihliche Teilnahme am sozialen Leben möglich wird.

Ohne entsprechende finanzielle Grundmittel bzw. -unterstützungen ist ein Überleben bzw. eine Teilnahme am gesellschaftlichen Leben im Sinne der Inklusion in einer kapitalistisch organisierten Gemeinschaft nicht möglich. Das ZugänglichMachen bzw. Zur-Verfügung-Stellen von possessionalen Ressourcen wird damit auch zu einem fundamentalen Anliegen jedweden ressourcenorientierten therapeutischen Handelns in unserer westlichen Lebenswelt. Gerade bei Suchtkranken finden wir nicht selten einen markanten Mangel dieser Ressourcen, womit auch deshalb eine solide sozialarbeiterische Versorgung und Unterstützung von Suchtkranken zum unverzichtbaren Bestandteil jedes erfolgreichen Suchtbehandlungsprogramms wird.

2.3.7 Spirituelle Ressourcen

An etwas zu glauben, kann Berge versetzen. Diese Redewendung, die auf einen Satz im ersten Korintherbrief (1965) zurückzuführen ist, spricht das allbekannte Phänomen an, dass wir, wenn wir an etwas fest glauben können, auch die Kraft haben, das, woran wir glauben, wirklich erreichen zu können. Dabei scheint es aus psychologischer Sicht nicht so entscheidend zu sein, *woran* man glaubt – sei es nun der eine oder ein anderer Gott, mehrere Götter oder aber kein Gott, sondern ein Lebensprinzip oder -überzeugung, eine für einen heilige Idee, ein geliebter Mensch oder aber das Leben selbst –, sondern *dass* man an etwas glaubt. Wenn im Kontext ressourcenorientierter Behandlung von *spirituellen Ressourcen* gesprochen wird, dann wird nicht nur die Kraft, die von religiös-konfessionellen Glaubensüberzeugungen bestimmter Religionsgemeinschaften ausgeht, gemeint, sondern die Kraft einer darüber hinausreichenden Spiritualität im Allgemeinen. Woran auch immer wir glauben, immer gibt uns die Möglichkeit, an etwas zu glauben, Kraft.

Spiritualität kann zum einen als eine Hinwendung zu sinnlich nicht erfahrbaren Anschauungen einer transzendenten Welt verstanden werden, aber auch als eine nicht-gedankliche, zutiefst sinnlich erlebte Erfahrung des Verbundenseins, als ein lebens- und kraftspendendes Atmen (*spiritus* lat. – Atmen, Hauch), als ein Religionserleben im eigentlichen Sinn (*religare* lat. – verbinden, rückbinden, festbinden, emporbinden). Diese enge und innige Verbindung mit dem, an das wir glauben, gibt uns jene Kraft und Sicherheit sowie jenes Vertrauen in unsere Selbstwirksamkeit, die wir brauchen, um auch außergewöhnliche Herausforderungen und Anstrengungen meistern zu können. Suchtkranken fehlen oft solch spirituelle Ressourcen (Unterrainer 2014) – nicht so sehr, weil sie vielleicht weniger religiös-konfessionell gläubig wären, sondern weil sie aufgrund der mannigfachen Desaster, die sie im Laufe ihrer Erkrankung erleben mussten, nicht mehr an die Welt, an die Gesellschaft, an Arbeitskollegen, Bekannte bzw. Freunde und nicht zuletzt auch nicht mehr an sich selbst glauben können.

Dieser Mangel an spirituellen Ressourcen von Suchtkranken mag auch einer der Gründe dafür sein, dass sich gerade konfessionelle Religionsgemeinschaften immer wieder die Betreuung von Suchtkranken zur Aufgabe machen. Die Behandlung und Betreuung Suchtkranker – und manchmal auch deren Missionierung – durch Religionsvertreter hat eine lange Tradition. Vor allem in der Frühphase der Suchthilfe herrschten disziplinarisch kontrollierende Verfahren mit Anteilen der religiösen Unterweisung (»ora et labora«) vor (Bischof und Klein 2010; Cook 2004). Auch in Behandlungsprogrammen wie jenen, die als Moraltherapie in die Behandlungsgeschichte der Sucht Eingang gefunden haben, oder ähnlichen Therapieansätzen wird nicht selten auf spirituelle Ressourcen zurückgegriffen (Sederer 1977; Hirshbein 2020; Galanter et al. 2007). Viele Institutionen, die solche Behandlungsformen propagieren, stehen bestimmten Glaubensgemeinschaften sehr nahe oder sind überhaupt Teil davon (Doherty 2009; Paracelsus 2022). Als ein Beispiel dafür ist das Blaue Kreuz als eine christliche Selbsthilfebewegung zu nennen, die von Louis-Lucien Rochat 1877 gegründet wurde und für die seitdem die Parole »mit Jesus und ohne Alkohol« Programm ist (Blaues Kreuz 2022). Aber auch die weltweite Organisation der Anonymen Alkoholiker mit ihrem Zwölf-Schritte-Programm hat einen ihrer Ursprünge in einer christlichen Organisation, der Oxford-Group, einer evangelistischen Bewegung, die sich weltanschaulich dem apostolischen Christentum des ersten Jahrhunderts verpflichtet sieht (Cheever 2005).

Das größte Gefahrenmoment in Gebrauch und Nutzen von spirituellen Ressourcen liegt in der damit oft verbundenen manipulativen und abhängigkeitsmachenden Potenz. Glaubens- und Interessensgemeinschaften neigen nicht selten dazu, die von ihnen vertretenen Werte dazu zu verwenden, um andere von der Gemeinschaft abhängig zu machen. Sie geben vor, was gut und richtig ist – und wenn man dem Geforderten nicht entspricht, droht der Ausschluss aus der Gemeinschaft. Gleichzeitig wohnt dem Glauben an etwas auch selbst immer eine gewisse manipulative Kraft inne, es schwächt das kritische Bewusstsein. Umso stärker man an etwas glaubt, desto mehr hält man das Geglaubte für ein unfehlbar Richtiges und verliert auf diese Weise die kritische Distanz zum Geglaubten. Im Vorgang des Missionierens wird die Gefahr der Manipulation in besonderem Maße sichtbar. Das mag auch einer der Gründe dafür sein, dass in der klinischen Praxis von auf Autonomie des Patienten ausgelegten Behandlungsprogrammen doch eher selten auf spirituelle Ressourcen zurückgegriffen wird.

2.3.8 Kupidale bzw. expektative Ressourcen

In enger Verbindung mit den spirituellen Ressourcen stehen die *kupidalen* bzw. *expektativen Ressourcen*, diejenigen des *Begehrens* und *Erwartens* (*cupere* lat. – begehren, *cupido* lat. – Begierde; *expectare* lat. – erwarten, *expectatio* lat. – Erwartung). Wer an etwas glaubt, erwartet sich, dass das, woran er glaubt, auch realisiert wird bzw. realiter in Erscheinung tritt. Umgekehrt ist Erwartung der Glaube, dass etwas Begehrtes auch tatsächlich eintritt bzw. zur Verfügung steht oder in Erfüllung geht. Beim Erwarten wird auf etwas Vorgestelltes, das für ein fiktiv bereits Eingetroffenes bzw. Vorhandenes gehalten wird, »gewartet«. Demgemäß können Erwartungen auch »ent-täuscht« werden. Die Täuschung, dass das Erwartete auch bereits ein schon Vorhandenes und Verfügbares ist – also gleichsam nur mehr zu einem späteren Zeitpunkt »abgeholt« werden muss –, wird in der Ent-täuschung aufgehoben. Im Gegensatz dazu steht das *Hoffen*, das als eine andere Form des Begehrens immer nur auf ein Mögliches – und nicht auf ein bereits vorhanden Gewähntes – ausgerichtet ist (Dalferth 2016; Eagleton 2016).

Wie eklatant der Unterschied zwischen Erwarten und Hoffen vor allem in Hinblick auf deren psychische Auswirkungen ist, lässt sich gut anhand eines Beispiels aus dem Bereich sportlicher Wettkämpfe – sei es nun ein Fußball- oder Handballspiel, ein Schi- oder Autorennen bzw. ein Leichtathletik- oder Schwerathletik-Wettbewerb, um nur einige wenige wahllos herauszugreifen – demonstrieren. Erwartet man einen Sieg, dann sagt man, wenn der Gegner gewinnt, zurecht, man hat verloren. Man kann aber nur etwas verlieren, was man bereits besitzt. Im Erwarten hat man fiktiv bereits den Sieg errungen, der einem dann wieder genommen wird, was natürlich als Verlust erlebt wird. Hat man hingegen den Sieg nicht erwartet, aber erhofft, sagt man in diesem Fall, dass man nicht gewonnen habe. Jeder, der schon einmal in einer solchen bzw. ähnlichen Situation war, weiß, wie unterschiedlich sich ein Verloren-Haben im Vergleich mit einem Nicht-Gewonnen-Haben anfühlt. Das gilt nicht nur für sportliche Wettkämpfe, sondern für alle Ereignisse, bei denen man gewinnen kann (Wettsituationen, berufliches Fortkommen, Konfliktsituationen etc.). Immer fühlen wir uns im Zustand des Verlierens – und sei es auch nur ein vermeintliches – wesentlich schlechter als in jenem eines Nicht-Gewinnens. Wir Menschen können schlecht mit Verlieren umgehen, es belastet uns in der Regel ungemein, viel leichter fällt es uns da schon, etwas bloß nicht zu besitzen, vor allem dann, wenn man es nie besessen hat.

Die Alternative zum Erwarten ist demnach nicht ein resignierendes Nichts-mehr-Erwarten, sondern vielmehr ein zieloffenes Hoffen (Musalek 2022). Wenn man sich nichts mehr erwartet, wenn man nichts mehr hat, was man sich stark wünscht – oder noch schlimmer: wenn man vermeint, wunschlos glücklich zu sein, verliert man auch jene Kraft, die expektative bzw. kupidale Ressourcen verleihen können. Sich etwas wünschen, etwas begehren, auf etwas Hoffen macht uns Freude und diese wiederum gibt uns Kraft. Hoffen ist aber nicht nur eine Kraftquelle, sondern es eröffnet uns auch neue Möglichkeiten (Bloch 1959/1998) und ist damit der Schlüssel zu unserer Weiterentwicklung. Die expektativen Ressourcen stehen damit nicht nur in engem Zusammenhang mit den fiktionalen Ressourcen, die ihrerseits als zu den wirkmächtigsten Ressourcen gehörend anzusehen sind (▶ Kap. 2.3.8), sondern sind auch deren wichtigste (und unverzichtbare) Vorbedingung. Nur wer etwas begehrt und auf etwas hofft, ist auch bereit, die Anstrengungen auf sich zu nehmen, die es braucht, um das prinzipiell Mögliche konkret möglich zu machen.

Das Öffnen von neuen Perspektiven und Entwicklungsmöglichkeiten im Hoffen trägt außerdem auch wesentlich zur Lebensfreude bei, zu dem, was gemeinhin als Glücklichsein verstanden wird. Es ist dem österreichischen Nobelpreisträger für Literatur des Jahres 2019, Peter Handke (2001), nur beizupflichten, wenn er eine seiner Erzählungen mit *Wunschloses Unglück* betitelt. Ohne Wünsche, ohne Begehren und Hoffnungen fehlen uns die Anreize für ein sinnvolles und damit glückliches, lebenswertes Leben. Die Hoffnung aufzugeben bedeutet, keine neuen Zielsetzungen und Lebensperspektiven entwickeln zu können und damit im jetzigen Sein verharren zu müssen. Da wir in der Regel dann die Hoffnung aufgeben, wenn wir in eine massiv bedrohliche bzw. beeinträchtigende Situation geraten, die mit der Gewissheit von Aussichts- bzw. Ausweglosigkeit verbunden ist, heißt das, im Desaströsen festgesetzt zu bleiben.

Viele Suchtpatienten haben aufgrund all der Erlebnisse im und rund um das Suchtgeschehen ihre Hoffnungen verloren, sie haben keine Erwartungen mehr hinsichtlich einer Verbesserung ihrer Lebenssituation, womit ihnen auch Zielsetzungen hin zum Positiven abhandenkommen. Ohne Zielsetzungen aber keine aktive Lebensbewegung. Auch der Stillstand, das Nicht-mehr-Weiterkommen wird als desaströs erlebt und führt dazu, weiterhin die Hoffnung auch dort aufzugeben, wo prinzipiell noch positive Veränderungen möglich wären. Damit tritt nicht nur ein signifikanter Kraftverlust ein, sondern auch ein Motivationsverlust. Oft fehlt dann auch die Motivation dazu, im therapeutischen Prozess Lösungsmöglichkeiten in Angriff zu nehmen, womit die Betroffenen in einem selbstverstärkenden Teufelskreis gefangen bleiben. Zielführende therapeutische Maßnahmen werden nicht mehr als solche erkannt, womit der Gefahr einer selbsterfüllenden Prophezeiung Tür und Tor geöffnet wird. Weil man sich von der Behandlung nichts mehr erhofft, nimmt man auch nicht mehr an ihr aktiv teil. Damit wird eine aktive Verbesserung des Ist-Zustandes verunmöglicht, was wiederum die Überzeugung nährt, dass man in einer (vermeinten) Ausweglosigkeit gefangen ist. Aus diesem Grund ist es auch so wichtig, gerade den kupidalen und expektativen Ressourcen ein besonderes Augenmerk zuteilwerden zu lassen. Vor allem dem Aufzeigen, dass es sich bei Ausweglosigkeiten in den allermeisten Fällen nur um Aussichtslosigkeiten handelt, kommt eine besondere Bedeutung zu.

Das Wissen um die unermessliche Kraft des Hoffens sowie das Sichtbarmachen von konkreten Tätigkeitsfeldern, in denen diese Hoffnungen auch in die Realität gesetzt werden können, werden damit zu zentralen Bestandteilen einer erfolgreichen ressourcenorientierten Therapie. Im Idealfall ist das Hoffen gepaart mit Zuversicht. Diese Zuversicht, dieses Vertrauen darauf, dieses Glauben daran, dass das, worauf man hofft, auch realiter gelebt und erlebt werden kann (Schnabel 2018), gibt uns zusätzlich Kraft und Durchhaltevermögen gerade dann und dort, wenn einen das Desaströse in besonderer Weise gefangen hält. Um Krisen bewältigen und Probleme lösen zu können, brauchen wir Zuversicht, »ohne sie könnten wir nicht handeln, erst recht nicht in Zeiten der Unsicherheit« (Vasek 2022, S. 13). Es empfiehlt sich daher in der ressourcenorientierten Suchtbehandlung, die expektativen Potentiale gemeinsam mit den spirituellen zu aktivieren.

2.3.9 Volitionale bzw. motivationale Ressourcen

Die *volitionalen Ressourcen*, die Ressourcen des Wollens, werden in all dem sichtbar, wonach wir streben, das uns so wichtig ist, dass wir es uns in besonderem Maße wünschen. Wir »wollen« etwas erleben, erreichen oder besitzen – das heißt nicht nur, dass wir uns etwas imaginativ wünschen, dass wir auf etwas hoffen, sondern dass wir auch bereit sind, etwas dafür zu tun. Im Unterschied zu expektativen Ressourcen, den Ressourcen des Erwartens und Hoffens auf etwas imaginativ Gewünschtes umfassen die volitionalen Ressourcen mehr oder weniger konkrete Strebungen des Menschen. Denn als Menschen sind wir nicht nur dazu fähig, uns etwas Vorgestelltes zu wünschen und auf dessen Wirklichkeitswerdung zu hoffen, sondern wir können darüber hinaus unser Streben und Handeln darauf ausrichten. Wir wünschen uns dann nicht nur etwas gleichsam in Distanz dazu, sondern wir wollen es, wir visieren es an und haben die Absicht, das zum Erreichen des Gewünschten Erforderliche zu tun. Etwas wollen kann einerseits heißen, dass ich bloß beabsichtige etwas zu tun, es kann aber auch heißen, dass ich etwas in konkretem Handeln anstrebe. Einmal ist das Wollen eine Absichtserklärung, das andere Mal eine Handlungsweise.

Der nordamerikanische Philosoph und Handlungstheoretiker Harry Frankfurt (1971, 1999) unterscheidet zwei Formen des Wollens – ein unmittelbares, tief inneres und damit hoch emotionales Wollen, das er als Wollen ersten Ranges (»first-order volitions«) benennt und ein mittelbares, im Wesentlichen kognitions- bzw. vernunftgeleitetes Wollen, das er als Wollen zweiten Ranges (»second-order volitions«) bezeichnet. Das erstgenannte Wollen ist seiner Meinung nach jenes, das Handlungsweisen unmittelbar determiniert (»action-determining volitions«), während das zweite Wollen als eine Form höherer Volition eine besondere Einstellung zu bestimmten Handlungsweisen repräsentiert (»higher order volitions«, »volitions about volitions«). Das Wollen ersten Ranges steht für all das, was man hier und jetzt, sogleich und unmittelbar konkret anstrebt. Das Wollen zweiten Ranges kann man in die Alltagssprache transferiert als »guten Vorsatz« bezeichnen. Es steht für ein Weltverhältnis, das dadurch gekennzeichnet ist, dass man eine bestimmte Handlungsweise zwar für richtig und daher anstrebenswert hält, aber (noch) nicht bereit ist, die damit verbundenen beeinträchtigenden Konsequenzen in Kauf zu nehmen. Das Wollen ersten Ranges drängt uns wesentlich stärker zum Handeln als dasjenige zweiten Ranges. Daher werden gute Vorsätze auch praktisch nie über lange Zeitspannen hinweg umgesetzt.

Solch »gute Vorsätze« finden wir häufig bei Suchtkranken am Beginn der Behandlung. Sie wissen nach entsprechenden Beratungs- und Aufklärungsgesprächen, dass es aufgrund der bereits weit fortgeschrittenen Suchterkrankung nicht möglich ist, ohne Abstinenz des Krankheitsgeschehens Herr zu werden. Sie fassen daher den Vorsatz, abstinent zu werden und zu bleiben. Sie sagen, dass sie fortan abstinent leben wollen. Ist dieses Wollen bloß ein Wollen zweiten Ranges, dann heißt das in die Alltagssprache übersetzt, dass sie es zwar richtig und daher auch anstrebenswert finden, das Suchtmittel nicht mehr zu sich zu nehmen, aber eigentlich – vor allem dann, wenn sie wodurch auch immer unter Druck geraten – nicht darauf verzichten wollen. Gute Vorsätze werden überhaupt immer nur dann gefasst, wenn man etwas zwar für richtig hält, es aber eigentlich nicht will. Dieses Nicht-Wollen ist in der Regel ein Wollen ersten Ranges, womit auch gut nachvollziehbar wird, warum Suchtkranken nicht selten das, was sie »wollen«, nicht konsequent in die Tat umsetzen. Diese »Brechen von guten Vorsätzen« wird ihnen von vielen dann – obwohl schon im Vorgang des Vorsatzfassens begründet – auch noch als Willensschwäche vorgeworfen.

Das Konzept der Willensstärke bzw. Willensschwäche des Menschen hat eine lange Tradition. Es ist auf die von Aristoteles (2013) in die Geisteswelt gesetzte *Akrasia* zurückzuführen, die er und mit ihm das antike Griechenland als ein Charaktermerkmal mancher Menschen ausweist (Audi 2001). Unter Akrasia versteht man den Umstand, dass jemand, obwohl er eigentlich etwas Bestimmtes erreichen möchte, nicht dazu fähig ist, auch alles dafür zu tun, um es auch realiter zu erreichen. Die antiken Griechen stellten der Akrasia die *Enkrateia*, die Willensstärke, gegenüber, also jene Fähigkeit, sich zu kontrollieren und nach seinen höheren Intentionen zu handeln. Seither wird zwischen »willensstarken« und »willensschwachen« Menschen unterschieden. »Willensschwäche« bzw. »Willensstärke« werden damit zu zwei naturgegebenen und damit unverrückbaren Persönlichkeitseigenschaften hochstilisiert. Der durch Willensstärke ausgezeichnete Mensch kann sich dadurch über jene Menschen erhöhen, die mit weniger Willensstärke ausgestattet sind. Jene, denen Willensschwäche nachgesagt wird, werden damit anderen gegenüber erniedrigt, was so weit gehen kann, dass sie als insgesamt »schwache Menschen« und somit nicht ganz vollwertige Menschen herabgewürdigt werden.

Willensschwäche wird auch nicht selten Suchtkranken nachgesagt. Das Konzept einer anlagebedingten Willensstörung als die suchtkrankheitsbedingende Charakterschwäche findet sich bis heute in Fachdiskussionen zur Pathogenese von Abhängigkeitserkrankungen. So behauptet z. B. Lubomira Radoilska (2013) in ihrem in der Oxford University Press Reihe »International Perspectives in Philosophy and Psychiatry« erschienenen mit *Addiction and Weakness of Will* betitelten Buch zur Phänomenologie und Genese von Suchtkrankheiten, dass die verminderte intentionale Handlungsfähigkeit, Akrasia im Sinne von Aristoteles, als das zentrale Kennzeichen von Suchtkranken anzusehen sei. Diese Hypothese steht allerdings in krassem Widerspruch zu der alltäglichen klinischen Beobachtung, dass Suchtkranke – und nicht nur sie, sondern jeder Mensch – in bestimmten Situationen Zeichen von »Willensschwäche« aufweisen können, während dieselben sich in anderen Situationen als überaus »willensstark« auszeichnen können. Willensstärke ist demnach nicht eine unverrückbare Charaktereigenschaft eines Einzelnen, sondern vielmehr ein von der jeweiligen Situation abhängiges Lebensverhältnis (Musalek 2017c).

Ob wir als »willensschwach« oder aber als »willensstark« erscheinen, ist nicht charakterlich vorgegeben, sondern hängt vielmehr vom Motivationsgrad ab, mit dem wir eine Angelegenheit in Angriff nehmen. Sind wir hoch motiviert, erscheinen wir den anderen als besonders willensstark. Wir zeichnen uns dann durch ein hohes Maß an Einsatzbereitschaft und Durchhaltevermögen in der Umsetzung unserer Intentionen aus. Selbst große Herausforderungen und Anstrengungen können uns nicht von unserem selbstgewollten Weg abhalten. Demgegenüber werden wir in Situationen niedriger Motivation nur allzu leicht »willensschwach«, wobei uns dann bereits niedrige Hürden und relativ geringe Mühen von unserem selbstgewählten Weg abweichen lassen. Mit anderen Worten: Es sind die jeweiligen situationsabhängigen Motivatoren – und nicht unsere vorgegebene Persönlichkeitsstruktur, die das ausmachen, was wir dann als »Willensstärke« bzw. »Willensschwäche« ausweisen.

Die Motivationsforschung hat in den letzten Jahrzehnten eine Fülle von »Motivatoren« als hochwirksam beschrieben, wobei als Beispiele ökonomische Vorteile, religiöse Überzeugungen, attraktive Zielsetzungen, ethisch-moralische Wertgefüge, Verantwortlichkeitsübertragung bzw. Innovationsmöglichkeiten etc. zu nennen sind (Rothwell 1955,; Hall 1961; Pintrich und Zusho 2002; Shoeb 2021). Die beiden Motivationsbündel, die alle anderen in ihrer Wirksamkeit bei weitem überflügeln, sind einerseits ein uns Mögliches, etwas das von uns nicht nur vorgestellt, sondern auch wirklich erreicht werden kann und andererseits etwas, das für uns schön und attraktiv ist (Musalek 2017c). Haben wir ein Ziel vor Augen, das für uns hoch attraktiv und gleichzeitig auch gut erreichbar erscheint, dann sind wir in besonderem Maße motiviert, auch alles zu tun, was zum Erreichen dieses Ziels nötig ist. Wenn das gesetzte Ziel hingegen nicht ein für uns als schön Erlebbares und daher auch nicht unbedingt Anstrebenswertes ausgemacht wird bzw. wenn es uns überhaupt als unmöglich erreichbar erscheint, dann verlieren wir die Motivation, die wir brauchen, um es auch realiter umsetzen zu können.

Um unnötige Bedeutungsverirrungen zu vermeiden, empfiehlt es sich daher, das Konzept der Willensschwäche durch ein Konzept der Motivation zu ersetzen (siehe auch Heckhausen und Gollwitzer 1987; Achtziger und Gollwitzer 2018). Das ist auch der Grund dafür, warum es durchaus Sinn macht, die volitionalen Ressourcen auch als motivationale zu bezeichnen. Diese motivationalen Ressourcen gilt es vor allem auch in der Suchtbehandlung zu fördern und zu nützen. Es ist wenig verwunderlich, wenn Suchtpatienten im Angesicht der Therapiezielsetzung »lebenslange Abstinenz« nur wenig motiviert sind, auch alles für dieses Ziel zu tun. Ein lebenslanger Verzicht auf etwas, dem bis dahin ein hoher Stellenwert beigemessen wurde, ist weder attraktiv noch erscheint er für die meisten auch längerfristig umsetzbar. Die Folge ist ein niedriger Motivationsgrad gepaart mit einem aus dem Fehlen von Ressourcen resultierenden Kraftverlust, was dann den Suchtkranken von vielen auch noch als »Willensschwäche« angelastet wird, womit die Behandlungsmotivation weiter minimiert wird.

Einen Ausweg aus diesem Dilemma bietet das Orpheus-Programm, das auf schönes und freudvolles Leben und Erleben ausgerichtet ist. Wenn es gelingt, den an Suchtkrankheit leidenden Menschen unbürokratisch nicht nur effektive, sondern auch attraktive Behandlungsmöglichkeiten zu offerieren, werden sie diese auch hoch motiviert in Anspruch nehmen und damit auch die nötige Kraft aufbringen, an der Erreichung der gesetzten Behandlungsziele aktiv mitzuwirken. Das Schöne und das Mögliche sind somit die wirksamsten Kontrahenten von (vermeintlicher) Willensschwäche alias Motivationsmangel – das gilt übrigens nicht nur für Suchtkranke, sondern auch für gesunde Menschen. Immer dann, wenn etwas für uns schön ist und gleichzeitig aber auch erreichbar erscheint, sind wir hoch motiviert und bereit viele Mühen auf uns zu nehmen, um ein angestrebtes Ziel zu erreichen. Die volitionalen Ressourcen sind somit nicht nur mit den später noch zu diskutierenden ästhetischen, sondern vor allem auch mit den fiktionalen Ressourcen aufs engste verbunden.

2.3.10 Fiktionale (optative) Ressourcen

Fiktionale bzw. *optative Ressourcen* sind Ressourcen des Möglichen. Sie umfassen damit das konkret, aber auch das prinzipiell Mögliche, also alle Vorstellungen, Utopien, Fantasien, Illusionen und Träume, von denen wir meinen, dass sie Wirklichkeit werden könnten. Das Mögliche ist etwas, das zwar (noch) nicht ist, aber doch sein könnte, also etwas, das wir für potentiell realisierbar halten. Das Mögliche steht demnach nicht nur im Gegensatz zum Unmöglichen, das nicht Wirklichkeit werden kann, sondern auch zur Gegenwartsrealität. Friedrich Hölderlin (1799/2020) beschreibt in seinem Aufsatz *Das untergehende Vaterland* das Mögliche als etwas, das in die Wirklichkeit tritt, indem die Wirklichkeit sich auflöst. Es befindet sich seiner Meinung nach zwischen dem Sein und dem Nichtsein, wobei in diesem Zwischenzustand alles Mögliche als Mögliches wirklich ist und gleichzeitig das Wirkliche ideal wird. Es oszilliert als ein Noch-nicht-Wirkliches zwischen dem unmöglichen Unwirklichen, einem möglichen noch Unwirklichen und dem bereits realisierten Wirklichen, wobei je nach Grad der prinzipiellen bzw. konkreten Realisierbarkeit zwischen einem unwahrscheinlichen und eher wahrscheinlichen Möglichen, einem bloß vorhersehbaren und schon absehbaren und einem realisierbaren und nicht realisierbaren Möglichen unterschieden werden kann.

Robert Musil (1978) stellt im vierten Kapitel des ersten Teils seines Jahrhundertwerks *Der Mann ohne Eigenschaften* dem Wirklichkeitsmenschen den Möglichkeitsmenschen gegenüber. Der erstgenannte zeichnet sich durch einen markanten Wirklichkeitssinn aus. Er sagt: »[...] hier ist dies oder das geschehen, wird geschehen, muss geschehen«. Der zweitgenannte, der mit einem ausgeprägten Möglichkeitssinn ausgestattete Mensch, hingegen sagt in derselben Situation: »[...] hier könnte, sollte, müsste geschehen [...]«, denn es gilt, »das, was ist, nicht wichtiger zu nehmen als das, was (noch) nicht ist« (Musil 1978, S. 16). Die Hauptfigur des Romans namens Ulrich ist ein solcher Möglichkeitsmensch, ein Mann (noch) ohne Eigenschaften. Dieser hier angesprochene Möglichkeitssinn ist in der ressourcenorientierten Diagnostik aufzuspüren, um ihn dann im Behandlungsprozess zu fördern und zu kultivieren. Das Mögliche möglich machen wird dabei zur zentralen Devise (Musalek 2010a; Bernegger und Musalek 2011; Musalek 2012; Bernegger 2015).

Das Mögliche ist ein Vorgedachtes und Vorgestelltes, aber noch nicht Verortetes: ein U-topos, ein Nicht-Ort – eigentlich richtiger: ein Noch-nicht-Ort. In der ressourcenorientierten Therapie sind diese Noch-nicht-Orte aufzusuchen, um sie sich für das eigene Leben und auch für das Zusammenleben mit anderen nutzbar zu machen. Ernst Bloch (1959/1998) unterschied in seinem Opus magnum *Das Prinzip Hoffnung* zwei Formen der Utopie. Der eine Utopos ist etwas bereits Vorhandenes aber noch nicht Erreichtes. Im Vergleich mit einer Reise zu einer Insel wäre das eine ferne Insel in einem noch fremden Meer, die aber bereits besteht und daher nur mittels einer Schiffreise aufgesucht werden muss. Das ist auch die Vorstellung von Thomas Morus (1556/2013) gewesen, der bekanntermaßen den Begriff »Utopie« mit seiner Erzählung *Utopia* zu einem festen Bestandteil neuzeitlichen Denkens machte. Der zweite Utopos ist ein Noch-nicht-Ort, der als Insel erst aus dem Lebensmeer aufsteigt, indem wir uns auf ihn zubewegen. Er befindet sich nicht irgendwo als etwas schon Geschaffenes und es genügt daher auch nicht nur, einen Weg dorthin zu finden. Man muss sich auf den Weg machen, um ihn entstehen zu lassen. Es ist aber nicht ein Weg ins Nirgendwo, es ist nicht ein Weg ins Utopistische, auf etwas zu, das nur in unseren Köpfen existiert und keine Chance auf Umsetzung in die Praxis hat (Bloch 1918/1971). Es ist ein Weg auf ein für uns Mögliches zu, ein Weg zu einem möglichen Schönen, das dadurch in unser Erleben tritt, indem wir auf es zugehen – der Weg wird hier zum Ziel (Musalek 2017b).

Viele Menschen, und daher auch viele Menschen mit Suchterkrankungen, meinen, dass sie so sind, wie sie sind, und übersehen dabei, dass sie nicht nur so sind, wie sie sind, sondern immer auch so, wie sie sein könnten. Als Menschen können wir uns auf ein für uns Mögliches hin entwerfen. Wir sind zur Veränderung fähig. Die Fähigkeit und Kraft zur Veränderung sind zuvorderst in den fiktionalen bzw. optativen Ressourcen begründet. Der Begriff »fiktional« stammt aus dem Lateinischen: *fictio* kann mit »Gestaltung« und »Erdichtung« übersetzt werden und ist das zum Verbum *fingere* (ins Deutsche übersetzt: »sich ausdenken«, »gestalten«, »formen«) gehörende Substantiv. Als Optativ bezeichnen wir einen Modus eines Verbums, der sich auf etwas bezieht, das man sich wünscht, ohne dass das Gewünschte bereits eingetreten wäre. Fiktionale bzw. optative Ressourcen sind somit jene Potentiale, die uns im gewünschten Erdachten eines für uns Möglichen eine Lebensneugestaltung ermöglichen. Um sie als Ressourcen auch im täglichen Leben nutzen zu können, brauchen wir aber vor allem auch Selbstvertrauen, Mut und Zuversicht, die alle ihren Ursprung wieder in Selbstwertschätzung und dem damit verbundenen Wissen um die eigene Selbstwirksamkeit haben.

2.3.11 Ästimative Ressourcen – Ressourcen der Wertschätzung

Wertschätzung (lat. *aestimatio*) ist ein kognitiv-emotionaler Prozess der Zuwendung. Etwas wertschätzen heißt nicht nur, dass wir etwas aus der Distanz als wertvoll beurteilen, sondern dass wir es als etwas besonders Wertvolles auch emotional erleben, uns darauf emotional einlassen und ihm auf diese Weise Hochachtung zuteilwerden lassen. Wertschätzung wird oft mit Wertsetzung identifiziert. Obwohl beide Begriffe große Überschneidungsflächen in der Bedeutung aufweisen, zielen sie doch nicht auf das Gleiche ab: Man kann für sich Werte definieren bzw. wählen, ohne ihnen deshalb schon auch eine besondere Wertschätzung beimessen zu müssen. Man hält sie dann zwar für wichtig, ohne ihnen jedoch besondere Hochachtung zukommen zu lassen, während gerade dieses Hochschätzen das Kernstück der Wertschätzung ausmacht.

Der heute so oft beklagte Werteverfall ist nicht so sehr ein Verlust der Werte als ein Verlorengehen von Wertschätzung. Besonders deutlich wird das bei der mangelnden bzw. partiellen Wertschätzung gegenüber Menschen mit Suchterkrankungen. In einer dem Humanismus verpflichteten Wertegemeinschaft ist der einzelne Mensch prinzipiell von hohem Wert, trotzdem wird auch hier Suchtkranken nicht selten die geforderte Wertschätzung als vollwertiger Mensch entzogen. Das hohe Maß an Stigmatisierung, mit dem Suchtkrankheit verbunden ist, hat letztendlich seinen Ursprung in einer fundamentalen Nichtwertschätzung von Suchtkranken, wobei diese nicht nur halb- bzw. unwissenden, empathiearmen Mitmenschen anzulasten ist, sondern gar nicht selten auch im Verhalten von Suchtkranken sich selbst gegenüber sichtbar wird. Deshalb kommen der Entwicklung und Entfaltung von *ästimativen Ressourcen* in der Suchtbehandlung auch eine so wichtige Rolle zu.

Wertschätzen und Nicht-Wertschätzen ist genauer betrachtet keine Entweder-oder-Beziehung. Man kann etwas mehr oder weniger wertschätzen, man kann auch sich selbst mehr oder weniger wertschätzen. In jedem Fall sind wir es selbst, die für den Grad der jeweiligen Wertschätzung verantwortlich zeichnen. Jeder Einzelne entscheidet für sich, ob er etwas in besonderem Maße schätzt oder eben nicht. Auch ob man sich selbst wertschätzt oder nicht, hängt somit von einem selbst ab. Das ist im Falle einer Nichtwertschätzung von sich selbst die schlechte Nachricht. Nicht andere, sondern man selbst ist dafür zur Verantwortung zu ziehen. Die gute Nachricht ist dabei, dass, wenn man selbst für den Grad der eigenen Wertschätzung verantwortlich zeichnet, man hier auch selbst etwas ändern kann. Wir sind damit auch nicht mehr nur darauf angewiesen, dass andere uns jene Wertschätzung entgegenbringen, die es erlaubt, sich selbst wertschätzen zu können. Viele Menschen mit Suchterkrankungen leben in der Überzeugung, dass ihre eigene Wertschätzung von anderen abhängig ist. Viele schätzen sich selbst auch deshalb nicht, weil sie an einer Erkrankung leiden, die im Vergleich zu anderen Krankheiten von minderem Wert ist. Sie leben nach dem Modell, dass ihre Wertschätzung anderen und sich selbst gegenüber von außen geprägt ist. Umso wichtiger ist es im therapeutischen Prozess, die dem einzelnen Patienten zur Verfügung stehenden ästimativen Ressourcen, vor allen auch jene der Selbstwertschätzung, sichtbar und fühlbar zu machen, sie weiterzuentwickeln und zu stärken.

Wertschätzung ist auf engste verbunden mit dem Erleben von Würde (Hütter 2019). Wertschätzung wie auch Würde eines Menschen sind aber nicht »verschreibbar«. Es genügt nicht einfach nur zu sagen: »Du bist wertvoll« – und schon erlebt sich derjenige auch schon als wertvoll. Indem man aber die Werte eines bestimmten Anderen zu schätzen lernt, eröffnet man diesem auch sich selbst zu schätzen. Das gilt auch für sich selbst: Indem man seine eigenen Werte auch wertzuschätzen lernt, lernt man auch sich selbst wertzuschätzen und kann auf diese Weise seinen Selbstwert und sein Selbstvertrauen steigern, um damit Stärke und Wirkkraft zu akquirieren. Wir können aber auch andere stark machen und damit für uns selbst Stärke gewinnen (Haller 2019). In jedem Fall braucht es eine besondere Form der Zuwendung zu einem präsumtiv Wertvollen, um Selbstwertschätzung erleben zu können.

Selbstwert bzw. Selbstwertschätzung hängen untrennbar mit Selbstwirksamkeit bzw. Selbstwirksamkeitserwartung zusammen. Erlebe ich mich selbst in meinem

Alltag als in hohem Maße selbstwirksam, führt das unweigerlich zu einer Verbesserung des Selbstwerts. Umgekehrt ist eine verminderte oder gar fehlende Selbstwirksamkeitserwartung unmittelbar an eine verminderte Selbstwertschätzung gebunden, wobei es sich hier um eine Zweiwegbeziehung handelt: Ein niedriger Selbstwert zieht eine niedrige Selbstwirksamkeitserwartung nach sich, eine erniedrigte Selbstwirksamkeitserwartung mündet selbst in erniedrigtem Selbstwert. Dieser sich selbst perpetuierenden Negativspirale steht als Gegenstück die Positivspirale des Selbstwerts gegenüber, die sich im Wechselspiel von hoher Selbstwirksamkeitserwartung und hohem Selbstwertgefühl manifestiert.

Das Konzept der Selbstwirksamkeitserwartung als wesentliches Potential des Menschen reicht auf die wissenschaftlichen Arbeiten des kanadischen Psychologen Albert Bandura (1977, 1994) zurück. Unter Wissen um die Selbstwirksamkeit versteht man heute die Überzeugung eines Menschen, dass es ihm möglich ist, schwere Lebenssituationen bzw. -krisen selbst, aus eigener Kraft meistern zu können. Sie wird aus der Beurteilung der eigenen Fähigkeiten und Kompetenzen entwickelt, die es braucht, um Problemsituationen positiv lösen zu können (Bandura 1993) und wird in der Überzeugung sicht- und spürbar, diese Fähigkeiten und Kompetenzen auch zum eigenen Vorteil (oder zu jenem von anderen) nutzen zu können. Auf diese Weise wird Selbstwirksamkeitserwartung zu einer der wesentlichen Voraussetzungen für die Gestaltung eines gedeihlichen Lebens. Nur wer sich seiner Wirksamkeit selbst bewusst ist, kann im Vertrauen auf sich selbst all das, was es braucht, um ein in Freude gelingendes Leben zu führen, auch in die Tat umsetzen.

Das Konzept »Selbstwirksamkeitserwartung« weist weitreichende Überschneidungsräume mit dem vom israelisch-amerikanischen Soziologen Aaron Antonovsky vorgestellten Konzept des »Kohärenzgefühls« auf. Nach Antonovsky (1997) hat Kohärenz drei Aspekte, wobei der erste, die Fähigkeit, Zusammenhänge des Lebens zu verstehen, umfasst und im Gefühl von Verstehbarkeit konkret erlebbar wird. Der zweite Aspekt des Kohärenzgefühls ist jener der Überzeugung, das eigene Leben nicht nur erleben, sondern auch gestalten zu können, was nicht zuletzt auch in einem Gefühl von Handhabbarkeit und Bewältigbarkeit des eigenen Lebens seinen Ausdruck findet. Der dritte Aspekt erlebter Kohärenz ist nach Antonovsky der einem Gefühl von Sinnhaftigkeit entspringende Glaube an den Sinn des Lebens (Wydler et al. 2010). All diese Teilaspekte des Kohärenzgefühls verleihen uns – ebenso wie eine positive Selbstwirksamkeitserwartung – jene Selbstwertschätzung und jenes Vertrauen uns selbst gegenüber, die es uns dann ermöglichen, auch schwierige Lebenssituationen zu bestehen und sie zielführend zu meistern.

Selbstwertschätzung und Selbstvertrauen sind der fruchtbare Nährboden des An-sich-selbst-Glaubens. Schon bei der Diskussion der spirituellen Ressourcen wurde auf die enorme Kraft hingewiesen, die daraus geschöpft werden kann, wenn man an etwas oder jemanden glaubt, sei es nun an eine Person, an ein Konzept oder an ein oder mehrere göttliche Wesen. In gleicher Weise gibt uns auch der Glaube an uns selbst bzw. der Glaube an unsere Fähigkeiten und Potentiale enorme Kraft, möglicherweise sogar noch mehr als alle anderen Glaubensformen. Das »An-sich-selbst-glauben-Können«, als wesentlicher Aspekt dessen, was wir unter Selbstwert verstehen, ist für ein souveränes Meistern unseres Lebens von unschätzbarem Wert. Es muss daher in jeder Therapie ein zentrales Anliegen sein, die Selbstwertschätzung und das daraus resultierende An-sich-selbst-glauben-Können, die Selbstwirksamkeitserwartung und das Kohärenzgefühl des Einzelnen zu stärken und umgekehrt alles zu vermeiden, was dieselben behindert bzw. vermindert.

Wertschätzung beschränkt sich allerdings nicht nur auf Selbstwertschätzung. Man kann auch andere Menschen wertschätzen, seien es nun Lebenspartner, Familienangehörige, Freunde, Bekannte, Arbeitskollegen, Mitbewohner oder andere Mitmenschen. Man kann Tiere und Pflanzen wertschätzen und nicht zuletzt alle Arten von Gegenständen und Situationen. Immer wird dasjenige, worauf die Wertschätzung fokussiert, zu einem Besonderen, zu einem für uns (und auch für andere) Wertvollem, zu einem Sublimen. Durch Wertschätzung erhält etwas Wert. Wie wertvoll unsere Welt ist, hängt von der Wertschätzung ab, die wir ihr entgegenbringen. Schätzen wir sie in hohem Maße, wird sie uns wertvoll, entziehen wir ihr die Wertschätzung, verliert sie an Wert und wird im schlechtesten der Fälle wertlos. Das gilt nicht nur für unsere gegenständliche Umwelt, das gilt in besonderer Weise auch für Begegnungen und Beziehungen. Schätzen wir den Anderen oder das Andere, mit dem wir in Beziehung treten, wert, können wir zu und mit diesem eine wertvolle Beziehung entwickeln. Im umgekehrten Fall bleibt uns das verwehrt. Wertschätzung wird damit auch zum unverzichtbaren Agens für gelingende Beziehungen, und da gedeihliche Beziehungen eine der unabdingbaren Voraussetzungen für ein freudvolles Leben sind, kommt den ästimativen Ressourcen eine Schlüsselrolle im Orpheus-Programm zu, das – wie bereits mehrfach erwähnt – zuvorderst ein freudvolles Leben zum Ziel hat.

2.3.12 Ästhetische Ressourcen – Ressourcen des Schönen

Wertschätzung und das Schöne sind auf das Engste verbunden. Was für uns schön ist, dem bringen wir üblicherweise auch hohe Wertschätzung entgegen. All das, was wir in besonderem Maße wertschätzen, erleben wir in der Regel als etwas für uns Schönes. Daher sind auch die *Ressourcen des Schönen*, die sich im Fachschrifttum auch unter der Bezeichnung *ästhetische Ressourcen* wiederfinden (Musalek 2015b), eng mit den vorbesprochenen ästimativen Ressourcen verwoben. Neben diesen und den fiktionalen bzw. optativen Ressourcen sind die ästhetischen Ressourcen die wirkkräftigsten. Sie helfen nicht nur das Leben zu verschönern und sind damit von unschätzbarem Wert für die Entwicklung eines freudvollen Lebens, sie sind wohl auch eine äußerst wirkungsvolle Kraftquelle, ein Lebensmotor höchster Ordnung. Darüber hinaus sind die ästhetischen Ressourcen aber auch Hauptmotivatoren für jedwede von uns gesetzte Aktion und werden damit zur zentralen Triebfeder all unseres Tuns und Handelns. Wie bereits bei der Besprechung der volitionalen bzw. motivationalen Ressourcen angeführt, sind wir dann, wenn etwas schön und attraktiv für uns ist, gut und gerne dazu bereit, auch große Mühen in Kauf zu nehmen, um ein gewünschtes Ziel zu erreichen. Schönes zu sehen und zu erleben ist gerade in Situationen, die von einer floriden Suchterkrankung mit all ihren Folgeerscheinungen geprägt sind, wesentlich einfacher gesagt als getan. Um das Projekt des Nutzens von ästhetischen Ressourcen in Angriff nehmen zu können, braucht es zumindest ein gewisses Grundwissen das Schöne betreffend, vor allem ist dabei vom einzelnen Suchtkranken individuell die Frage zu beantworten was, wie, wann und wo schön für ihn ist.

Jeder von uns weiß, was schön ist und was nicht. Wir alle wissen, wann und wo wir etwas als schön empfinden und wann und wo nicht. Dazu braucht es vorerst noch kein Nachdenken, keinen Entscheidungsprozess, kein Urteil im herkömmlichen Sinn. Dazu braucht es auch kein Wissen um das Schöne in einem allgemein gültigen Sinn. Etwas ist schön, weil wir es unmittelbar als schön erleben. Das Schöne ist damit auch etwas, das nicht weiter hinterfragbar ist (Liessman 2010). Schon in dem im *Hippias Maior* niedergeschriebenen Dialog zwischen Sokrates und Hippias von Elis – der von vielen überhaupt als Beginn des Schönheitsdiskurses in der westlichen Welt angesehen wird – verweist Platon (2011a) darauf, dass das Schöne als Urphänomen unserer menschlichen Existenz nicht mehr und nicht weniger als ein unmittelbar erlebbarer und damit auch nicht weiter deduzier- und reduzierbarer Umstand ist. Platon lässt Sokrates den Hippias fragen, was denn das Schöne sei, und Hippias antwortet darauf schlicht: »Ein schönes Mädchen ist schön!« Das Schöne ist schön – und nichts weiter! Es gibt kein absolut Schönes. Schönes ist immer relational, ein Schönes ist immer ein vergleichsweise Schönes. Ein und dasselbe Schöne kann nämlich einmal schön und ein andermal hässlich sein, je nachdem womit es in Relation gestellt wird. Der schönste aller Affen, ein ausnehmend schöner Affe, ist hässlich im Vergleich zu einem schönen Mädchen, welches ihrerseits im Vergleich zu einer Göttin nicht schön erscheinen mag. Schönes muss auch nicht unbedingt aus Schönem geschaffen werden. Denken wir nur an Kunstwerke, die aus schönstem Gold geschaffen wurden, die aber allein deshalb noch lange nicht als Kunstwerk schön sein müssen. Demgegenüber gibt es Kunstwerke, die aus keinem per se schönem Material gefertigt wurden und dennoch wunderschön sind (Musalek 2017b).

Wenn etwas für uns schön ist, dann ist es so, wie es ist, und nicht anders – und doch fällt es gerade in Bedrohungs- und Belastungsszenarien so schwer, das Schöne zu erkennen. Man verliert den Blick auf das Schöne, man vergisst es sich vor Augen zu halten, weil das Bedrohliche und Scheußliche Menschen in Krisensituationen völlig in ihren Bann zieht. Das Schöne ist aber auch in Krisenzeiten nicht einfach nur deshalb abgeschafft, weil es so viel Angstmachendes und Belastendes gibt. Schönes ist auch hier prinzipiell verfügbar, allerdings entzieht es sich der konkreten Nutzung, weil die Betroffenen so voll und ganz auf das Krisengeschehen fokussiert sind. Das Schöne ist immer da, man muss nur den Blick darauf richten. Man muss dem Schönen eine Chance geben, in Erscheinung zu treten. Das Sichtbarmachen von verdeckten, manchmal sogar im wahrsten Sinn des Wortes verschütteten ästhetischen Ressourcen wird damit zu einer zentralen Aufgabe in ressourcenorientierten Behandlungsprogrammen für chronisch psychisch Kranke.

Zumindest seit Friedrich Nietzsche (1872/1988) unterscheiden wir zwischen einem apollinischen und einem dionysischen Schönen. In der *Geburt der Tragödie aus dem Geiste der Musik* bezeichnet er das apollinisch Schöne als die Illusion des schönen Scheins, wobei er damit das Maßvolle und Harmonische, das Symmetrische, Ausgewogene und Ausgeglichene meint. In seinen Nachlass-Schriften lesen wir ergänzend dazu, dass mit der Bezeichnung »apollinisch« auf ein entzücktes Verharren vor einer erdichteten und erträumten Welt, vor einer Welt des schönen

Scheins als Erlösung vom permanenten Werden Bezug genommen wird (Nietzsche 1988). Apollon ist der Gott des Lichtes, der Schönheit, der sittlichen Reinheit und Mäßigung sowie auch jener der Heilung. Für die antiken Griechen ist er aber darüber hinaus auch noch Gott des Träumens, der harmonischen Musik und der Dichtkunst sowie auch Gott des Gesanges und der Bogenschützen.

Ganz anders Dionysos: Er ist zwar ebenso wie sein Gegenspieler Apollon ein Gott des Schönen, allerdings steht er für ein ganz anderes Schönes, nämlich für jenes des Rausches, der Begeisterung, der Faszination und der Ekstase. Auch er ist ein Sohn von Zeus, unklar bleibt aber, wer seine Mutter ist. An oberster Stelle steht Demeter, Schwester von Zeus und zentrale Gottheit der eleusinischen Mysterien, die als Muttergöttin auch für die Fruchtbarkeit der Welt verantwortlich zeichnet. Aber auch Io, die Tochter des Flussgottes Inachos und Langzeitgeliebte des Zeus, sowie Persephone, die Göttin des Totenreiches und die Hälfte des Jahres für die Fruchtbarkeit des Ackerbodens zuständig, gelten als Mütter des Dionysos. Sie alle verwiesen als für Fruchtbarkeit und Bewegtheit zuständige Gottheiten auf die zentrale kultische Aufgabe des Dionysos hin, nämlich die Fruchtbarkeit des Lebendigen zu bewerkstelligen und zu sichern. Dionysos steht als Schönheitsgott zumindest bis Mitte des 19. Jahrhunderts gleichsam in der zweiten Reihe, er ist dem Apollon weder hinsichtlich seiner Herkunft noch seiner Talente ebenbürtig. Er ist kein Multitalent wie Apollon, sondern ist letztendlich nur für all das zuständig, was sich um den Rausch und das Berauschtsein rankt, für das Erleben von ekstatisch Schönem.

Erst Friedrich Nietzsche räumt dem Dionysischen den ihm gebührenden Raum im Schönheisterleben ein. Er lässt Dionysos mit seinem Gegenpart Apollon zumindest auf Augenhöhe agieren, manchmal erweckt es sogar den Anschein, dass er Dionysos in seinen Schriften sogar bevorzugt (siehe auch Nietzsche 1872/1988, 1988). Dieses dionysisch Schöne bewegt uns auf besondere Weise. Es ist das uns Begeisternde, das wie ein Geist in uns fährt und gleichzeitig unseren Geist auf so wunderbare Weise gefangen nimmt. Es ist das Faszinierende, das uns verhext (*fascinatio* lat. – Behexung, Verhexung) und es ist auch das Schöne, das uns berauscht und uns in Ekstase versetzt. Rausch ist ein zumindest zweideutiges Wort: Es findet zum einen als Sammelbegriff für alle Formen von Intoxikationen, also dort, wo es um Überdosierungen von Rauschmittel geht, Verwendung. Das englische Wort für Rausch ist treffenderweise »intoxication«. Zum anderen aber steht das deutsche Wort Rausch auch für alle jene Zustände größter Freude, in denen wir unsere Kontrolle aufgebend voll und ganz im Erleben des Genussreichen aufgehen, wie zum Beispiel bei einer Berauschung durch Musikhören, im Tanz oder aber in berauschenden Momenten wunderschöner Gemeinsamkeit. In höchsten Momenten solcher Berauschung können wir sogar aus dem selbst- bzw. fremdgesteckten Rahmen fallen. Diese Zustände nennen wir dann Ekstase und erleben sie, wie es schon die Bezeichnung derselben ausdrückt, als ein Über-uns-selbst-Hinaustreten. Um die Ressourcen des Schönen in unserem Alltag konkret nutzen zu können, um Schönes in seiner ganzen Fülle und Intensität genießen zu können, brauchen wir in der Regel beides, das Apollinische und das Dionysische, im Idealfall in einem wunderbaren kontrapunktischen Zusammenspiel. Am deutlichsten wird ein solches Zusammenspiel auf höchstem Niveau in der Musik. Es ist daher auch kein Zufall, dass Nietzsche seine Abhandlung über das Apollinische und Dionysische in seinem ersten großen Werk mit dem Titel *Die Geburt der Tragödie aus dem Geiste der Musik* publizierte.

Als weitere Orientierungshilfe in der ungeheuren Vielfalt des prinzipiell verfügbaren Schönen kann uns eine Zweiteilung des Schönen in ein Oberflächenschönes und ein Tiefenschönes (Welsch 2000, 2003) dienlich sein. Das Oberflächenschöne ist, wie schon der Name sagt, ein an der Oberfläche wahrgenommenes Schönes, was in zweifacher Weise verstanden werden kann: Oberflächenschönes als ein nicht den eigentlichen Inhalt und Kern, sondern nur die Oberfläche eines Gegenstandes, eines Menschen oder eines Geschehens betreffendes Schönes. Als Beispiele wären hier kosmetische Korrekturen, Verzierungen, Ornamente, Dekorationen, Verpackungen, Beschmückungen, Scheinhandlungen und vorgetäuschte Situationen anzuführen. Oberflächenschönes steht aber auch für ein bloß oberflächliches Wahrnehmen und Bewerten von Schönem, dafür, etwas mit den Sinnen, aber ohne tiefergreifendere Sinnlichkeit wahrzunehmen.

Tiefenschönes erleben heißt hingegen zum einen, in die Tiefen des Schönen vorzudringen, sich auf das Schöne einzulassen und sich in das Schöne zu vertiefen. Zum anderen bedeutet Tiefenschönes erleben aber auch, sich vom Schönen sinnlich tief berühren und emotional bewegen zu lassen. Vertiefen wir uns ins Schöne, dann transformiert es uns und eröffnet damit auch die Möglichkeit, uns neu zu konfigurieren. Wir treten dann innerlich verändert, beglückt und geläutert aus dem Schönheitserlebnis heraus in eine neue schönere Alltagswelt. Der Unterschied von Oberflächenschönem und Tiefenschönen liegt damit nicht nur in der Intensität des Schönheitserlebens, sondern vor allem auch im Transformationsvermögen von Schönem.

Wie groß der Abstand zwischen dem Wahrnehmen von Oberflächenschönem und dem sinnlichen Erleben von Tiefenschönem ist, kann am Beispiel des Hörens einer Symphonie erlebt werden. Man kann sie als bloß Oberflächenschönes wahrnehmen, wenn man sich, während man gleichzeitig einer anderen Tätigkeit nachgeht, wie zum Beispiel dem Kochen, Zusammenräumen, einer Handarbeit oder Verfassen eines Textes, von ihr berieseln lässt. Man hört sie dann nebenbei als eine durchaus angenehme Tonkulisse. Die Tiefen ihrer Schönheit bleiben dabei aber verborgen. Im schlechtesten aller Fälle wird sie dann nur als ein nettes Tongeplätscher wahrgenommen. Man kann aber derselben Symphonie auch seine ganze Aufmerksamkeit schenken und sich auf sie konzentrieren, indem man beispielsweise die Augen schließt, um selbst ablenkende optische Sinnesreize auszuschalten. Auf diese Weise gelingt, bereits in die ersten harmonischen Tiefen dieses Werkes einzudringen. Man hört und erlebt dann wesentlich mehr, wie das wundervolle Zusammenspiel verschiedener Instrumente, und lässt sich vom Fluss wunderschöner Tonfolgen, Akkorde und Modulationen mitreißen und forttragen.

Alles Schöne kann auf diese Weise vertieft erlebt werden, seien es nun Zeichnungen, Gemälde, Speisen, Getränke, Häuserfassaden, ein Wald im Herbst, eine Wiese im Frühjahr, aber auch bestimmte Situationen und Erlebnisse, Begegnungen und Beziehungen und vieles andere mehr. Indem man diesen Momenten besondere Aufmerksamkeit schenkt, ihnen all die erforderliche Achtsamkeit entgegenbringt und sich mit ihnen vertiefend beschäftigt, kann jedes an der Oberfläche als schön Wahrgenommene zu einem Tiefenschönen werden. Die höchste und zugleich tiefste

Form des Erlebens von Tiefenschönem ist das Genießen (Musalek 2017b). Hier geht man selbst ganz im Schönen auf und wird damit selbst zum Schönen. Bei der Besprechung der Umsetzung des Orpheus-Programms in der klinischen Praxis wird darauf ausführlich zurückzukommen sein.

Die zentrale Frage in Hinblick auf die Akquisition von ästhetischen Ressourcen ist jene nach dem Zustandekommen von Schönem. Wie wird etwas zu etwas Schönem? Diese Frage beschäftigt die Menschheit offenbar seit frühesten Zeiten. Aus kulturhistorischer Perspektive lassen sich zur Frage, was denn das Schöne ausmacht, drei große Traditionen erkennen, die man den Theorien des »Dingschönen«, des »Empfindungsschönen« und des »Haltungsschönen« zuordnen kann (Musalek 2017b). Die erste und zugleich älteste Tradition basiert auf der These, dass das Schöne eine dem jeweiligen Gegenstand zugehörige Eigenschaft ist (Giovannelli 2012a). Das Schöne haftet gleichsam dem Ding oder einem Lebewesen als ein »Dingschönes« an. Nach dieser Ansicht gibt es einfach schöne Dinge, schöne Menschen, Tiere und Pflanzen oder schöne Situationen und demgegenüber eben auch nicht schöne Dinge, Lebewesen und Geschehnisse. Auch wenn die »schöne Eigenschaft« ganz unterschiedlich begründet wird – bei Platon ist es noch die ewige Idee, die uns im schönen Gegenstand erscheint, bei Aristoteles und später bei Augustinus und Thomas von Aquin wird sie dann zu einer dem Gegenstand inhärenten Eigenschaft, die wir als schön bezeichnen –, bleibt das Schöne, das von uns als solches erfahren wird, außerhalb von uns im Ding selbst. Im Schönheitserleben fährt man dem Schönen der Dinge quasi nach. Als Menschen sind wir dazu befähigt, etwas außerhalb von uns Bestehendes, ein uns gegenüberstehendes Schönes als etwas Schönes zu erkennen, wobei sich diese schönen Dinge durch Symmetrien, Harmonien, Ausgewogenheiten und Wohlverhältnisse auszeichnen. Dieses vom Ding ausgehende Schöne kann der Mensch wahr-nehmen, für sich als wahr annehmen.

Ein Hauptargument für die Position eines solchen Dingschönen ist der oftmals zu beobachtende Umstand, dass bei außerordentlich schönen und bei in besonderem Maße hässlichen Dingen hohe Übereinstimmungen in den Bewertungen durch verschiedene Menschen zu erzielen sind. Deutlich seltener finden sich allerdings Übereinstimmungen in der Schönheitsbeurteilung von mäßig schönen bzw. hässlichen Gegenständen. Die Beobachtung, dass ein »Dingschönes« zumindest in manchen Fällen durchaus unterschiedlich bewertet werden kann, führte zur Entwicklung der zweiten Tradition, jener die man unter dem Begriff »Erlebensschönes« zusammenfassen kann. Auch wenn der Grundstein für diese zweite Tradition bereits von den Vorsokratikern gelegt wurde, wird ihr Beginn heute üblicherweise mit den philosophischen Arbeiten zur Ästhetik von Immanuel Kant (1790/1995) bzw. jenen von Alexander Gottlieb Baumgarten (1750/2007) festgelegt. Beide vollziehen einen grundlegenden Perspektivenwechsel im Schönheitsdiskurs, Baumgarten in seiner 1750 herausgegebenen *Aesthetica* und Kant in seiner 1790 publizierten *Kritik der Urteilskraft*. Das Schöne wird nun nicht mehr vom Gegenstand her betrachtet, sondern vom Standpunkt des Betrachters aus. Nicht mehr das Ding ist ein schönes, sondern es wird erst im Betrachter zu einem schönen gemacht. Das menschliche sinnliche Erleben wird damit in den Mittelpunkt des Schönheitserlebens gestellt und die Wissenschaft, die sich mit dem sinnlichen Schönheitserleben als Phänomen, aber auch mit seinen Bedingungskonstellationen befasst, wird von Baumgarten folgerichtig Ästhetik benannt, hergeleitet vom altgriechischen Wort *aisthesis*, das mit »sinnlicher Wahrnehmung« bzw. »sinnlichem Erleben« übersetzt werden kann.

Sinnliches Erleben ist der Ausgangspunkt jedes Schönheitserlebens. Es bleibt im Gegensatz zur sinnlichen Empfindung (Henckmann und Lotter 2004) nie nur auf bloß Affektives bzw. Emotionales beschränkt, sondern ist immer auch ganz wesentlich ein kognitives Geschehen (Bullough 1912; Stolnitz 1960; Dickie 1964; Giovannelli 2012b). Aus dem gemeinsamen Zusammenwirken von Kognition und Emotion entsteht das Bewusstsein, dass etwas schön ist. In diesem Erleben wird uns das Schöne dann auch zur Erscheinung (Seel 2003). Von dieser Erscheinung lässt sich der sich auf sie durch Berührung einlassende Mensch selbst berühren. In diesem Berühren und Berührt-Werden tritt er mit der schönen Erscheinung in Beziehung, gleichzeitig tritt auch die schöne Erscheinung mit ihm in Beziehung (Berleant 1992, 2017). Berührung ist damit nie nur ein Abbildungsprozess des Widerfahrenden, sondern immer auch Schaffensprozess. Indem man sich von etwas berühren lässt, macht man es zu dem, als was es dann gespürt wird. Auf diese Weise wird ein Ding, ein Lebewesen, ein Geschehen durch Menschenhand zu einem schönen. Und mehr noch: Auf diese Weise kann etwas Schönes in weiteren Schritten auch noch kultiviert werden. Auf diese Weise kann es zu einem Schönen gemacht werden, das noch breitflächiger und noch intensiver erlebt wird und als solches dann auch genossen werden kann.

Um eine solchen Schaffensprozess in Gang zu bringen, braucht es als Grundvoraussetzung eine Einstellung und Haltung gegenüber der Welt, die ein Erleben von Schönem zulässt. Wenn man sich andauernd nur mit »Bad News«, mit dem Problematischen, Bedrohlichen, Angstmachenden und Scheußlichen in unserer Welt beschäftigt, bleibt kein Platz mehr für ein mehr oder minder intensives Schönheitserleben. Man gewinnt dann den Eindruck, es gäbe das Schöne nicht mehr, dabei ist nur der Blick darauf verloren gegangen. Das Schöne existiert weiterhin, auch in Zeiten höchster Not und Gräuel. Man muss nur auf das Schöne zugehen, es berühren und sich von ihm berühren lassen, um es erleben zu können. Gerade in Notzeiten – wie sie bei floriden Suchterkrankungen nur allzu oft anzutreffen sind – braucht es eine Ausrichtung auf das präsumptiv Schöne. Es muss ins Visier genommen werden, was für den Einzelnen zu einem konkret Schönen werden kann. Mit anderen Worten: es gilt zuvorderst eine ästhetische Haltung einzunehmen, um dann das Schöne auch in vollem Maße erleben zu können.

Das ist auch die Hauptthese der dritten und zugleich jüngsten Tradition im Schönheitsdiskurs, die das »Haltungsschöne« ins Zentrum ihrer Überlegungen und Schlussfolgerungen stellt, es braucht zuvorderst einen »ästhetischen Blick«, um das Schöne ins Visier nehmen zu können, so die These dieser ästhetischen Richtung (Musalek 2017b). Wissenschaftliche Überlegungen zur Rolle der ästhetischen Haltung bzw. des ästhetischen Blicks in Bezug auf das Schönheitserleben reichen zwar bis Platon und Aristoteles zurück und auch Dante Alighieri verweist schon in seiner *Divina Comedia* (*Göttliche Komödie*) auf die Wichtigkeit einer ästhetischen Haltung als Grundvoraussetzung für ein vertieftes Schönheitserleben (Giovannelli 2012b). Eine vor allem durch die ästhetischen Schriften von Friedrich Nietzsche wohl vorbereitete Hochblüte erfährt die Forschung zur ästhetischen Haltung aber erst im zwanzigsten Jahrhundert. Trotz alledem kommt ihr im Vergleich zur Tradition einer

»Dingästhetik« mit dem »Dingschönen« bzw. »Werkschönen« und derjenigen einer »Erlebensästhetik«, die beide viele Jahrhunderte des Schönheitsdiskurses dominierten (das Dingschöne von der Antike bis zur Neuzeit, das Erlebensschöne von der Neuzeit bis heute), aber nur eine eher untergeordnete Rolle zu.

Mit ästhetischer Haltung bzw. mit ästhetischem Blick ist eine Neufokussierung auf unsere Welt aus einer Schönheitsperspektive gemeint, die dem Betrachter das Anlegen von ästhetischen Koordinaten ermöglicht, in denen dann das Schöne mit seinen Kraftvektoren lokalisiert und dingfest gemacht werden kann (Bernegger 2011; Bernegger und Musalek 2011). Ohne den Blick auf ein mögliches Schöne auszurichten, ohne einen solchen ästhetischen Blick fehlen die Bezugspunkte und wir können die Kraftvektoren des Schönen nicht ausmachen, womit sie uns verborgen und damit ungenutzt bleiben. Der hier angesprochene ästhetische Blick kann und darf aber keineswegs nur auf den Sehsinn beschränkt bleiben. In seiner metaphorischen Bedeutung umfasst er alle Sinnesorgane. Um Schönes mit allen Sinnen erleben zu können, braucht es nicht nur ein ästhetisches Hinschauen, sondern auch ein ästhetisches Hin- und Hineinhören, ein Hin- und Hineinspüren, -riechen und -schmecken. Für das sinnliche Erleben von Schönem ist demnach eine ästhetische Haltung vonnöten, die geprägt ist von einem hohen Maße an Aufmerksamkeit und Achtsamkeit all jenen Dingen des Lebens, Lebewesen, Begegnungen und Beziehungen sowie allen anderen Lebensgeschehnissen gegenüber, die das Potential aufweisen, von uns als schön erlebt werden zu können.

Jedes Ding kann hinsichtlich seines Wertes und Nutzens, aber auch aus ästhetischer Perspektive betrachtet werden. Im ersten Fall weiß man, wie teuer ein Ding zu stehen kommt bzw. welche seiner Funktionen hilfreich sein kann. Im zweiten Fall wird man es sinnlich wahrnehmen und seine ästhetische Qualität erspüren. Dass Gleiche gilt auch für bestimmte Situationen und Geschehnisse. Man kann sie in Hinblick auf ihren Nutzen und Wert beurteilen oder aber sie aus der Schönheitsperspektive betrachten und damit eine neue sinnlich erfahrbare Welt eröffnen. Besonders wichtig ist der ästhetische Blick auf Begegnungen und Beziehungen. Man kann sich fragen, was eine Begegnung oder Beziehung bringt, welchen Nutzen man aus ihr ziehen kann. Man kann sich aber auch der Schönheit der Begegnung und Entstehung von Beziehung hingeben, womit die Möglichkeit geschaffen wird, eine Gemeinsamkeit mit anderen zu erleben, die bei bloßer Nutzenbetrachtung verschlossen bliebe.

Nur für sich selbst betrachtet und die jeweils anderen außer Acht lassend greift jede der drei skizzierten Traditionen des Schönheitsdiskurses viel zu kurz, um uns menschliches Erleben von Schönem verstehen zu lassen. Natürlich gibt es schöne Dinge, Lebewesen und Situationen, bei denen es praktisch allen sehr viel leichter fällt, sie als schön zu erleben, und solche, die üblicherweise als nicht so schön angesehen werden. Es gibt schon dieses Dingschöne, das von (fast) allen als schön erkannt werden kann. Man kann allerdings auch in Zustände geraten, in denen man zwar weiß, dass etwas früher als schön erlebt wurde und es daher eigentlich noch immer so auch sein sollte, es aber nicht mehr als etwas Schönes gespürt und erlebt werden kann. Typischerweise kommt das Empfinden von Schönem im Krankheitsbild der Depression abhanden, womit deutlich wird, dass ein Dingschönes keineswegs ausreicht, um etwas auch als etwas Schönes erleben zu können. Um einen Gegenstand, ein Lebewesen, eine Begegnung oder Beziehung oder ein sonstiges Geschehen auch als schön erleben zu können, muss man neben der Bereitschaft, sich auf etwas Schönes einzulassen, auch im Vollbesitz der sinnlichen Fähigkeiten sein. Nur so wird das prinzipielle Potential des Schönen zur konkreten Ressource, die in der Behandlung von Suchtkranken nutzbringend eingesetzt werden kann.

Das Schöne ist aber nicht nur eine Ressource, auf die dann und wann zugegriffen werden kann, das Schöne ist vielmehr eine in uns und um uns herum allumfassend wirkende Naturkraft. Es drängt den Menschen zum Schönen, das Schöne zieht ihn an. In dieser Anziehungskraft und in diesem Drängen wird der Wille zum Schönen als schier unversiegbare Kraftquelle unmittelbar spürbar und erlebbar (Musalek 2017a). Das Schöne ist nicht nur einfach schön für uns, es ist nicht nur nett, fein und angenehm. Es verweist auch nicht nur auf etwas uns Angenehmes, wie von Stendhal (1842/1979) behauptet, sondern es bewirkt in uns auch etwas, es wirkt im Inneren auf ganz besonderer Weise. Alles, was in der wahrnehmbaren Welt als Schönes zu bewerten ist, kann nicht nur als solches erfahren werden, sondern all dieses Schöne bewegt uns auch ganz offensichtlich, einfach allein deshalb, weil es eben schön ist! (Augustinus 1980). Diese durch das Schöne induzierte innere Bewegung entäußert sich in mehrfacher Hinsicht. Das Schöne bewegt emotional, es bringt Menschen in emotionale Wallungen, die von ihnen als angenehm und lustvoll erlebt werden. Es bewegt aber auch, indem es die Menschen zum Schönen hinzieht beziehungsweise hindrängt. Und nicht zuletzt bewegt das Schöne auch noch als eine schier unversiegbare Kraftquelle. Der Wille zum Schönen ist nicht nur eine Urkraft in unserem Leben und Erleben, er ist der Allesbeweger der Welt (Musalek 2017a).

Alles Leben strebt nach dem Schönen und das Schöne erhält das Leben. Das Schöne ist *der* Kraftgenerator des Lebens, es ist die zentrale Triebfeder jedweden menschlichen Werdens und damit auch das grundlegende Bewegungsmoment des Daseins. Wenn man sich etwas Schönes gönnt, dann bedeutet das nicht nur, dass man sich etwas Nettes und Gutes tut, sondern vor allem auch, dass man die Kraft tankt, die es braucht, um aus dem Leben, das machen zu können, was man daraus machen will. Das Erleben von Schönem ist damit nicht mehr nur Luxus, sondern Lebensnotwendigkeit. Gerade in Not- und Krisenzeiten muss man sich daher auf den Weg zum Schönen machen, darf man nicht am oft so naheliegenden und doch so leicht übersehenen Schönen achtlos vorbeigehen, muss man so viel Schönes wie möglich akquirieren, auf sich und in sich wirken lassen, um mit der sich dadurch einstellenden Kraft die mannigfachen Anforderungen und Anstrengungen des Lebens meistern zu können. Der Weg ins Erleben von Schönem wird damit auch zu einer zentralen Zielsetzung im Orpheus-Programm.

Der Wille zum Schönen wird auf diesem Weg im und durch den Menschen auch zu einem Kulturgeschehen (Musalek 2017b). Der Mensch ist nicht nur dazu fähig, auf etwas Schönes zuzugehen und es als Schönes zu erleben, er verfügt auch über das Potential, Schönes selbst zu schaffen und es in seine Welt zu setzen, um auf diese Weise seine Welt und auch die der anderen zu einer schöneren zu machen. Der Mensch ist ein Macher und Vollzieher. Er ist nicht nur dazu fähig, etwas zu erkennen und sich vorzustellen, über etwas nachzudenken beziehungsweise Zukünftiges zu entwerfen und zu planen; er ist auch dazu fähig, das Vorgestellte, Entworfene und

Geplante in die Tat umzusetzen. Er ist demnach auch nicht nur dazu in der Lage, Schönes zu erfahren und zu erleben, sondern es auch aktiv in die Welt zu bringen.

Dieses Etwas-Schönes-in-die-Welt-Bringen kann nun entweder ein Akt der oberflächlichen Behübschung sein, wie es aus den Bereichen Kosmetik, Dekorationen und Ornamenten bekannt ist. Die heute so weit verbreiteten körperlichen Beschönigungsmaßnahmen, angefangen bei Tattooing, Piercing über Botox-Injektionen bis hin zu sogenannten schönheitschirurgischen Eingriffen, sind beredte Beispiele dafür. Schönes kann aber auch in Form von weitreichenden und tiefgreifenden Transformationen des Menschen selbst und damit seiner Welt im Sinne einer »tiefenästhetischen Verschönerung« erfolgen. Solch tiefenästhetische Aktivitäten umfassen zum einen die Kultivierung unseres Schönheitserlebens im Sinne der Erweiterung und Vertiefung desselben und damit eng im Zusammenhang stehende grundlegende Veränderung, Entwicklung und Entfaltung unseres Weltzugangs und Lebensgefühls. Zum anderen entäußern sie sich aber auch im Neuschaffen von Schönem, von schönen Gegenständen, aber auch von schönen Begegnungen und Beziehungen und nicht zuletzt auch von schönen Situationen und Geschehnissen.

Eine wesentliche Aufgabe im therapeutischen Prozess des Orpheus-Programms ist es demnach, den einzelnen Patienten auch die Tatsache nahezubringen, dass der Zustand ihrer Lebenswelt – wie schön oder wie wenig schön sie ist – nicht nur davon abhängt, was ihnen die Welt an Schönem offeriert, sondern vor allen von ihnen selbst, von jedem Einzelnen. Wir alle sind es, die unsere Welt gestalten. Es ist daher auch unser aller Verantwortung, wie diese unsere Welt beschaffen ist und erlebt wird. Je mehr Schönes jeder von uns in die Welt setzt, desto schöner wird sie; je mehr wir zulassen, dass sie von manchen mit Unschönem angereichert wird, als desto weniger schön werden wir sie erleben müssen. Um ein schön erblühendes Leben, ein im Wesentlichen freudvolles Leben – dem vordersten Ziel des Orpheus-Programms (Musalek 2015) – leben zu können, genügt es nicht, einfach nur als »couchpotato« auf das Schöne zu warten, sondern es gilt, selbst aus dem Leben etwas Schönes zu machen (Haybron 2013).

2.3.13 Anhang: »Rekreative Ressourcen« – Ressourcen der Erholung

Die *rekreativen Ressourcen*, die Ressourcen der Ruhe, Erholung und Erfrischung (lat. *recreare*, *recreatus* – erfrischen, Erholung verschaffen, wiederherstellen, kräftigen; *se recreare* – sich erholen; *recreatio* – Wiederherstellung, Erholung, Wiedergenesen) nehmen insofern eine Sonderstellung ein, als sie allein für sich selbst nicht wirksam sind, sondern ihre Wirkungen im Allgemeinen und ihre gesundheitsförderlichen Effekte im Besonderen erst dann in vollem Ausmaß entwickeln, wenn sie im Wechselspiel mit der Nutzung anderer Ressourcen stehen. Sie werden demnach auch nicht in die zwölf Hauptressourcen in der Suchttherapie eingereiht. Wenn es nichts gibt, wovon man sich erholen kann, können Ruhe und Müßiggang in Entwicklungsstillstand, Trägheit und Langeweile umschlagen, die ihrerseits wieder zu Entkräftung führen. Sie können auf diese Weise gleichsam zu »Anti-Ressourcen«

werden. Der Effekt ist dann: »rien ne va plus« – nichts geht mehr; ein Zustand, in dem sich nicht wenige Suchtpatienten befinden.

Rekreativen Ressourcen kommen heute insofern eine besondere Bedeutung und eine zunehmend wichtigere Rolle zu, da wir in einer Zeit der Ruhe- und Rastlosigkeit leben, die uns keine Zeit zur Rekreation und Regeneration lässt. Ein eindrucksvolles Beispiel dafür ist, dass zwar jedermann weiß, was bei einem grippalen Infekt für den Genesungsprozess von größter Wichtigkeit ist, nämlich sich ausreichend Ruhe, Schlaf und Erholung zu gönnen, und trotzdem werken die meisten in unverminderter Intensität weiter und versuchen, den einzelnen Symptomen des Krankheitsgeschehens nur mit Medikamenten zu begegnen. Ruhe und Müßiggang sind aber nicht nur im Krankheitsfall von großer Bedeutung. Sie sind auch nötig, um etwas sich entfalten und entwickeln zu lassen. Wie man Pflanzen nicht nur ausreichend gießen, schneiden und vielleicht auch da und dort stützen und schützen muss, sondern ihnen auch Zeit und Ruhe zum Wachsen und Gedeihen lassen muss, so braucht auch die Entwicklung und Entfaltung eines im Wesentlichen schönen, weil freudvollen Lebens nicht nur entsprechende Aktionen und Aktivitäten des Patienten, sondern auch ein Zur-Ruhe-Kommen, ein sich selbst zeitweise in Ruhe lassen, ein »Ausruhen«, um all das Wachsen zu lassen, was man unter einem gedeihlichen Leben (»flourishing life« – Ciarrochi et al. 2013; Wise und Reuman 2019) verstehen will.

Aufgrund ihrer Lebensgeschichte und -erfahrungen als Suchtkranke ziehen sich viele immer mehr in einen Zustand der Passivität zurück, dem sie dann aufgrund zunehmender Kraftlosigkeit nur schwer entkommen können. Werden sie dann in der Therapie aber zu positiver Veränderung motiviert, vergessen sie im ersten Enthusiasmus, auf Erholungs- und Ruhephasen zu achten, und geraten so leicht in einen Zustand der Überforderung, den sie als Schwäche wahrnehmen und der sie wiederum demotiviert. Es muss daher eine der Hauptaufgaben des Suchttherapeuten sein, in der Behandlung von Suchtkranken auch darauf zu achten, dass die Patienten in ausreichendem Maße Ruhe- und Erholungsphasen einhalten: ein Zuviel an therapeutischen Aktivitäten ist ebenso wenig dienlich wie ein Zuwenig – in der individuell abgestimmten Dosierung, im ausgeglichenen Wechselspiel von aktiver Ressourcennutzung und reaktiven Ruhephasen liegt der Schlüssel zum therapeutischen Erfolg.

2.4 Ressourcenorientierte Therapie – Auf dem Weg zur Kultivierung des Lebens und Erlebens

2.4.1 Ressourcenerkennung und -aktivierung

Ressourcen existieren nicht per se, sondern sie müssen erst vom Betroffenen als solche erkannt und gewertet werden. Je nach Wissen bzw. Nichtwissen um die eigenen Fähigkeiten und Möglichkeiten in einer bestimmten Situation können sie dann als Ressourcen wahrgenommen und aufgegriffen werden. Im therapeutischen Prozess gilt es, die potentiellen Ressourcen aufzufinden, auszuloten und soweit ans Tageslicht zu bringen, dass sie vom Betroffenen dann auch im Dienst der eigenen Gesundheit zielführend eingesetzt werden können (Schiepek und Cremers 2003; Feger und Auhagen 1987; Gutscher et. al. 1998). Viele Menschen sind sich ihrer Potentiale nicht bewusst und können sie daher auch nicht als ihre Ressourcen nutzen. Das trifft in besonderem Maße auch auf Suchtkranke zu: Aufgrund der völligen Fokussierung auf ihr Leiden und die damit verbundenen Unfähigkeiten und Defizienzen verlieren sie den Blick auf ihre Fähigkeiten, was sie in der Tat oft unfähig macht, ihre prinzipiellen Möglichkeiten auch im Alltag umzusetzen. Aus diesem Grund kommt dem Sichtbarmachen von (noch) unsichtbaren Ressourcen im therapeutischen Prozess eine besondere Bedeutung zu. Etwas Unsichtbares sichtbar machen stellt immer vor große Herausforderungen, überhaupt dann, wenn – wie im Fall des Therapeuten am Beginn einer Behandlung – die einzelnen Fähigkeiten des Patienten noch nicht bekannt sind. Patienten einfach nur danach zu fragen, über welche Ressourcen sie verfügen, bringt in der Regel nur wenig therapiedienliche Information, da viele aufgrund ihrer aktuellen Leidenssituation – die meist auch noch als selbstverschuldet erlebt wird – ihre Fähigkeiten und Potentiale negieren, auch wenn sie – wie jedermann und jedefrau – über eine Fülle davon verfügen.

Um Ressourcen sichtbar zu machen, braucht es vielmehr ein aktives Hinweisen auf mögliche Potentiale und ein sorgfältiges Nachfragen, ob der Patient, wenn schon nicht jetzt, so doch vielleicht früher über einige konkret benannte Fähigkeiten verfügte. Als eine erste Orientierungshilfe kann dabei das Erkunden von im vorigen Kapitel angeführten prinzipiellen Ressourcen des Menschen dienen (▶ Kap. 2.3). Manche der prinzipiell vorhandenen Potentiale bleiben für die Betroffenen deshalb unbekannt, weil sie durch andere verdeckt sind, oder einfach bloß deshalb, weil sie vergessen wurden. Es gilt daher, sie im wahrsten Sinn des Wortes zu ent-decken, ihnen den Schleier des Vergessens zu entfernen. Ressourcen können aber auch unbeachtet bleiben, weil bestimmte Fähigkeiten für selbstverständlich und damit für nichts besonders Wertvolles und Erwähnenswertes gehalten werden. Aus all diesen Gründen erscheinen Suchtkranke bei oberflächlicher Betrachtung als ressourcenlose bzw. zumindest ressourcenarme Wesen, was aber keineswegs der Realität entspricht.

Ist man sich der eigenen Ressourcen nicht bewusst, können sie auch nicht aktiviert, entfaltet und weiterentwickelt werden – sie bleiben als ungenutzte Potentiale im Verborgenen. Der erste Schritt in einer ressourcenorientierten Diagnostik und Therapie muss daher ein Ans-Tageslicht-Bringen und Aktivieren von vorhandenen, gleichsam noch schlummernden Ressourcen sein. Das Sichtbar- und Erkennbarmachen von prinzipiell verfügbaren, aber noch ungenutzten Ressourcen kann am ehesten mit der Mäeutik, der Hebammenkunst, verglichen werden. Als Meäutik bezeichnet man eine philosophische Diskursmethode, die auf Sokrates zurückgeführt wird, dessen Mutter im Übrigen eine Hebamme (griech. *μαία*) war, bei der dem Gesprächspartner durch gezieltes Fragen der Weg zu den richtigen Antworten geebnet wird (Stavemann 2015). Im *Theaitetos* lässt Platon (2017) seinen Lehrer Sokrates dazu ausführen, dass Hebammen wissen, wann und in welchem Stadium

2.4 Auf dem Weg zur Kultivierung des Lebens und Erlebens

eine Schwangerschaft vorliegt, sie können Wehen einleiten, beschleunigen und verstärken, sie können sie aber auch verzögern bzw. Abtreibungen durchführen. Gebären kann allerdings immer nur die Mutter. Auf die ressourcenorientierte Therapiesituation übertragen bedeutet das, dass die Hauptaufgaben von Therapeuten darin liegen, festzustellen, welche Potentiale prinzipiell vorhanden sind, und dann den vom Patienten vollzogenen Geburtsakt, das Ans-Tageslicht-Bringen der Ressourcen und deren Einsatz im Alltagsleben, unterstützend und helfend zu begleiten.

Als eine probate Methode zur Ressourcenauffindung und -aktivierung hat sich der im Anton Proksch Institut entwickelte »ziel-orientierte Dialog« (»goal-oriented dialogue« – Scheibenbogen und Musalek 2018) bewährt. Dabei handelt es sich um eine Weiterentwicklung des »Motivational Interviewing« (Hettema et al. 2005). Im Unterschied zur heute so weitverbreiteten »Psychoedukation« (Lukens und McFarlane 2004), in der Therapeuten Patienten über bestimmte Situationen und Handlungsweisen »aufklären«, um ihnen dann mitzuteilen, was sie »zu tun haben«, weist der zielorientierte Dialog ein Höchstmaß an Reziprozität auf. Reziprozität ist das Maß an Gleichwertigkeit in der Gegenseitigkeit einer zwischenmenschlichen Begegnung und Beziehung. Auf die Gesprächssituation übertragen heißt das, dass die Gesprächspartner als einander gleichwertig anerkannt werden und sie auf gleicher Ebene und mit den gleichen Interventionsmöglichkeiten agieren können.

Wie bereits vorher (▶ Kap. 2.3.4) ausgeführt, braucht ein echter Dialog bestimmte Voraussetzungen, um gelingen zu können (Habermas 2011). So müssen alle Teilnehmer die gleichen Möglichkeiten haben, einen Diskurs zu eröffnen und zu führen. Jeder von ihnen muss aber auch die gleiche Chance haben, seine Deutungen, Behauptungen, Empfehlungen, Klärungen und Rechtfertigungen geltend zu machen. Darüber hinaus können zu einem solchen Diskurs nur Sprecher zugelassen werden, die auch die Möglichkeit mitbringen, ihre Einstellungen, Gefühle und Wünsche so zum Ausdruck zu bringen, dass sie von den anderen verstanden werden und nicht zuletzt müssen alle Gesprächsteilnehmer auch die Möglichkeit haben, all das in den Diskurs Eingebrachte in Frage zu stellen, es zu kritisieren bzw. sich dem Gesagten entgegenzustellen und zu widersetzen.

Bei Zusammenkünften mit Befehlsstrukturen, bei einem Verhör oder in abgeschwächter Form auch bei verhörähnlich angelegten diagnostischen Interviews ist die Reziprozität nicht bzw. nur minimal gegeben. Bei der letztgenannten Gesprächssituation befindet sich auf der einen Seite der »wissende« Experte, auf der anderen Seite der »unwissende« Patient, der das Expertenwissen anzunehmen hat. Auch im Rahmen der sogenannten Psychoedukation findet sich eine dieser Kommunikationsform ähnliche Situation. Unter Psychoedukation versteht man in seiner mildesten Ausprägungsform eine Weitergabe von Expertenwissen, in seiner dramatischsten werden damit Maßnahmen zur Erziehung zum Richtigen gemeint. Mit Psychoedukation, die man direkt auch mit »Seelenerziehung« übersetzen könnte, wurde ursprünglich eine Zusammensetzung von Informationen zu den verschiedenen therapeutischen Elementen in der Familientherapie bezeichnet, die die Patienten wie auch deren Angehörigen die Komplexität der Problemlage sowie auch die der einzelnen notwendigen therapeutischen Maßnahmen grundlegend verstehen lassen sollte (Bäuml 2006). Später wurde daraus ein allgemeines Informationsprogramm für Patienten und Angehörige – vorerst für Schizophrenie-Patienten, später dann auch für Patienten anderer Diagnosegruppen, so auch für Suchtkranke – entwickelt, in dem einerseits ein Krankheitsverständnis gefördert und andererseits konkrete therapeutische Handlungsanweisungen verstehbar gemacht werden sollten, unabhängig davon, ob sie nun in familientherapeutischen oder anderen Settings erfolgten. Die Reziprozität ist bei so verstandenen edukatorischen Maßnahmen methodenimmanent auf ein Mindestmaß reduziert.

Im Motivational Interviewing, das vorerst speziell für suchtkranke Patienten entwickelt wurde, versucht man diese Schieflage zwischen Therapeuten und Patienten zwar insofern weitgehend zu kompensieren, als von Beginn an betont wird, dass dieses von einem der Humanistischen Psychologie nahestehenden Geist bzw. von einer inneren Haltung geprägt ist, die ihren Ausdruck im Respekt und in der Achtung für den Patienten, aber auch im Bestreben, die Autonomie des Klienten zu wahren, findet. Motivational Interviewing ist somit keinesfalls nur auf die technisch geschickte Abwicklung eines Gesprächs zu reduzieren und darf somit auch keine Trickkiste dafür sein, Patienten etwas tun zu lassen, das sie eigentlich nicht tun wollen (Miller und Rollnick 1991, 1999). Dennoch verbleibt auch in dieser Form der Gesprächsführung doch ein nicht zu vernachlässigender manipulativer Rest, wenn man den Anspruch eines »geschmeidigen Umgangs« (Veltrup 2003) mit Widerständen der Patienten zu einem zentralen Gesprächsprinzip erhebt.

Im zielorientierten Dialog treffen zwei Experten aufeinander und tauschen ihr Wissen auf gleicher Augenhöhe aus, um auf diese Weise ihr Wissen zu komplettieren und daraus gemeinsam neue Möglichkeiten zu generieren. Dabei sind die Therapeuten Experten für Diagnose- und Behandlungsfragen, während die Patienten Experten für Fragen ihres Lebens, ihrer Lebensausrichtung und Lebensgestaltung sind. Nur sie können letztendlich entscheiden, wohin sie ihr Leben entwickeln und wie sie es konfigurieren wollen. In einer schwächeren, oberflächlichen Auslegung kann man Dialog als ein gleichberechtigtes Hin und Her von in Worte gefassten Gedanken verstehen, in einer stärkeren, tiefgreifenden Art als ein gegenseitiges Ein- und Durchdringen von Geisteswelten. Ein solches gegenläufiges Eintauchen in die Erlebenswelt des Anderen und wechselseitiges Verstehen ist nur möglich, wenn ein hohes Maß an Reziprozität zwischen den Gesprächsteilnehmern aufrechterhalten wird. Um diese zu gewährleisten, braucht es neben den bereits erwähnten Grundvoraussetzungen für einen gelingenden Dialog auch noch Aufmerksamkeit, Achtsamkeit, Vertrauen und Verantwortungsbewusstsein der Gesprächsteilnehmer mit- und zueinander, vor allem aber Redlichkeit und zumindest ein Mindestmaß an Herzenswärme sowie Konfliktfähigkeit und Bereitschaft zu kreativer Spannung (Scheibenbogen und Musalek 2018).

Im zielorientierten Dialog sind Therapeut und Patient darüber hinaus dazu aufgerufen, ein gemeinsames Ziel, eine gemeinsame thematische Ausrichtung festzulegen. Die Ziele bzw. Ausrichtungen können dabei auf unterschiedlichen Niveaus gesetzt werden. Als Einstiegsziel kann ein erstes gegenseitiges Kennenlernen als Person mit noch oberflächlichem Blick auf die jeweiligen Ideenwelten, Grundhaltungen und Handlungsweisen dienen. Ein schon deutlich anspruchsvolleres und tiefergreifendes Ziel ist es, eine Krise gemeinsam bewältigen zu wollen beziehungsweise gegenseitige Hilfestellungen im Krisenmodus zu vereinbaren. Eine noch weiterreichende Ausrichtung im Dialog wäre das Streben nach Beschreibungen der jeweils individuellen Wahrheiten, um zu einer gemeinsamen und damit für alle Dialogteilnehmer verbindlichen Wahrheitsfindung zu gelangen. Die höchste Zielsetzung ist es, eine stabile, vertrauensvolle Partnerschaftsbeziehung aufzubauen und zu gestalten, die dann auch als fruchtbarer Nährboden für alle weiteren therapeutischen Maßnahmen dient. Ein gegenseitig wertschätzendes dialogisches Miteinander von Therapeuten und Patienten ist die unverzichtbare Grundlage, um im Rahmen einer ressourcenorientierten Therapieplanung, die geeigneten Maßnahmen für ein schönes, freudvolles und damit für ein gelingendes Leben zu finden.

»Ressourcenorientierung ist [...] vorrangig eine professionelle Haltung, mit der ich einen wertschätzenden Blick darauf nehme, was KlientInnen mitbringen: Stärken und Schwächen [...]« (Tsigorits 2013, S. 33). Dieser Satz erweist sich – unabhängig davon, dass die »clientes« im römischen Reich keineswegs gleichberechtigte Bürger waren, sondern von der Gunst von Höhergestellten völlig Abhängige, womit eine Bezeichnung von Patienten als Klienten doch höchst fragwürdig wird – insofern als problematisch, als Ressourcenorientierung hier als eine Haltung ausgewiesen wird, die nur vom Therapeuten zu fordern wäre. Ressourcenorientierung betrifft aber in gleichem Maße auch Patienten, sie ist kein Einweggeschehen, sondern ist nur im gemeinsamen Bemühen von Therapeuten und Patienten auch realiter erfolgreich umzusetzen. Viele Patienten sind von ihrer eigenen Problemsituation so sehr gefangen genommen, dass ihnen dadurch der Weg zu einem ressourcenorientierten Vorgehen vorerst noch verstellt bleibt, viele glauben auch, dass Behandlung vorzugsweise eine Angelegenheit von Therapeuten ist: Man geht in Behandlung, Therapeuten führen die Behandlung durch und man selbst wird behandelt; Therapeuten sind der aktive, Patienten der passive Teil der Behandlung – so die heute immer noch weitverbreitete Ansicht.

Ressourcenorientierte Behandlung kann aber immer nur in einem gemeinsamen Akt – von Therapeuten *und* Patienten – erfolgen. Ressourcen können nur von Patienten selbst aktiviert und eingesetzt werden, dem Therapeuten kommt dabei die Funktion des Beraters, Begleiters und Hilfeleisters zu. Therapeuten stellen ihr Fachwissen zur Verfügung, schaffen Spiel- und Übungsräume zur Ressourcenentfaltung und -entwicklung und fungieren als stützendes Geländer, auf das zugegriffen werden kann, wenn Instabilitäten im Veränderungsprozess überhandnehmen. Der erste Schritt in der ressourcenorientierten Behandlung muss daher darin liegen, in einem dialogischen Prozess dem Patienten die Notwendigkeit sowie Art und Weise eines solchen gemeinsamen therapeutischen Vorgehens verständlich zu machen. Die diesbezügliche Überzeugungsarbeit darf sich aber nicht auf ein bloßes Einfordern einer auf die eigenen Ressourcen ausgerichteten Haltung des Patienten bzw. auf »aufklärend-edukative« Maßnahmen beschränken. Um die Ressourcen sichtbar und im Weiteren auch nutzbar zu machen, braucht es einen echten Dialog, in den Therapeuten auf gleicher Augenhöhe ihr Fachwissen und Patienten ihr Lebenswissen einbringen, um die möglichen Potentiale zu erörtern und deren Umsetzungsmöglichkeiten als Ressourcen zu diskutieren.

Zuvorderst geht dabei darum, einen »Ressourcenblick« (Tsigorits 2013, S. 39) zu entwickeln. Werden Ressourcen als solche erkannt, können sie in einem weiteren Schritt aktiviert werden. Dazu braucht es in der Regel einen »Ressourcenanstoss«

(Tsigorits 2013, S. 39) durch den Therapeuten, indem den Patienten vermittelt wird, dass sie es sich selbst zutrauen dürfen, von ihren Potentialen zielführend Gebrauch machen, sie auch selbst entfalten und weiterentwickeln zu können. Mit anderen Worten: Es braucht Hilfestellungen, um aus dem Zustand des Nicht-mehr-Könnens (»rien ne va plus«) in den Modus Ja-ich-schaffe-es (»Yes, I can«) zu wechseln, um wieder sich selbst und der eigenen Selbstwirksamkeit vertrauen zu können, die der Schlüssel zu einem erfolgreichen Ressourceneinsatz ist. In Selbstwert- und Vertrauensfragen werden die allermeisten Menschen – und im Besonderen Suchtkranke – zu höchst fragilen Wesen. Dieser Schritt kann daher auch nur in einer vertrauensvollen, stabilen therapeutischen Beziehung erfolgen, die von einem hohen Maß an dialogischer Sensibilität (Pisarisky 2010) und vor allem auch vom Erspüren des rechten Augenblicks (Scheibenbogen und Musalek 2018; Musalek 2017b) geprägt ist. Das richtige Wort zum falschen Zeitpunkt gesetzt kann höchst destabilisierend wirken, wohingegen das gleiche zum rechten Zeitpunkt ausgesprochen Stabilität schaffen kann.

2.4.2 Ressourcenentfaltung und -entwicklung

Wurden die vorhandenen Potentiale und die Möglichkeiten ihres Nutzens im Alltag erkannt, ist in einem weiteren Schritt zu prüfen, inwieweit sie in konkreten Situationen entfaltet und entwickelt werden können, um sie auch in vollem Maße nutzen zu können. Entfaltung kann in diesem Zusammenhang auf zweierlei Weise verstanden werden. Viele Ressourcen sind nur im Groben bekannt, es ist gleichsam nur die äußere Hülle sichtbar, ohne dass die einzelnen Facetten und Teilbereiche schon erkannt sind. Im Entfaltungsprozess werden diese in allen Teilaspekten ausgebreitet und somit allumfassend nutzbar gemacht. Entfaltung kann aber auch im Sinne einer Blütenentfaltung verstanden werden. Wenn sich die Blüten entfalten, wird das Innere der Blüte freigelegt und es werden Stempel und Staubgefäße, gleichsam das Herzstück für die Fortpflanzung, verfügbar. In gleicher Weise werden bei der Entfaltung von Ressourcen auch die Kernbereiche ihrer Wirksamkeit freigelegt und damit auch in besonderer Weise nutzbar gemacht.

Die dritte Möglichkeit, Entfaltung von Ressourcen zu verstehen, nämlich als Form der Ausrollung – so wie man eine Kabelrolle entfaltet –, wollen wir dem Begriff Entwicklung zuordnen. Entwicklung von Ressourcen kann ebenso wie die Entfaltung auch in zweifacher Weise verstanden werden. Zum einen, wie bereits erwähnt, als Ausrollung von etwas bereits Vorhandenem wie z. B. das Ausrollen eines Teppichs oder eben einer Kabelrolle. Durch diese Form der Entwicklung werden bereits vorhandene Ressourcen in all ihren Details ausgebreitet erkennbar und dementsprechend auch verfügbar. Entwicklung kann aber auch als Weiterentwicklung verstanden werden, als eine Aktivität, die etwas noch nicht Vorhandenes möglich macht. Diese Form der Entwicklung verweist bereits auf die im nächsten Abschnitt zu besprechende Neuschaffung von Ressourcen: Aus schon vorhandenen Ressourcen werden durch deren Weiterentwicklung neue Ressourcen kreiert.

Ressourcen sind keine Dinge, die einfach vorhanden oder nicht vorhanden sind und demnach ihrem »Besitzer« zur Verfügung oder eben nicht zur Verfügung stehen. Ebenso wie – bereits vom Vorsokratiker Heraklit festgehalten – alle Welt Bewegung ist (Fleischer 2001), sind auch Ressourcen bewegte und bewegende Geschehen, dynamische Lebens- und Erlebensweisen. Ressourcen sind nicht nur so, wie sie sind, sie können auch verändert werden. In verschiedensten geplanten bzw. ungeplanten, gewollten bzw. nicht gewollten, bewussten bzw. nicht-bewussten Transformationsprozessen können sie in mannigfacher Weise entwickelt und weiterentwickelt werden. Man kann sie zur Vollblüte bringen oder aber auch verkümmern lassen. Ressourcentransformation ist ein wichtiger ressourcenermöglichender Prozess, der aber auch umgekehrt werden kann und dann in eine Ressourcenverlustspirale mündet. So bestehen zum Beispiel körperliche, psychische und soziale Ressourcen nicht unabhängig voneinander, sondern können sich gegenseitig bedingen, katalysieren und verstärken. Sie können aber auch so genützt werden, dass sie körperliche, psychische und soziale Beeinträchtigungen bedingen und sich auf diese Weise gegenseitig negativ verstärken (Becker et al. 2004; Knecht und Buttner 2008, 2009; Knecht 2010; Knecht und Schubert 2012)

Die von uns Menschen gesetzten Aktivitäten, die diese Transformationsprozesse in Bewegung setzen und modulieren, nennen wir Ressourcenarbeit (Traber-Walker und Franscini 2021). Im therapeutischen Setting ist die hier angesprochene Ressourcenarbeit, ebenso wie das gesamte ressourcenorientierte therapeutische Geschehen, kein Einweg-Prozess, in dem Sinne, dass die Therapeuten hier die Ressourcenarbeit leisten und die Patienten bloß mit dabei sind. Ressourcenarbeit ist immer ein komplexer dynamischer Zwei- bzw. Mehrweg-Prozess, in dem Therapeuten und Patienten gemeinsam an der Ressourcenaktvierung, -entfaltung und -entwicklung mitwirken und teilhaben. In besonderem Maße gilt das auch für die Neuschaffung von Ressourcen im Rahmen von Ressourcentransfer bzw. Ressourcenkultivierung.

2.4.3 Ressourcenschaffung, -transfer und -kultivierung

Die Schaffung von Ressourcen kann in dreifacher Weise erfolgen. Erstens als Ausweitung, Verstärkung und Verfeinerung von dem Einzelnen bereits verfügbaren Ressourcen und zweitens indem Einzelressourcen zu einem mehr oder minder komplexen Zusammenspiel miteinander kombiniert werden. Sie kann aber drittens auch im Rahmen eines Ressourcentransfers erfolgen, einerseits als direkte, konkrete Ressourcenübertragung von einem Donator zu einem Rezipienten, anderseits aber auch mittelbar in Form einer Informationsweitergabe, wie weitere Ressourcen akquiriert werden können. Im ressourcenorientierten Therapieprozess kommen beide Möglichkeiten zur Anwendung. So kann man zum Beispiel im Rahmen sozialer Hilfeleistungen finanzielle Ressourcen transferieren, indem man denjenigen Patienten, die sie benötigen, unmittelbar konkrete finanzielle Mittel zur Verfügung stellt. Man kann ihnen aber auch Informationen zukommen lassen, die es ihnen ermöglichen selbst ihre finanziellen Ressourcen aufzubessern. Gleiches gilt auch für ästhetische Ressourcen und viele andere mehr. So kann man im therapeutischen Setting konkrete Situationen schaffen, die als schön erlebt werden können, man kann aber auch Informationen darüber bereitstellen, wie man selbst schöne Situationen schaffen kann – mit dem Vorteil, dass der Patient nicht nur einmal eine schöne Situation erlebt, sondern Möglichkeiten gewinnt, mehrmals schöne Situationen selbst zu generieren.

Informationstransfer in seinen vielfältigen Formen bewirkt weit mehr als die Übertragung konkreter materieller Mittel, weil damit auch neue Möglichkeiten geschaffen werden. Er ist daher nicht nur von entscheidender Bedeutung für unser Bestehen und Gedeihen in unserer modernen bzw. spätmodernen Gesellschaft im Allgemeinen (Galbraith 1967; Bell 1973; Tjörnblom und Kazemi 2012), sondern auch von eminenter Wichtigkeit für das Gelingen ressourcenorientierter Therapievorhaben im Besonderen. Ein solcher Informationstransfer kann auf verschiedene Arten und Weisen erfolgen: als einfache Informationsweitergabe bzw. gegenseitiger Informationsaustausch, als ein Eröffnen von neuen Blickweisen und Perspektiven, als ein Zugängigmachen von Alternativansichten und bisher noch ungenützten Handlungsräumen oder aber als gemeinsames Erarbeiten und Üben von bislang unbeachteten Handlungsformen.

Jede Ressource kann transferiert werden. Ressourcentransfer ist ein den Ressourcen inhärentes Merkmal, die Transfermöglichkeit macht gleichsam ihre Beschaffenheit aus. Edna und Uriel Foa, die Pioniere der internationalen Ressourcenforschung, definieren Ressourcen folgerichtig als all das, was von einer Person auf eine andere übertragen werden kann (Foa und Foa 2014; ▶ Kap. 2.2.2 – Abschnitt: Ressourcenkonzept nach Uriel Foa und Edna Foa). In jedem Fall braucht es aber eine funktionierende Beziehung zwischen dem Geber und Nehmer, im Idealfall ist es eine ausgeglichene Wechselbeziehung, in der alle Beteiligten zugleich Geber und Nehmer sind. Von Beginn unseres Lebens an sind wir auf Ressourcentransfer angewiesen. Wir kommen als Unfertige auf die Welt und müssen im Kontakt mit anderen all unsere Potentiale, die zwar prinzipiell angelegt sind, aber keineswegs schon verfügbar sind, aktivieren und durch Ressourcentransfer komplettieren. Im Prozess der Menschwerdung ist demnach jeder Mensch nicht nur auf seine eigenen, sondern auch auf die in seiner Umwelt vorhandenen Ressourcen angewiesen. Daraus ergeben sich zwangsläufig wechselseitige Abhängigkeiten und Beeinflussungen zwischen den Menschen, die sie im Falle befriedigender sozialer Interaktionen mittels gegenseitiger Bereitstellung von Ressourcen die wechselseitigen Anforderungen des Lebens bewältigen lassen (Becker 2006).

Ressourcen können aber nicht nur transferiert, sie können auch kultiviert werden. Unter Kultivierung versteht man zum einen das Urbarmachen bzw. Bebauen von Grund und Boden, zum anderen aber auch etwas anzupflanzen bzw. anzubauen. Darüber hinaus verwendet man das Wort »kultivieren« auch im Zusammenhang mit einer sorgfältigen Pflege, wie z. B. jener eines fruchtbaren Bodens, aber auch jener einer Beziehung oder Freundschaft. Nicht zuletzt bedeutet kultivieren auch noch etwas auf eine höhere Stufe bringen, es verfeinern, seine Qualität erhöhen (dwds 2022). Bezogen auf die Entwicklung und Entfaltung von Ressourcen heißt das, dass wir die uns bereitgestellten bzw. zur Verfügung stehenden Ressourcen nicht nur entfalten, erweitern und weiterentwickeln können, sondern dass wir sie »anpflanzen« und »anbauen« können, auf dass sie in und durch uns wachsen und gedeihen können.

2.4 Auf dem Weg zur Kultivierung des Lebens und Erlebens

Ressourcen sind, wie bereits oben erwähnt, keine festgesetzten Größen, sondern dynamische Prozesse und damit zur permanenten Veränderung fähig. Um ihnen aber zu einem breiteren Wirkspektrum und höheren Wirkungsgrad zu verhelfen, müssen sie sorgfältig gepflegt, also kultiviert im eigentlichen Sinn werden. Es genügt nicht, sich einfach auf ihren Fortbestand zu verlassen, so wie man sich mit hoher Wahrscheinlichkeit bei Gegenständen darauf verlassen kann, dass sie einfach deshalb über mehr oder weniger lange Zeiträume weiterbestehen, weil sie einmal geschaffen wurden. Ressourcen können auch verloren gehen oder an Wirkung verlieren, wenn sie nicht ausreichend genährt und gepflegt werden. Die Ressourcen Muskelkraft und kognitive Leistungsfähigkeit sind Prototypen für Ressourcen, die einem leicht abhandenkommen können, werden sie nicht dauernd genützt (Ainsworth et al. 2000; Salthouse 2006). Aber nicht nur sie, sondern auch viele andere Ressourcen, wie interaktionelle, spirituelle, ästimative oder voluntative – um nur einige wahllos herauszugreifen –, verlieren ihre Wirkkraft, wenn man sie nicht dauernd sorgfältig pflegt. Es gilt hier, wie in so vielen anderen Bereichen auch der Satz: »Use it or lose it!«

Ressourcenkultivierung zeichnet demnach nicht nur für den Erwerb von immer mehr und immer wirksameren Ressourcen verantwortlich, sondern ist auch für den Erhalt von schon erworbenen Ressourcen von außerordentlicher Wichtigkeit. Im therapeutischen Prozess ist für solche Kultivierungsprozesse zuvorderst ein »fruchtbarer Boden« zu schaffen, indem man Maßnahmen zur Erhöhung des Selbstwertgefühls der Patienten (viele Suchtkranke leiden gerade hier aufgrund der Krankheitsdynamik und -bedeutung an einem eklatanten Mangel) setzt und das Vertrauen in die eigene Selbstwirksamkeit fördert. Darüber hinaus braucht es aber auch die Schaffung von Spiel- und Schutzräumen, in denen der Ressourceneinsatz ausprobiert und geübt werden kann, ohne noch den Gefahren des täglichen Lebens ausgesetzt zu sein (Musalek 2010a; Mader et al. 2017). Unter diesen geschützten Entwicklungs- und Übungsbedingungen kann es den Patienten gelingen, aus ihren desaströsen Lebensumständen auszusteigen, um mit neuem Mut ihre Ressourcen so weit zu kultivieren, dass nicht nur dauerhafter Erhalt und Zuwachs von Ressourcen die Folge ist, sondern auch eine Kultivierung des eigenen Lebens möglich wird, die Gestaltung einer Erlebenswelt im Schönen und Guten. Ressourcenkultivierung ermöglicht das Pflanzen und Anbauen von neuen Lebensschwerpunkten, womit die Möglichkeiten geschaffen werden, das eigene Leben und Erleben auf eine höhere Stufe zu bringen, es zu erweitern und zu verfeinern, es schöner und freudenreicher zu gestalten. Mit anderen Worten: Die Kultivierung von Ressourcen ist Toröffner für ein im Wesentlichen freudvolles Leben – eine der zentralen Zielsetzungen der Orpheus-Suchtbehandlungsprogramms (Musalek 2015b).

3 Das Orpheus-Programm

3.1 Ausgangssituation und Grundlagen

3.1.1 Hauptprobleme in der herkömmlichen Suchtbehandlung

Suchterkrankung ist ein komplexes leidbringendes Geschehen und macht daher nicht zuletzt auch aufgrund des Facettenreichtums des Krankheitsgeschehens ein hochkomplexes Behandlungsangebot erforderlich (▶ Abb. 1). Dabei wird in der Regel zwischen einer Entzugsbehandlung und Entwöhnungsbehandlung bzw. einer Akutbehandlung und Rehabilitation sowie Nachsorge von Suchtkranken unterschieden (Kiefer und Mann 2007; Lindenmeyer 2018). Die Akutbehandlung von Suchtkranken reicht von einer einfachen Akutbehandlung, die sich vorzugsweise auf körperliche Entgiftungs- und Entzugsbehandlungsmaßnahmen beschränkt, bis zur »qualifizierten Entzugsbehandlung«, die in dafür eingerichteten psychiatrischen Spezialabteilungen angeboten wird. Sie umfasst über rein körperliche Akutinterventionen hinausreichend auch eine umfassende psychiatrisch-psychotherapeutische, somatische und soziale Diagnostik, nicht nur der Suchterkrankungen und ihrer körperlichen, psychischen und sozialen Folgeerscheinungen selbst, sondern vor allem auch jene von Komorbiditäten der Sucht (Mann et al. 2006). Diese Komorbiditäten der Sucht sind oft nicht so sehr »Begleiterkrankungen«, sondern vielmehr die eigentliche treibende Kraft des Suchtgeschehens – sei es nun in der Entstehung bzw. im Erhalt desselben – und bedürfen demnach auch besonderer Aufmerksamkeit und Beachtung (Kampfhammer 2004; Musalek 2009a, b; Walter und Gouzoulis-Mayfrank 2013). Weitere wichtige Pfeiler der qualifizierten Suchttherapie sind eine ausführliche individuelle Aufklärung der Suchtkranken hinsichtlich der Komplexität der jeweiligen Krankheitserscheinungen sowie die Bereitstellung psychiatrisch-psychotherapeutisch fundierter Therapieangebote, die einerseits die Förderung der Veränderungsbereitschaft der Patienten und anderseits eine Symptom- bzw. Leidensminimierung zum Ziel haben. Komplettiert wird eine evidenzbasierte qualifizierte Suchtbehandlung durch ergo- und bewegungstherapeutische Maßnahmen (Reymann und Erdmann 1999; Jawad und Musalek 2021) sowie weitere wissenschaftlich ausreichend belegte Therapieformen, wie z. B. Entspannungstechniken (Stetter und Mann 1991), kognitives Training (Horak und Soyka 1999; Mann et al. 1999) und Bio-Feedback (Scheibenbogen 2017).

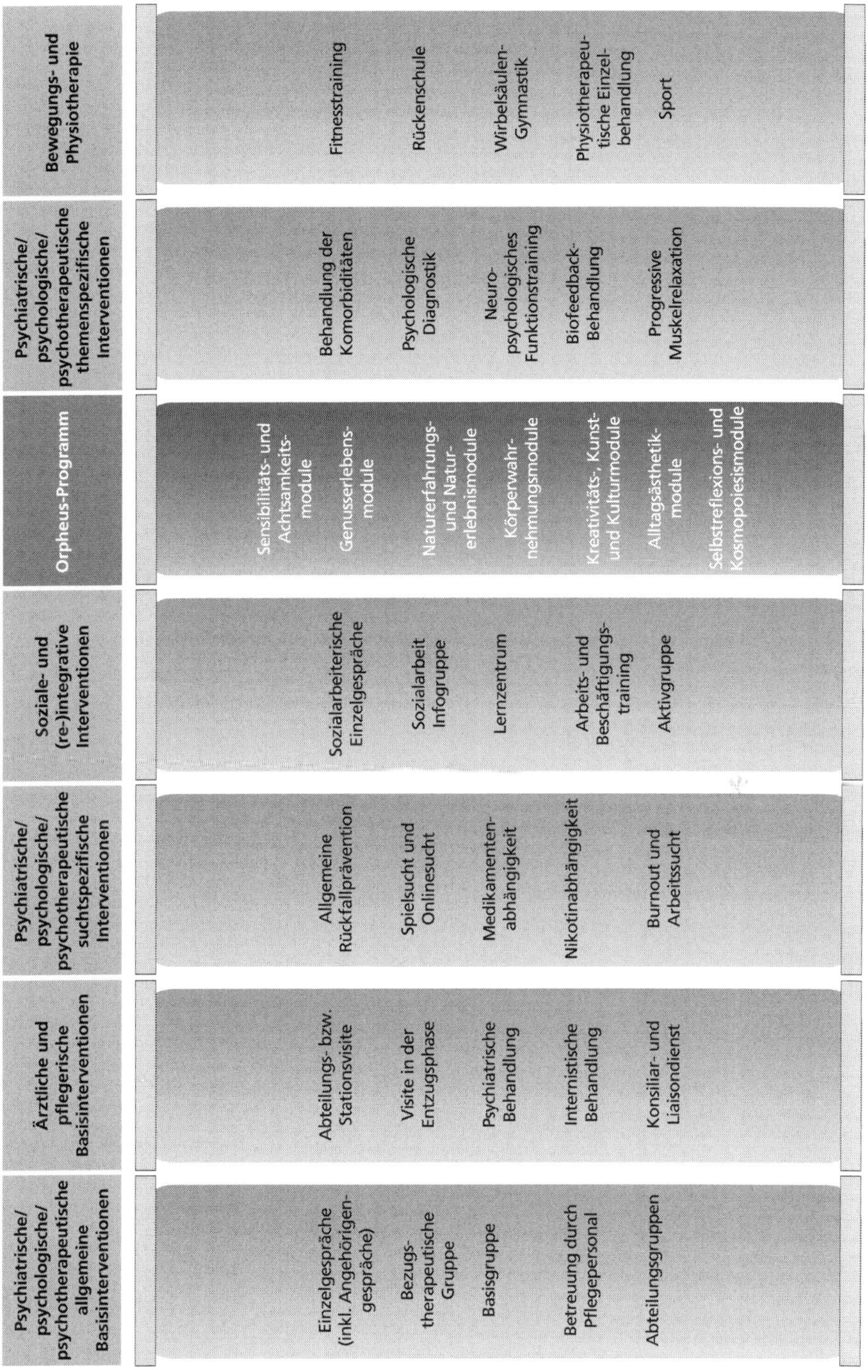

3.1 Ausgangssituation und Grundlagen

Psychiatrische/ psychologische/ psychotherapeutische allgemeine Basisinterventionen	Ärztliche und pflegerische Basisinterventionen	Psychiatrische/ psychologische/ psychotherapeutische suchtspezifische Interventionen	Soziale- und (re-)integrative Interventionen	Orpheus-Programm	Psychiatrische/ psychologische/ psychotherapeutische themenspezifische Interventionen	Bewegungs- und Physiotherapie
Einzelgespräche (inkl. Angehörigengespräche)	Abteilungs- bzw. Stationsvisite	Allgemeine Rückfallprävention	Sozialarbeiterische Einzelgespräche	Sensibilitäts- und Achtsamkeitsmodule	Behandlung der Komorbiditäten	Fitnesstraining
Bezugstherapeutische Gruppe	Visite in der Entzugsphase	Spielsucht und Onlinesucht	Sozialarbeit Infogruppe	Genusserlebensmodule	Psychologische Diagnostik	Rückenschule
Basisgruppe	Psychiatrische Behandlung	Medikamentenabhängigkeit	Lernzentrum	Naturerfahrungs- und Naturerlebnismodule	Neuropsychologisches Funktionstraining	Wirbelsäulen-Gymnastik
Betreuung durch Pflegepersonal	Internistische Behandlung	Nikotinabhängigkeit	Arbeits- und Beschäftigungstraining	Körperwahrnehmungsmodule	Biofeedback-Behandlung	Physiotherapeutische Einzelbehandlung
Abteilungsgruppen	Konsiliar- und Liaisondienst	Burnout und Arbeitssucht	Aktivgruppe	Kreativitäts-, Kunst- und Kulturmodule	Progressive Muskelrelaxation	Sport
				Alltagsästhetikmodule		
				Selbstreflexions- und Kosmopoiesismodule		

Abb. 1: Siebensäulen-Behandlungsmodell des Anton Proksch Instituts (siehe auch Musalek 2009a, 2010a)

Manche der Maßnahmen der qualifizierten Entzugsbehandlung, vor allem jene in der Subakutphase gesetzten, wären in früherer Nomenklatur bereits der Entwöhnungsbehandlung zugerechnet worden. Die Übergänge zwischen akuter Detoxizierungsphase und Entwöhnungsphase sind in der Tat auch fließend. Der Großteil der therapeutischen Handlungen in der Entwöhnungsphase wird heute der Rehabilitation zugerechnet. Das hat vor allem seinen Grund in der Finanzierungssituation von Suchtbehandlung in Deutschland, wo die einfache sowie auch qualifizierte Entzugsbehandlung von den Krankenkassen finanziert wird, während die Kosten der Entwöhnungsbehandlung als rehabilitative Maßnahmen bewertet und von der Rentenversicherung übernommen werden. Das Hauptziel der Entwöhnungsbehandlung, alias Rehabilitation, ist es neben dem Erreichen einer hohen langfristig bestehenden Abstinenzmotivation, mit Hilfe von multimodalen, interdisziplinären, primär psychotherapeutisch ausgerichteten, aber auch medizinisch-psychiatrischen sowie sozial unterstützenden Behandlungsmaßnahmen, die zugrunde liegenden Ursachen der Abhängigkeitsentwicklung und deren Fortbestand zu erörtern, um damit eine zielführende Pathogenese-orientierte Langzeittherapie sowie eine effektive Rückfallsprophylaxe zu ermöglichen.

Aufgrund der besonderen Krankenversicherungssituation in Österreich – sowohl die akuttherapeutischen wie auch die langzeitrehabilitativen Suchtbehandlungsmaßnahmen werden im Wesentlichen von den Krankenkassen finanziert – ist es hier möglich die gesamte Suchttherapie, Entzugs- sowie auch Entwöhnungsbehandlung, in ein und derselben Institution durchzuführen. Diese Besonderheit im Finanzierungssystem versetzt österreichische Suchtkliniken in die Lage, stationäre, teilstationäre sowie auch ambulante Behandlungsangebote, die sowohl akute Entzugsbehandlung wie auch multiprofessionelle, Pathogenese-orientierte Therapien der Suchterkrankung mit all ihren körperlichen und psychischen »Komorbiditäten« sowie psychosozialen Folgeerscheinungen bis hin zur Langzeitentwöhnungsbehandlung und ambulanten Nachsorge beinhalten, in ein und derselben Institution zur Verfügung stellen zu können. Im Wiener Anton Proksch Institut, einer der größten Suchtkliniken Europas, in der alle Formen der Suchtkrankheiten – substanzgebundene wie auch substanzungebundene Abhängigkeitserkrankungen – behandelt werden, wurde bereits in den Sechziger- bzw. Siebzigerjahren des vorigen Jahrhunderts ein 4-Phasen-Behandlungsmodell entwickelt, das alle Behandlungsphasen umfasst und unter der Bezeichnung »geschlossene Behandlungskette« Eingang in die Fachwelt fand (Lentner 1994).

Die Hauptaufgaben in der ersten Phase sind Detoxifizierung, Entzugsbehandlung sowie die medizinisch-psychiatrische Diagnostik und Therapie des akuten Krankheitsgeschehens. In der zweiten Phase gilt es, in einem mehrdimensionalen differentialdiagnostischen Prozess die Ursachenkonstellationen für die Entstehung und den Erhalt des Suchtgeschehens bzw. dessen Komorbiditäten und körperlichen bzw. psychosozialen Folgeerscheinungen abzuklären und mit einer mehrdimensionalen, multiprofessionellen Behandlung derselben zu beginnen. In der dritten Phase, der sogenannten »Aktivierungsphase«, geht es vor allem darum, den Suchtkranken mittels ergotherapeutischer, physiotherapeutischer, arbeits- und kunsttherapeutischer Maßnahmen aus seiner in der Regel bestehenden passiv-konsumierenden Lebensgrundhaltung zu einer aktiven Teilnahme am Leben zu bewegen. Die vierte Phase ist dann der Langzeitrehabilitation bzw. der ambulanten Nachsorge zur Rückfallprophylaxe gewidmet (Lesch et al. 1994; Lentner 1994).

Später wurde dieses ursprüngliche Behandlungskonzept des Anton Proksch Instituts zu einem fünf Phasen umfassenden Behandlungsprogramm weiterentwickelt. Der Akutbehandlungsphase wurde eine Motivationsphase vorangestellt. Bis dahin war die Behandlungsmotivation, vor allem in Bezug auf eine stationäre Suchtbehandlung, vorzugsweise eine Bringschuld der Patienten. Wer zu einer stationären Behandlung motiviert war, wurde zu einer solchen zugelassen, wer es nicht war, blieb (noch) davon ausgeschlossen. Motivation zur Abstinenz bzw. auch zu einer markanten Lebensstiländerung kann aber nicht alleinige Angelegenheit des Patienten sein. Die Suchttherapeuten sind hier als Experten aufgerufen, einen wesentlichen Anteil an der Motivationsarbeit zu übernehmen. Neben der Schaffung dieser zusätzlichen Phase im Behandlungskonzept wurde auch die Aktivierungsphase zur Lebensneugestaltungsphase erweitert – zu der Phase, in der verortet das Orpheus-Programm zur Anwendung kommt (Musalek 2009a, 2010a).

Bis dahin bot das vierte Stadium des herkömmlichen Behandlungskonzepts des Anton Proksch Instituts als »Aktivierungsprogramm« vor allem Hilfestellungen, um Patienten aus der Passivität ihres Daseins herauszuführen und ihnen damit die Möglichkeit zu eröffnen, ihr Leben »in den Griff zu bekommen« und die anfallenden Probleme selbst meistern zu können, im Sinne einer Hilfe zur Eigenhilfe. Die Gestaltung eines neuen Lebens wurde dabei in der Regel aber noch nicht ins Visier genommen. Es ging auch nicht so sehr darum, aktiv ein schöneres Leben zu gestalten (viele meinten, allein die Suchtmittelkarenz würde schon ausreichen, dass das Leben der Suchtkranken nun auch schon ein schöneres wäre), der Hauptfokus lag vielmehr auf einem besseren Funktionieren im Leben, auf einem »besser mit dem Leben fertig werden«.

Die Erweiterung der Aktivierungs- zu einer Lebensneugestaltungsphase erfolgte aufgrund der klinischen Erfahrung, dass das bloße Sich-Vornehmen, abstinent zu bleiben – selbst dann, wenn es sich um einen aufrichtigen Vorsatz handelt –, ohne aber das Leben neu zu konfigurieren, nur ein geringes Maß an Nachhaltigkeit aufweist. Dort aber, wo es gelingt, im Leben neue Schwerpunkte zu setzen, vor allem dann, wenn dieses »neue Leben« ein attraktives, weil auf freudvolles Erleben ausgerichtetes und mit Freuden angereichertes Leben ist, die Chance, nicht wieder in alte Suchtmittelkonsummuster zurückzufallen, signifikant geringer ist, als wenn man, wie es so oft heißt, »alles beim Alten belässt«. Die Ausrichtung auf ein neugestaltetes Leben heißt aber auch einen Paradigmenwechsel in der Suchtbehandlung zu vollziehen. Nicht mehr die Suchtkrankheit steht dann im Mittelpunkt des therapeutischen Interesses, sondern der jeweilige suchtkranke Mensch mit allen seinen individuellen Fähigkeiten und Unfähigkeiten. Denn nur wer seine Stärken und Schwächen kennt, kann auch sein Leben aktiv so verändern und gestalten, wie er es möchte und kann. Der an einer Suchtkrankheit leidende Mensch – und nicht die Suchtkrankheit – wird damit in der Behandlungssituation zum Maß aller Dinge (Musalek 2015a).

3.1.2 Erste Ideen – Ein- und Ausgangsüberlegungen zum Orpheus-Programm

Vor nunmehr nahezu zwanzig Jahren begann der Autor ein neues Therapieprogramm für suchtkranke Menschen zu entwickeln, das in den folgenden Jahren mit den Mitarbeitern des Anton Proksch Instituts unter dem Namen *Orpheus-Programm* auch erfolgreich in die klinische Praxis umgesetzt werden konnte (Musalek 2010a). Am Anfang der Entwicklung dieses Behandlungsprogramms stand ein Eureka-Erlebnis: Im Aufwachen, noch im Halbschlaf – in diesem Zwischenzustand von Noch-Schlafen und Schon-Wachsein – trat plötzlich klar zu Tage, dass, will man den allzu oft festzustellenden Behandlungsabbrüchen und deren fatalen Folgen Herr werden, eine grundlegende Umwertung und Neuausrichtung in Suchtbehandlungsprogrammen vonnöten ist. Um die Adhärenz in der Suchtbehandlung zu erhöhen, braucht es attraktive Therapieziele und Behandlungsformen. Das oberste Ziel der Suchtbehandlung soll und kann dann nicht mehr nur ein (für Suchtkranke in der Regel nur schwer vorstellbarer) dauerhafter Verzicht auf das Suchtmittel sein, sondern muss vielmehr in der Anreicherung des Lebens mit Schönem gesehen werden, was zur Folge hat, dass die Attraktivität des Suchtmittels von all dem dann neu geschaffenen Schönen soweit übertönt wird, dass dem Suchtkranken ein dauerhafter Verzicht darauf möglich wird.

Eureka-Erlebnisse sind das Kernstück von Intuitionen (Baudson und Preckel 2013; Fink und Baudson 2019), sie werden als unmittelbar erfahrene Inspiration verbunden mit einem Gefühl der Eingebung erlebt. Das radikal Neue überkommt einen in Form eines Aha-Erlebnisses. Der Name dieser unvergleichlichen Erlebnisform geht auf den im dritten vorchristlichen Jahrhundert lebenden Mathematiker und Physiker Archimedes von Syrakus zurück. Er soll nach der Überlieferung Plutarchs, als ihm im Rahmen seiner physikalisch-mathematischen Studien plötzlich bewusst wurde, wie der Auftrieb eines Körpers in einer Flüssigkeit vonstattengeht, was wir heute noch als »Archimedes-Prinzip« bezeichnen, »eureka« (»ich habe es gefunden«) ausgerufen haben (Simonyi 1990). Im Eureka-Moment spürt man Kreativität ganz unmittelbar, womit einem auch die große Kluft zwischen kreativem und nicht-kreativem, also bloß handwerklichem Handeln in besonderem Maße deutlich erlebbar wird (Baudson 2019): Einmal passiert etwas mit uns (oder wir haben zumindest diesen Eindruck), das andere Mal führen wir nur etwas bereits Vorgenommenes aus. Im ersten Fall geschieht im Hier und Jetzt unerwartet etwas radikal Neues – etwas Besonderes, Exzeptionelles erscheint gleichsam aus dem Nichts. Man spürt sich von der Eingebung beschenkt und gleichzeitig auch als Schöpfer von völlig Neuem. Dieser unvergleichliche Augenblick wird von vielen als Inspiration, Intuition oder Momentum der Kreativität bezeichnet. Kreativität braucht aber wesentlich mehr als nur einen solchen Eureka-Moment. Ohne die nachfolgenden Phasen der Evaluation und Elaboration kann sich das plötzlich erscheinende Neue wieder verlieren. Bloße Eingebung und Erleuchtung ohne nachfolgende Auswertung und Ausarbeitung verändert in der Regel noch nichts, bewegt noch nichts, sondern verschwindet wie aus dem Nichts gekommen wieder in das Nichts.

Angekündigt wurde die Intuition zur Neuschaffung des Behandlungsprogramms mit einer für einen Suchttherapeuten auf den ersten Blick völlig banal erscheinenden Frage: Kann ich selbst das umsetzen, was ich tagtäglich von meinen Patienten verlange? Kann auch ich auf etwas für mich in höchstem Maße Schönes und damit auch Wichtiges dauerhaft und nachhaltig verzichten? Kann ich auf das Drittwichtigste bzw. Drittschönste ein Leben lang hindurch verzichten? Die Antworten auf diese Fragen waren im wahrsten Sinn des Wortes ernüchternd, sie mündeten alle in einem »Nein, das kann ich nicht« bzw. »Nein, das kann und will ich auch nicht!«. Wenn aber schon einem Therapeuten, von dem man annehmen kann, dass er doch zumindest im Wesentlichen ein psychisch gesunder Mensch ist, es nicht möglich erscheint, auf sein Drittwichtigstes verzichten zu können – so der weitere Gedanke –, wie soll das dann ein Suchtkranker, also ein an einer schweren psychischen Krankheit leidender und damit viel an Kraft verlierender Mensch schaffen können? Zusätzlich ist hierbei noch in Rechnung zu stellen, dass für die allermeisten Suchtkranken das Suchtmittel nicht das Drittwichtigste, sondern überhaupt nur mehr das einzige Attraktive ist, das ihnen in ihrem chronischen Leiden geblieben ist.

All diese Überlegungen erfolgten vor dem Hintergrund, dass sich Suchtmittel immer durch einen bzw. mehrere hochpositive psychotrope Effekte auszeichnen. Sie unterscheiden sich zwar hinsichtlich ihres Wirkungsspektrums – die einen wirken angst- und spannungslösend, andere vermitteln das Gefühl einer tiefen Ausgeglichenheit und inneren Ruhe, wiederum andere werden als antriebs- und leistungssteigernd erlebt, viele von ihnen sind auch schmerzlindernd, sowohl körperliche wie auch seelische Schmerzen betreffend –, in jedem Fall sind sie aber für denjenigen, der sie einnimmt, hochattraktiv – für viele sogar gleichsam ein »Zaubertrank«. Erst dann, wenn man von ihnen abhängig ist, wenn man ihre Einnahme nicht mehr kontrollieren kann, beginnt der Leidensweg. Suchtkranke leiden demnach nicht an der psychotropen Wirkung des Suchtmittels, sondern vielmehr an den mit der Abhängigkeitserkrankung einhergehenden Folgen einer für sie nicht mehr kontrollierbaren Einnahme. Das ist auch der – oft für Angehörige schwer nachvollziehbare – Grund dafür, dass Suchtkranke, obwohl sie sich dessen schon bewusst sind, dass sie sich mit der weiteren Einnahme des Suchtmittels massiven Schaden zufügen, und auch trotz all der damit verbundenen Leiden, Suchtmittel doch immer wieder weiternehmen. Unabhängig von den indirekten negativen Folgeerscheinungen bleibt das jeweilige Suchtmittel hinsichtlich seiner positiven Wirkungen weiterhin in den obersten Rängen der Attraktivitätsskala angesiedelt.

Verzicht, vor allem ein langfristiger, bereitet allen Menschen ein Problem, den einen mehr, anderen etwas weniger. Offenbar sind wir Menschen nicht zum Verzicht geboren. Das Verzichten muss im Rahmen der lebenslangen Menschwerdung mühsam erlernt werden. Je später man mit diesem Lernprozess beginnt, desto schwerer fällt es Menschen, damit auch zielführend umzugehen. Besonders schwer fällt es verständlicherweise, auf das zu verzichten, was als besonders schön und damit auch als in besonderem Maße wichtig erachtet wird, sei es nun ein sehr verehrter bzw. nahestehender Mensch, ein geliebtes Lebewesen, ein wunderschönes Ding, ein wunderbarer Zustand oder aber eine wundervolle Situation. Immer leiden wir unter deren Verzicht.

Alles, was für uns schön ist, ist uns auch wichtig, alles, was für uns schön ist, ist uns lieb und teuer. Alles, was in unserer Attraktivitätsskala ganz oben steht, ist auch in unserer Werteskala ganz oben angesiedelt. Umso schöner und wichtiger etwas für uns ist, umso mehr wir es liebgewonnen haben, desto schwerer fällt es uns, darauf zu verzichten. Das ist auch der Grund dafür, dass die oben gestellte Frage nach einem nachhaltigen Verzicht auf das Drittwichtigste im Leben mit einem so klaren »Nein« zu beantworten ist. Viel leichter fällt da schon zum Beispiel auf ein vielleicht Zwanzigwichtigstes zu verzichten. Da es so viel anderes Schöneres gibt, kann auf das vormals als so schön Bewertete, nun auch über lange Wegstrecken verzichtet werden. Für die Suchttherapie bedeutet das, dass man, um dem Suchtkranken einen nachhaltigen Suchtmittelverzicht zu ermöglichen, im therapeutischen Prozess das Suchtmittel von den vorderen Rängen der Attraktivitätsskala auf hintere verlagern muss.

Bei dieser Umwertung stellt sich aber das Problem, dass für uns immer dann, wenn es sich um ein hoch emotional besetztes Schönes handelt – und bei den Dingen und Situationen an der Spitze unserer Attraktivitätsskala handelt es sich immer darum –, ein Zurückreihen praktisch unmöglich ist. Als Menschen sehen wir uns außerstande, etwas, das als herausragend schön, als besonders lieb und teuer wahrgenommen wird, nur deshalb, weil wir vorgeben, es eigentlich nicht mehr zu wollen, als nicht mehr schön zu erleben. Auf der kognitiven Ebene kann das zwar gelingen: Man kann sich einreden, dass etwas nicht mehr so schön ist, weil man es nicht mehr als schön bewerten will. Im emotionalen Erleben ändert eine solche kognitiv vollzogene Entscheidung aber in der Regel vorerst gar nichts. Als Beispiel kann das Verlassenwerden von einem geliebten Menschen dienen: Man kann sich zwar vor Augen halten, dass dieser Mensch es nicht wert gewesen wäre, ihn noch zu lieben. Man kann sich auch kognitiv dafür entscheiden, ihn nicht mehr zu lieben; am Gefühl diesem Mensch gegenüber ändert das aber in der Regel noch nicht viel. Im unmittelbaren emotionalen Erleben bleibt er weiterhin geliebt und damit im Spitzenfeld des für uns Anziehenden, was den Trennungsschmerz in der Regel noch weiter verstärkt. Auch beim Verlust eines liebgewonnenen Gegenstandes kann man sich zwar versuchen einzureden, dass er gar nicht so wertvoll war, gar nicht so geliebt wie angenommen gewesen ist, dennoch wird es aber an dem von uns emotional erlebten Wert dieses Gegenstandes, an unserer Liebe zu diesem Gegenstand nichts ändern.

Ein aktives, direktes und unmittelbares emotionales »Down-Grading«, eine auch konkret erlebbare emotionale Entwertung ist offenbar, wenn überhaupt, dann nur in einem sehr aufwendigen und langwierigen Prozess möglich, selbst dann, wenn wir uns dazu entscheiden, es so und nicht anders zu wollen. Viel leichter fällt da schon ein aktives emotionales »Up-Grading«. Als Menschen können wir von Beginn unserer Existenz an immer neues Schönes finden und können dieses neue Schöne lieben lernen. In uns allen wirkt der Wille zum Schönen, wir erleben uns zum Schönen hingedrängt, das Schöne zieht uns an, wir müssen es nur zulassen (▶ Kap. 2.3.12). Wir sind dazu fähig, uns vormals noch als attraktiv unbekannte Menschen, unerkannte Situationen und Dinge als schön und wertvoll zu erleben – und mehr noch: Wir können sie als noch schöner, interessanter, begeisternder und faszinierender als alles Bisherige wahrnehmen, womit das vormals so hochrangige

Schöne ganz automatisch in unserem Schönheitsranking an Stellenwert verliert – es ist dann nicht mehr das Drittschönste, sondern vielleicht nur das Zehnt- oder gar Zwanzigstschönste.

Diese indirekte Zurückreihung durch das Vorreihen von neuem Schönen ist auch das Grundprinzip des Orpheus-Programms, dessen Hauptaufgabe es ist, mittels Anreicherung des Lebens mit anderem Schönen ein Zurückreihen des Suchtmittels in der Attraktivitätsskala zu bewirken, auf dass es dem Suchtkranken gelingt, darauf zu verzichten und damit eine langdauernde Abstinenz vom Suchtmittel möglich zu machen. Wenn es im Leben so viel Schönes gibt, dass das Suchtmittel nur mehr das Zwanzigstschönste im Leben darstellt, dann ist es auch dem Suchtkranken möglich, über weite Wegstrecken darauf zu verzichten. Im Idealfall kann dann das Suchtmittel sogar als Störfall erlebt werden, als etwas, das anderes als unmittelbar schön Erlebtes beeinträchtigt oder unmöglich macht.

3.2 Namensgebung

3.2.1 Orpheus – der große Sänger der Antike

Friedrich Nietzsche stellt im dritten Buch seiner *Fröhlichen Wissenschaft* die Frage: »Was ist Originalität?« – und gibt zur Antwort: »Etwas sehen, das noch keinen Namen trägt, noch nicht genannt werden kann, ob es gleich vor aller Augen liegt. Wie die Menschen gewöhnlich sind, macht ihnen erst der Name ein Ding überhaupt sichtbar. – Die Originalen sind zumeist auch die Namengeber gewesen« (Nietzsche 1882/1988, S. 517). So verhält es sich auch mit dem Orpheus-Suchtbehandlungsprogramm: Am Anfang stand etwas vor Augen, eine noch namenlose Idee, ein erster gedanklicher Versuch einer Annäherung an den Wesenskern eines neuen Therapieprogramms. Erst in der Verbindung mit dem Namen des großen Sängers der Antike und einer ganz bestimmten Episode seines Wirkens nahm das noch im Vagen Verbliebene Kontur an und wurde in der Weiterentwicklung nach und nach sichtbar. Ein Sichtbarwerden im Entwickeln, ein Entwickeln im Sichtbarwerden, bis es zu dem wurde, was unter der Bezeichnung Orpheus-Programm in den klinischen Behandlungsalltag der Suchtkliniken des Anton Proksch Instituts Eingang fand. Wenn man ein Behandlungsprogramm – das noch dazu den Anspruch erhebt, einen Paradigmenwechsel in der Suchtbehandlung einzuleiten – mit einem neuen, noch unbekannten Namen versieht, dann muss es sich von bisherigen Behandlungsprogrammen auch markant unterscheiden.

Im Diskurs zur Namensgebung stellen sich zwei Fragen: Erstens, was heißt in diesem Zusammenhang »Programm« und zweitens, warum ist dieses Behandlungsprogramm gerade nach Orpheus und nicht nach einem anderen Heroen bzw. nach einer anderen Symbolfigur benannt? Zur ersten Frage: Ein Programm im Allgemeinen – und ein Behandlungsprogramm im Besonderen – ist immer etwas in seiner Ganzheit Vorgegebenes, etwas Vorgefasstes – etwas, das in seiner Struktur und in seinem Ablauf bereits festgelegt ist. Wir sprechen dann von einem Programm, wenn wir zum Beispiel die Gesamtheit von Veranstaltungen und Darbietungen eines Theaters, Kinos, des Fernsehens, Rundfunks oder Ähnliches vor Augen haben oder, wie im deutschen Duden (2022) weiter angeführt, wenn wir den vorgesehenen Ablauf einer Reihe von Darbietungen bei einer Aufführung, einer Veranstaltung, einem Fest oder die nach einem Plan genau festgelegten Einzelheiten eines Vorhabens, wie z. B. den programmierten Tagesablauf eines Seminars oder einer Fortbildungsveranstaltung, meinen. Auch eine Gesamtheit von vorgegebenen Konzeptionen und Grundsätzen, die zur Erreichung eines bestimmten Zieles dienen, werden als Programm bezeichnet, wie z. B. ein Parteiprogramm, Regierungsprogramm oder etwa ein Programm zur Bekämpfung der Armut.

Immer ist ein Programm etwas Vorgegebenes, etwas bereits Festgestelltes und in jedem Fall ist es auch als Ordnungsvorgabe eine Orientierungshilfe für alle in einem Programm stattfindenden Ereignisse und Geschehnisse. Ein Programm gibt den Rahmen für bestimmte Geschehen und dynamische Prozesse und ist damit immer auf etwas Veränderbares, gleichsam sich noch in Entwicklung Befindliches ausgerichtet. So verhält es sich auch im Orpheus-Programm. Auch hier finden wir Festgelegtes und Festgesetztes, das bestimmten Behandlungsabläufen ihre Struktur und Richtung gibt, aber vor allem auch als Angelpunkte bzw. Bezugskoordinaten fungiert, in denen Entwicklungen und Entfaltungen stattfinden können. In den folgenden Kapiteln wird es daher Aufgabe sein, einerseits das mittels des Orpheus-Programms Festgesetzte anzuführen, andererseits aber auch die Entfaltungs- und Weiterentwicklungsmöglichkeiten aufzuzeigen, die sich darin für suchtkranke Menschen eröffnen.

Jedes Behandlungsprogramm hat zumindest ein Ziel, manchmal sogar auch mehrere. Bei den meisten herkömmlichen Suchtbehandlungsprogrammen, vor allem aber bei jenen, die heute als evidenzbasiert ausgewiesen werden (Schmidt et al. 2006; Hillemacher 2012), sind nicht nur die generellen Ziele und deren Teilziele, sondern auch die Handlungsabläufe möglichst in all ihren Einzelheiten und Details festgesetzt. Hier unterscheidet sich das Orpheus-Programm bereits erstmals markant von anderen Behandlungsprogrammen. Natürlich fehlen auch hier keine Ziele, sie sind aber nicht Ziele im Sinn von vorab festgeschriebenen Ziellinien, die dann überschritten werden oder unerreicht bleiben können. Die Ziele des Orpheus-Programms sind vielmehr Fernziele im Sinne von Ausrichtungen auf etwas, das zwar angestrebt, aber letztlich nicht völlig erreicht werden kann. Als Beispiel für ein allbekanntes, letztendlich unerreichbares, aber doch anstrebenswertes Ziel kann die Schaffung einer besseren Welt dienen. Wenn man viel für dieses Ziel tut, wird sie auch eine bessere werden und doch eine bleiben, aus der man wieder eine (noch) bessere machen kann. In gleicher Weise können auch ein freudvolles Leben oder aber psychische Gesundheit (wie von der WHO definiert – WHO 1948) zwar angestrebt, in ihren Maximalausprägungen allerdings doch nie erreicht werden. Trotzdem ist es sinnvoll, beides anzustreben. Der Weg wird hier zum Ziel.

Um die zweite Frage zur Namensgebung des Orpheus-Programms, jene nach den Gründen, warum es gerade nach diesem herausragenden Sänger der Antike und nicht nach einem anderen Heroen bzw. einer anderen Symbolfigur benannt wurde, beantworten zu können, müssen wir uns mit der Person bzw. der Figur Orpheus beschäftigen. Wer war Orpheus? Oder vielleicht doch besser gefragt: Wie war Orpheus? War Orpheus ein Mensch, der wie wir alle zu einer bestimmten Zeit an bestimmten Orten sein Leben lebte, oder war Orpheus schon in der Antike nicht ein »Wer«, sondern ein »Wie«, ein Symbol, Mythos, eine mythologische Erfindung von Menschen – also jemand, der bloß erdacht wurde, nie aber als Mensch gelebt hat? War Orpheus ein Mensch aus Fleisch und Blut oder aber ist er ein von Menschenhand geschaffenes Kunstprodukt? Alles Fragen, die den Interessierten nicht nur vor große Herausforderungen stellen, sondern auch in den angebotenen Antworten unsicher und ambivalent zurücklassen.

Der wohl überzeugendste Hinweis darauf, dass Orpheus nicht nur Kunstprodukt, sondern ein in Vorzeiten wahrhaftig lebender Mensch war, findet sich bei Platon (2011b) im vierten Jahrhundert vor unserer Zeitrechnung. In seiner *Apologie des Sokrates* lässt er Sokrates fragen, was denn der ihm angedrohte Tod nun für ihn sei und ob er ihn überhaupt fürchten müsse. Sokrates kommt in seiner Rede an die Richter, die darüber entscheiden sollen, ob er hingerichtet werden soll oder nicht, zu dem Schluss, dass der Tod entweder ein Zustand des Nichtseins sei, also ein Zustand ohne jegliche Empfindung, und er ihn deshalb nicht zu fürchten braucht – oder aber, dass der Tod als Übersiedlung der Seele von einem Hier, dem Ort des irdischen Lebens, nach einem Dort, dem Ort der Toten, gedacht werden könne. Auch in diesem Fall brauche er den Tod nicht zu fürchten, denn dann handele es sich gleichsam um eine Reise ohne Rückkehr zu den bereits Verstorbenen, mit denen man dann endlich wieder zusammen sein könne – wer würde nicht sehr viel dafür geben, mit Orpheus, Musaios, Hesiod und Homer zusammenzukommen und zu verkehren. Für Sokrates, so zumindest überliefert es Platon, besteht demnach nicht der geringste Zweifel, dass Orpheus, ebenso wie die anderen drei großen Dichter des antiken Griechenlands, Musaios, Hesiod und Homer, ein sterblicher Mensch war, mit dem er dann im Falle der Existenz eines Totenreiches als Verstorbener endlich in direkten Kontakt treten könne. Auch für Hippias, Aristophanes und Pindar war übrigens Orpheus einer der vier größten leibhaftigen Dichter Griechenlands (Böhme 1970).

Wenn man davon ausgeht, dass Orpheus ein sterblicher Mensch war, dann hat er mit hoher Wahrscheinlichkeit im dreizehnten Jahrhundert vor unserer Zeitrechnung gelebt (Böhme 1970). In diesem Zeitalter fand die Fahrt der Argonauten statt, die vom antiken Helden Jason angeführte abenteuerliche Schifffahrt zur Heimholung des Goldenen Vlieses. Bereits Homer, von dem Herodot annimmt, dass er ungefähr 400 Jahre vor ihm gelebt habe, also ungefähr 850 Jahre vor unserer Zeitrechnung, nimmt in seiner *Odyssee* Bezug auf die Argonautika, wenn er dort Kirke dem Odysseus erzählen lässt, dass auch schon Helden mit der Argo erfolgreich durch die durch zwei im Meer treibenden überhängenden Felsen überstarke Strömung gesegelt wären. Wesentlich später, im dritten Jahrhundert vor unserer Zeitrechnung, verfasste dann Apollonios von Rhodos in vier Büchern die älteste umfassende Beschreibung der Argonautenfahrt um das Goldene Vlies.

Die Argonautika, diese mit so vielen Aufgaben und Bewährungen verbundene Reise ans Ende der Welt (zumindest der der antiken Griechen), ist wesentlich mehr als bloß ein Abenteuerroman. In der Orphik (einer antiken Religionsbewegung mit polytheistischer Mythologie und Initiationsriten – Burkert 1968; Kingsley 1995) zeichnet sie den Neophyten den Weg der Initiationsriten zur Menschwerdung, zur Neugestaltung eines gedeihlichen Lebens vor. Der mythologisch überhöhte und ins Göttliche transzendierte Orpheus ist dabei eine zentrale Leitfigur (Böhme 1970; Plassmann 1992; Masaracchia 1993). Die Frage, ob Orpheus nun als leiblicher Mensch gelebt hat oder aber als allegorische Kunstfigur von Menschenhand geschaffen wurde, wird wohl nie mit Sicherheit zu beantworten sein, am wahrscheinlichsten erscheint, dass Orpheus zwar ein leibhaftiger Mensch der griechischen Vorzeit war, er aber ob seiner außerordentlichen künstlerischen Fähigkeiten als Sänger und Dichter später dann zu der uns bekannten göttlichen Kunstfigur avancierte, der sogar eine Religionsgründung zugesprochen wird. Er reiht sich damit nahtlos in die Riege von herausragenden Religionsgründern bzw. Kultheroen wie Zoroaster, Mithras, Buddha oder Jesus Christus ein. Sie alle waren mit höchster Wahrscheinlichkeit lebendige Menschen, aber eben nicht *nur* Menschen. Ihr Dasein reicht für Gläubige weit über ein bloß irdisches Leben ins Göttliche hinaus.

Viel wichtiger als die Frage »*Wer* war Orpheus?« ist jene – vor allem auch im Zusammenhang mit dem Orpheus-Suchtbehandlungsprogramm – nach dem »*Wie* war Orpheus?«. Wie wirkte er damals und wie wirkt er bis heute? Wie sah ihn die Antike, wie und als was können wir ihn heute noch sehen, wie sind seine Handlungen und sein Schicksal zu verstehen, wie kann er Suchtkranken zu Vorbild und Leitfigur werden? Eine umfassende Beantwortung all dieser Fragen – so attraktiv und interessant das auch erscheinen mag – würde den Rahmen dieses Buches bei weitem übersteigen. Es soll daher nur jenen Fragen nachgegangen werden, die uns helfen, den Bezug des Lebens und Wirkens von Orpheus zu dem nach ihm benannten Behandlungsprogramm nachvollziehen zu können. Den meisten fällt heute bei Nennung des Namens Orpheus als Erstes die – wie zumindest von Platon (1923) und Vergil (2016) behaupten – missglückte Rückholung seiner über alles geliebten Ehefrau Eurydike ein. Dabei handelt es sich jedoch um eine relativ späte Episode seiner Schaffenszeit.

Orpheus ist noch deutlich vor der Vermählung mit Eurydike aber vor allem einer der Argonauten, die ihre Bezeichnung dem Namen des wunderbaren Schiffs, der Argo, verdanken, welches sie von Iolkos im griechischen Thessalien in die ferne Kolchis, einem zwischen dem Kaukasus und der Ostküste des Schwarzen Meeres im heutigen Georgien liegenden Gebiet, und über verschiedenste Umwege dann wieder zurück in ihre griechische Heimat führte. Alle anderen Mitstreiter des Anführers Jason sind erprobte Kämpfer, Orpheus ist der einzige Künstler: Ein Dichter und Musiker. Seine überragende Bedeutung für dieses Projekt stellt er bereits am Beginn der Reise unter Beweis, als er mit seinem Gesang die in massiven Streit geratenen Argonauten beruhigt.

Mit seinem Lyraspiel und Gesängen besänftigt er aber nicht nur die streitenden Argonauten, sondern er kann damit auch die wilden Tiere des Waldes betören und bezähmen. Erzählungen über die ungeheure Wirkkraft seiner Musik ziehen sich durch seine ganze Lebens- und Rezeptionsgeschichte. Die wilden Tiere, wie Löwen, Bären und Tiger, die sich durch seine Musik besänftigt zahm um ihn scharen, sind nicht nur nach Ansicht des Renaissance-Humanisten Giovanni Boccaccio (1997) Sinnbild für alles erdenklich Böse und somit auch für böse und aggressive Menschen. Die Musik wird hier als Symbol für das Schöne genommen, das seinerseits als hochwirksames Antiaggressionsmittel wirkt. Schönes im Leben ist die effektivste Waffe gegen alles Böse und Bedrohliche – dies ist eine erste hilfreiche Anregung für Menschen, die, wie auch viele Suchtkranke, an Bedrohlichem und Bösem leiden, das ihnen in ihrem Leben immer wieder widerfährt.

Orpheus schart aber nicht nur wilde Tiere um sich und verändert sie in sanfte, sondern er schafft es auch, scheue Tiere wie Rehe, Hirsche oder Vögel mit seiner Musik zu zutraulichen Wesen zu machen. Das Schöne wirkt demnach auch als Eisbrecher. Es bringt uns einander näher und ermöglicht auf diese Weise ein In-Beziehung-Treten mit Menschen, mit denen gelingende Begegnungen und Beziehungen üblicherweise kaum oder wenn, dann nur sehr zögerlich und rudimentär möglich sind. In schönen Situationen und angenehmen Atmosphären gelingt es leichter, mit anderen in Kontakt zu treten und ihnen kommunikativ näher zu kommen. Das Schöne verbindet – es verbindet uns Menschen miteinander, es verbindet uns aber auch mit der Natur (Musalek 2017b).

Die Gesänge des Orpheus-Mythos bewegen und verbinden alles in der Natur, nicht nur wilde und scheue Tiere, sondern auch fest verwurzelte Bäume, ja sogar Felsen. Der Überlieferung nach konnte Orpheus Bäume emotional so stark bewegen, dass sie ihren angestammten Platz verließen, auf ihn zukamen und ihn umarmten. Die Felsen waren angesichts seines schönen Gesangs so berührt und gerührt, dass sie sogar zu weinen begannen. Sieht man diese orphischen Erzählungen als Metaphern für unser zwischenmenschliches Leben, dann wird damit auf die ungeheure Wirkkraft des Schönen und der Liebe auf unser Gemeinschaftsleben verwiesen. Das Schöne, unsere Liebe zum und im Schönen lässt uns auch alle – und demgemäß auch Suchtkranke – Barrieren überwinden, die vom Bösen, Unnahbaren, aber auch vom Starrsinnigen, Harten, Unnachgiebigen und Unerbittlichen errichtet werden und ein gedeihliches menschliches Zusammenleben behindern, manchmal sogar verhindern. Das Schöne in unserem Leben gibt uns die Kraft, diese Barrieren wieder einzureißen, ganz so wie die Musik des Orpheus die Barrieren zwischen Menschen und Tieren, zwischen Menschen und Pflanzen sowie zwischen Organischem und Anorganischen aufzulösen imstande war, um auf diese Weise eine Verschmelzung des Menschen mit der Natur zu ermöglichen. Man steht dann nicht mehr der Natur mehr oder weniger fremd und feindlich gegenüber, sondern erlebt sich als einen Teil ihrer selbst. Auch das ist eine wesentliche Zielsetzung im Orpheus-Projekt: Gemeinsam ein schönes Leben zu schaffen, um eins zu werden mit der Natur.

Orpheus bezähmt nicht nur das Böse und Starrsinnige, er verbindet nicht nur die organische und anorganische Natur, sondern er ist auch dazu imstande, alle Mühsal des Lebens zu besiegen. Angekommen in der Unterwelt begeistert er nicht nur die Herrscher im Reich der Toten, Persephone und Hades, sondern auch viele der darin gefangenen Toten. So bringt er Sisyphos mit seinen Gesängen dazu, das ewige mühsame Hinaufrollen des Steins auf den Berg, von dem er dann immer wieder herunterrollt, zu unterbrechen. Sisyphos, so berichtet es zumindest Ovid (1994) im zehnten Buch seiner *Metamorphosen*, setzt sich, statt seinen Stein weiterzurollen, einfach auf ihn, um in Ruhe den Klängen der orphischen Musik zu lauschen. Im selben Buch lesen wir auch, dass das sich permanent drehende Feuerrad, auf dem Ixios aufgespannt war, weil er die Gastfreundschaft des Zeus missbraucht hatte, indem er in betrunkenem Zustand dessen Frau Hera nachgestellt hatte, durch die orphischen Gesänge zum Stillstand kam. Ixios brauchte damit auch nicht mehr wie vorher bei jeder Umdrehung des Rades zu wiederholen, dass man dem Wohltäter dankbar zu sein hat. Die wunderbare Musik des Orpheus lässt die Zeit stehenbleiben – sogar die der Ewigkeit in der Unterwelt. Auch die Danaiden hörten unter den Gesängen des Orpheus auf, vergeblich das löchrige Fass mit ihren Wasserkrügen zu füllen, und sogar Prometheus wurde zumindest eine Zeitlang von seinen Qualen erlöst, weil die auf ihn angesetzten Geier lieber den orphischen Klängen zuhörten, als Teile aus seiner Leber zu hacken.

Die hier skizzierten Episoden des Lebens von Orpheus in der Unterwelt verweisen in besonderer Weise auf die ungeheure Macht des Schönen. Die orphische Musik symbolisiert zugleich das apollinische wie auch das dionysische Schöne, das den Menschen sogar die Zeit stillstehen lässt. Im Erleben des Schönen vergessen wir gleichsam die Zeit, wir leben dann in einer aufs Äußerste gedehnten Gegenwart und vermeinen auf diese Weise, einen Stillstand der fortschreitenden Zeit bewirkt zu haben. Gleichzeitig entschwindet die Mühsal des Lebens aus dem Blickfeld. Indem man sich auf das Schöne fokussiert und sich diesem hingibt, kann man ganz im Schönen aufgehen – das Mühevolle und Leidbringende im Leben verliert an Schwere und bestimmt nicht mehr die Erlebenswelt. Gerade in Krisenzeiten braucht es daher das Schöne, um all das so unausweichlich erscheinende Belastende bewältigen zu können. Orpheus mit seiner Musik, vor allem mit seinem Musizieren in der Unterwelt, weist dabei den Weg. Seine so wundersame Musik, als Sinnbild für das von Menschenhand in die Welt gesetzte Schöne, lässt die Menschen sogar mit dem für sie so höchst Unausweichlichen, nämlich dem Tod, fertig werden. Das Schöne kann damit auch Suchtkranken helfen, die Unbill und Mühsal ihres Lebens zu meistern, und ihnen darüber hinaus auch noch jene Kraft und Zuversicht verleihen, die sie brauchen, um das Orpheus-Behandlungsprogramm auch erfolgreich in die Tat umzusetzen.

3.2.2 Orpheus und die Sirenen

All die genannten Begebenheiten aus dem Leben von Orpheus machen ihn zu einer Leitfigur für Suchtkranke im therapeutischen Prozess, vor allem in der Phase ihrer Lebensneugestaltung. Für die Namenswahl des Behandlungsprogramms selbst war allerdings eine einzige Begebenheit aus dem Leben des Orpheus ausschlaggebend, nämlich jene der Überwindung der Sirenen durch die Gesänge und Musik des Orpheus. Bei der Heimholung des Goldenen Vlieses haben die Argonauten unter anderem auch die tödliche Gefahr, die von den betörenden Gesängen der Sirenen ausgeht, zu meistern. Die Sirenen waren im antiken Griechenland hoch anziehende mythologische Geschöpfe mit dem Körper eines Vogels und dem sanften Gesicht einer Frau, später im Mittelalter mutierten sie dann zu wunderschönen Wesen mit dem Oberkörper einer Frau und dem Hinterteil eines Fisches, unveränderten Bestand haben aber ihre in höchstem Maße verführerischen Gesänge.

Die Herkunft der Sirenen bleibt, im Gegensatz zu jener der Musen, bis heute umstritten. In jedem Fall standen sie aber in enger Verbindung mit den Musen. Sie waren entweder die Töchter von Melpomene, der Muse des Gesanges, oder, wie es Apollonios von Rhodos, der im dritten vorchristlichen Jahrhundert lebende Verfasser der *Argonautika*, berichtet, jene von Terpsichore, der Muse des Tanzes. Auch hinsichtlich der Vaterschaft herrscht Uneinigkeit. Apollonios meint, der Vater der Sirenen sei der Flussgott Acheloos, während Sophokles davon ausgeht, dass es der greisenhafte Meeresgott Phorkys, der Sohn der Gaia sei. Einigkeit herrscht aber darüber, dass den Sirenen, von wem immer sie nun auch abstammen, einerseits eine überaus hohe Anziehungskraft gemein war und sie andererseits ein ungeheures Gefahrenpotential aufwiesen. Denn wenn man ihnen zu nahe kam, bedeutete das den Verlust von Gesundheit und Leben. Es sollen keineswegs nur schöne, sondern vor allem Sehnsucht erzeugende Lieder gewesen sein, mit denen sie die an ihrer Insel vorbeifahrenden Schiffer dazu brachten, an Land zu gehen und ihre Insel Anthemoessa zu betreten, die von Apollonios wie auch von Homer als ›blühende Insel‹ beschrieben wird. Allerdings fanden sich auf dieser Insel, die heute bei den Klippen im Raum zwischen Sorrent und Capri verortet werden kann, nicht nur blühende Blumen, Sträucher und Bäume, sondern auch die Häute und Gebeine von jenen Männern ausgebreitet, die wegen der Sirenengesänge ihr Schiff verließen, um ihnen ganz nahe zu sein – so nahe, dass es mit ihrem Weiterleben nicht mehr vereinbar wurde.

Sirenen sind damit ein eindrucksvolles Sinnbild für Suchtmittel. Auch Suchtmittel verfügen, wie bereits erwähnt, über eine überaus hohe Attraktivität. Kommt man ihnen aber zu nahe, riskiert man damit Gesundheit und oftmals sogar sein Leben. Wie kann man nun dieser Gefahr Herr werden? Wie ist die betörende Anziehungskraft der Sirenen zu überwinden? Eine erste Antwort darauf versucht Homer in seiner *Odyssee*. Sie handelt von der Rückfahrt des Odysseus und seiner Gefolgsmänner aus dem Trojanischen Krieg. Sofern man den Trojanischen Krieg nicht nur als eine ahistorische mythologische Erzählung, sondern als ein historisches Ereignis anzusehen gewillt ist (wofür nach dem heutigen Wissensstand doch vieles spricht), hat dieser und damit auch die Seefahrten des Odysseus im 12. bzw. 13. vorchristlichen Jahrhundert stattgefunden. Diese Rückfahrt gestaltet sich zu einer langwierigen, viele Jahre lang andauernden Irrfahrt. Bis heute nennen wir daher langdauernde Problemsituationen bzw. schwer zu meisternde Lebenswege eine »Odyssee«. Eine der Gefahren, die auf Odysseus bei dieser seiner Seefahrt zukommen, ist jene der Sirenen. Vorgewarnt durch die Zauberin Kirke lässt er sich an den Mast seines Schiffes binden, versieht die Ohren seiner Mannschaft mit Wachs, so dass sie die verlockenden Gesänge nicht hören können, und schrammt auf diese Weise mit all seiner List, Ausdauer und vor allem mit all seinem Durchhaltevermögen (seine mit dem Hören der Sirenengesänge verbundenen Leiden sind enorm!) an der Gefahr der Sirenen vorbei. Das findet auch seine Entsprechung im Kernstück der herkömmlichen Suchttherapie: Mit aller List, aller Gewalt, all dem gebotenen Durchhaltevermögen den Verlockungen des Suchtmittels standzuhalten und so die Abstinenz zu erhalten.

Weniger bekannt ist, dass auch Orpheus die Sirenen überwindet; das allerdings mit einer ganz anderen Strategie. Orpheus zieht mit Jason und anderen Argonauten aus, um das Goldene Vlies aus Kolchis zurückzuholen. Kolchis lag im von Arietes regierten Königreich zwischen dem Schwarzen Meer und dem Kaukasus im heutigen Georgien und war für die Griechen gleichbedeutend mit dem Ende der Welt. Die Fahrt mit der Argo, dem ersten und besten Schiff, das von den Griechen gebaut wurde, fand übrigens noch vor dem Trojanischen Krieg statt, also auch noch vor der Odyssee – zumindest eine Generation davor; das geht nicht zuletzt schon aus der Teilnehmerliste der Argonautenfahrt hervor. Da finden sich zum Beispiel Herakles, Peleus, der Vater des Achilleus, Theseus, der Besieger des Minotaurus, Telamon, der Vater des Ajax, oder Laertes, der Vater des Odysseus, und eben auch Orpheus, der große Sänger der Antike. Auf der Rückreise – die sich ebenso wie die Odyssee äußerst langwierig und gefahrvoll entwickelt – gelangen auch sie zur Insel der Sirenen.

Hier wird nun Orpheus zum Retter der Argonauten. Er nimmt seine Lyra und übertönt mit der schöneren und lauteren Musik die verlockenden Gesänge der Sirenen. Die Sirenengesänge werden damit weitgehend wirkungslos. Nur ein einziger Argonaut, Butes, erliegt vorerst ihren Verlockungen, aber auch er wird – zumindest laut Apollonios – dann doch noch von Aphrodite gerettet. Alles in allem ist der von Orpheus eingeschlagene Weg zur Überwindung der Sirenen trotz dieses einen beklagenswerten Zwischenfalls ein höchst erfolgreiches Unternehmen. Damit war auch das Orpheus-Programm in gedanklichen Grundzügen geboren. In der Zusammenschau des orphischen Mythos der Überwindung der Sirenen und des oben erwähnten Eureka-Erlebnisses erhielt das Grundprinzip des Orpheus-Suchtbehandlungsprogramms klare Konturen: Es gilt, die Anziehungskraft und Attraktivität des Suchtmittels mittels Anreicherung des Lebens mit Schönem so weit zu übertönen, dass damit ein nachhaltiger Verzicht auf das Suchtmittel möglich wird. Mit anderen Worten: Es geht darum, eine grundlegende Umwertung der Werte im Sinne eine Neuordnung des Schönen im Leben zu vollziehen. Nicht bloß Ablenkung vom bisher Schönen, auch nicht ein bloßes Ersetzen des bisher Schönen stehen hier zur Debatte, sondern das Ziel aller diesbezüglichen Bemühungen muss es sein, noch viel Schöneres als das bisher so Attraktive in die eigene Lebens- und Erlebenswelt zu setzen. Denn nur dann, wenn uns das neue Schöne ganz und gar gefangen nimmt, wird das vormals Schöne in der Attraktivitätsskala auch nachhaltig zurückgereiht, andernfalls bleibt das früher uns so Anziehende gleichsam in einer Ex-aequo-Position weiterhin wirksam. Es braucht hier einen Neubeginn im Schönen und eine Lebensausrichtung hin zum Schönen. In der Behandlungssituation braucht es daher zuvorderst ein schönes, ein für den einzelnen Suchtkranken attraktives Therapieziel.

3.3 Theoretische Basis und Grundprinzipien

Um ein freudvolles Leben führen zu können, müssen wir das Leben mit immer mehr Schönem anreichern – dieses Anreichern geschieht nicht in dem Sinne, dass man sich einfach auf den Weg dorthin macht, wo es Schönes gibt. Das Schöne wartet nicht in den »Einkaufsstraßen des Lebens«, dort, wo es vermeintlich etwas Schönes einzukaufen gibt. Wir können daher auch nicht einfach nur für und mit uns selbst durch solche »Einkaufsstraßen des Lebens« schlendern, um uns herumblicken und alles, was schön ist, einfach akquirieren und in unseren Einkaufskorb legen. Es gibt nämlich solche Einkaufsstraßen nicht, wir müssen sie uns selbst schaffen.

Wir können das Leben nur mit Schönem anreichern, indem wir uns neue Begegnungen mit einem präsumtiv Schönen ermöglichen, indem wir in Beziehung mit neuem Schönen treten und zulassen, dass es uns begegnet. Wie bereits erwähnt, handelt sich dabei um einen Zwei-Weg-Prozess der Sinnlichkeit – wir wenden uns dem Schönen zu und das Schöne kommt auf uns zu. Es kommt aber nur dann auf uns zu, wenn wir es auch auf uns zukommen lassen, wenn wir uns dem Schönen so weit öffnen, dass es uns berühren kann und wir so von ihm berührt werden. Das heißt aber auch, dass wir in unserem sinnlichen Schönheitserleben über uns selbst hinauswachsen müssen, um ein freudvolles Leben leben zu können. Dieses Über-sich-selbst-Hinauswachsen kann in zweierlei Hinsicht geschehen: Zum einen, indem wir die sich uns in den Weg stellenden Schwierigkeiten und Unpässlichkeiten des Lebens überwinden und uns in ein ästhetisches Neuland begeben, und zum anderen, indem wir unser sinnliches Erleben immer weiter steigern und intensivieren, auf dass wir in die höchsten Höhen des Schönheitserlebens vordringen können.

Die beiden unterschiedlichen Ansätze kann man mit zwei unterschiedlichen Möglichkeiten zur Bewältigung eines Gebirges bildhaft verständlich machen: Im zweiten Fall geht es darum, den vor sich liegenden Berg Abschnitt für Abschnitt zu erklimmen, um so letztendlich an dessen Spitze gelangen zu können. »Semper sursum« – immer höher, bis wir das Hochplateau der Freude erreicht haben. Der erste Fall ist wesentlich komplexer gelagert. Hier geht es nicht um stetige Progression, sondern um Transgression. Joseph Beuys, der Ausnahmekünstler des 20. Jahrhunderts, versteht darunter das Überwinden von Gebirgszügen, nicht indem man, wie von Nietzsche vorgeschlagen, Berggipfel erstürmt, sondern indem man Bergpässe ausfindig macht, die man dann überqueren kann. »Er denkt nicht in der Struktur von Zielpunkt und Umkehr, sondern [...] den Wechsel der Seite nach, [...] das Voranschreiten, das Eindringen« (Vogt 2016, S. 36). Die Schwellensituation, das Übersteigen, die Transgression ins Neuland sind in den künstlerischen Arbeiten von Beuys von tragender Rolle. Durch das Überwinden von Bergpässen gelangt man in neue Länder, durch das Durchschreiten von Lebens(eng-)pässen können wir neue Erlebensbereiche betreten, wir können aber in der Selbstüberschreitung auch die eigenen sinnlichen Erlebnismöglichkeiten soweit vergrößern, dass damit neue Lebensgestaltungsräume eröffnet werden, die es dann im therapeutischen Prozess auch realiter umzusetzen gilt. Die Aufgaben der Nietzsche'schen Progression und die der Beuys'schen Transgression sind die gleichen, beide zielen auf die Kultivierung des sinnlichen Erlebens ab. Zur Kultivierung unserer sinnlichen Begegnungen und Beziehungen im und mit dem Schönen braucht es beide Wege, den der Progression ebenso wie den der Transgression. Nur durch beides, durch Erhöhung und Überschreitung, gelingt es, unsere sinnlichen Erlebensmöglichkeiten so zu intensivieren und zu erweitern, dass die Neukonfiguration eines im Wesentlichen freudvollen Lebens möglich wird. Das ist auch eine der Hauptaufgaben des Orpheus-Programms. Die Wissenschaft, die der Erforschung des sinnlichen Erlebens von Begegnungen und Beziehungen gewidmet ist, nennen wir Sozialästhetik (Berleant

1992, 2005; Musalek 2010a) – sie wird damit zur zentralen Grundlagenwissenschaft für auf ein schönes Leben ausgerichtete, ressourcenorientierte Behandlungsprogramme wie das Orpheus-Suchtbehandlungsprogramm.

3.3.1 Sozialästhetik als Wissenschaftsfeld

Sozialästhetik kann als die Wissenschaft von sinnlichen Begegnungen und Beziehungen im Allgemeinen und solchen im zwischen- bzw. mitmenschlichen Bereich im Besonderen verstanden werden (Musalek et al. 2022). Arnold Berleant (2005), der den Begriff in das kontemporäre philosophische Schrifttum einführte, definiert Sozialästhetik als eine Ästhetik der Situation. Sie ist wie jede Ästhetik immer perzeptuell und kontextual, ihre unverzichtbaren Grundlagen sind eine intensive perzeptorische Aufmerksamkeit und Achtsamkeit, ihr Hauptfokus ist der gelebte Alltag. Mit der Ansicht, dass Ästhetik die Wissenschaft der sinnlichen Empfindung und Erfahrung ist, folgt Berleant dem Begründer der Ästhetik als eigenständige Wissenschaft, Alexander Gottlieb Baumgarten (2007/1750), der in seinem Opus Magnum *Aesthetica* diese neue Wissenschaft als eine, die der Erforschung der sinnlichen Wahrnehmung und Erkenntnis gewidmet sei, auswies. Der Begriff »Ästhetik« stammt vom Griechischen *aisthesis*, was mit »Empfindung« bzw. »sinnlicher Wahrnehmung« übersetzt werden kann. Ästhetik ist für Baumgarten nicht bloß Kunstkritik, sondern eine bislang eher vernachlässigte Erkenntnistheorie, die vor allem das sinnliche Wahrnehmungs- und Erkenntnisvermögen des Menschen zum Thema hat und daher auch nicht auf die Beschäftigung mit schönen Gegenständen in der Natur und Kunst beschränkt bleiben kann. Diese ästhetische Erkenntnislehre bezeichnet er als »untere Epistemologie« und unterscheidet sie damit von einer »oberen Erkenntnistheorie«, nämlich jener des Verstandes und der Vernunft. Er folgt damit einer langen Tradition der Höherbewertung von kognitiv-vernunftgeleiteter Erkenntnis im Vergleich zu einer minderbewerteten gefühlsbegründet-ästhetischen, die schon bei Parmenides von Elea, Platon und Aristoteles, später dann auch bei Leibniz und Descartes, aber letztendlich bis hin in die Jetztzeit anzutreffen ist (Baird und Kaufmann 2008; Curd und Graham 2008; Marcinkowska-Rosól 2010; Clark 2012).

Auch für Arnold Berleant ist Ästhetik eine allgemeine Erkenntnislehre, die das sinnliche Erleben nicht nur auf den Kunstbereich beschränkt, sondern auch auf jenes von Alltagssituationen ausdehnt. Der Ausgangspunkt seiner Theorie der Sozialästhetik (Berleant 1992) basiert allerdings noch auf Beobachtungen beim Erleben des Kunstwerkes. Üblicherweise meint man, dass die Betrachtung eines Kunstwerkes – sei es nun ein Gemälde (das war das von Arnold Berleant angeführte Beispiel), ein Musikstück, eine Theaterszene oder etwa eine Filmsequenz – eine Einweg-Beziehung darstellt: Der Betrachter nähert sich dem Kunstwerk und tritt auf diese Weise mit ihm in Beziehung. Wie Arnold Berleant (2017) in einer im Rahmen eines vom Institut für Sozialästhetik und Psychische Gesundheit der Sigmund Freud Privat-Universität Wien/Berlin gemeinsam mit dem Aesthetics in Mental Health Network of the Collaborating Centre for Values-based Practice am St. Catherine's College der University of Oxford organisierten Symposium gehaltenen Keynote Lecture ausführte, basiert die Grundidee, die er dann zu einer Theorie der Sozialästhetik elaborierte, auf dem Umstand, dass, wenn man ein Kunstgemälde nicht mehr nur aus der Distanz als ein mehr oder weniger entferntes Gegenüber ansieht, sondern sich auf es voll und ganz sinnlich einlässt, man erspüren kann, wie das Gemälde auf einen zukommt, wie es einen selbst berührt und bewegt. Das Gemälde ist dann nicht mehr nur ein mehr oder weniger interessantes Gegenüber, das angesehen bzw. angehört und dabei analysiert werden kann, es kommt vielmehr auf den Betrachter zu, es begegnet ihm, berührt ihn und tritt auf diese Weise mit ihm in Beziehung. Man erlebt dieses Schauen eines Bildes nicht mehr nur als Betrachtung, als eine Ein-Weg-Relation, sondern als eine echte Zwei-Weg-Beziehung. Nicht nur der Betrachter berührt das Kunstwerk mit seinem Kunstblick, er wird auch vom Kunstwerk berührt und tritt so in eine kontemplative Zweierbeziehung mit dem Bild (Musalek und Scheibenbogen in press).

Dieses vorerst auf das sinnliche Erleben von Kunstwerken ausgerichtete Konzept entwickelte Arnold Berleant (2005) dann schrittweise zu einer umfassenden Alltagsästhetik weiter, die er seitdem als eine »Ästhetik der Situation« bezeichnet. Jedes Geschehen, jede Situation kann unter einem sozialästhetischen Blickwinkel betrachtet und untersucht werden. Forschungsgegenstand in der Sozialästhetik ist nicht so sehr die ästhetische Bewertung, sondern das sinnliche Erleben der Situation. Ein solches ästhetisches Erleben ist, wie bereits ausgeführt, immer ein zweiseitiges Geschehen: Wenn wir etwas sinnlich erleben – sei es nun ein Kunstgegenstand oder eine Alltagssituation –, begegnen wir dem, was wir erleben, und gleichzeitig begegnet das zu Erlebende auch uns (Berleant 2005). Jedes sinnliche Erleben bzw. ästhetische Wahrnehmen ist somit immer ein sozialästhetischer Prozess, womit die Sozialästhetik zur ästhetischen Fundamentalwissenschaft avanciert (Musalek et al. 2022). Jede Ästhetik ist unter diesem Blickwinkel letzten Endes Sozialästhetik.

Sozialästhetik als Wissenschaftsbereich kann in dreifacher Hinsicht verstanden werden. Zum einen, sehr allgemein gefasst, als ein Forschungsfeld (»field of inquiry«) der sinnlich erlebten Begegnung und Beziehung jedweder Art und zum anderen als eine Wissenschaft, deren Forschungsgegenstand auf das sinnliche Erleben in und von zwischenmenschlichen Begegnungen und mitmenschlichen Beziehungen eingegrenzt ist. Sozialästhetik kann aber auch als Wissenschaft definiert werden, die vor allem auf die Untersuchung von Möglichkeiten für schöne Begegnungen und gedeihliche Beziehungen mit all dem, was wir in unserem Leben im Allgemeinen sowie jenem, was wir im zwischen- und mitmenschlichen Zusammenleben als schön und freudvoll erleben können, im Speziellen, ausgerichtet ist. Vor allem dieser dritte sozialästhetische Forschungsbereich vermag wesentliches Grundlagenwissen zur Etablierung des Orpheus-Programms zur Verfügung zu stellen.

Sozialästhetisches Erleben geschieht immer in zwei Dimensionen, in einer unmittelbaren sinnlichen sowie in einer mittelbaren imaginativen. Beide sind eng mit dem Emotionssystem verbunden und können sowohl positive wie auch negative Affektlagen induzieren, wobei im sozialästhetischen Erleben, dort, wo es nicht nur schicksalshaft passiert, sondern wo es von Menschen aktiv in sinnlicher Hinwendung und Gestaltung betrieben wird, dem positiven, weil freudvollen Gefühlserleben immer der Vorzug gegenüber dem negativen, schmerzhaften gegeben wird.

Auch in der sozialästhetischen Forschung haben die positiven ästhetischen Qualitäten Priorität. Auch wenn die Sozialästhetik keineswegs nur auf die Untersuchung von Schönem zu beschränken ist, beschäftigt sie sich – ebenso wie die ästhetische Forschung im Allgemeinen – »primär mit den Erlebnismodalitäten der Freude und nur sekundär mit jenen des Schmerzes« (Leddy 2005, S. 8). Die sozialästhetischen Forschungsfelder ranken sich dabei um die Generalthemen »Gastfreundschaft« (Musalek 2011) und »Atmosphären« (Böhme 1995, 2017), beides Wissensgebiete, die auch bei Gestaltung und Umsetzung des Orpheus-Programms in der klinischen Praxis von entscheidender Bedeutung sind und eine tragende Rolle einnehmen.

3.3.2 Sozialästhetik als Wissenschaftsmethode und Denkform

Als Menschen besitzen wir die Fähigkeit, auf die uns gegebene Umwelt nicht nur in einer einzigen Art und Weise zugehen zu können, wir können uns ihr aus verschiedenen Richtungen nähern, können unterschiedliche Perspektiven der Betrachtung wählen und divergente Untersuchungsmethoden bzw. Denkfiguren anwenden, um sie uns zu erklären. So können wir uns einer bestimmten Gegebenheit mit naturwissenschaftlicher Methode annähern, mit Hilfe des »rechnerischen Denkens«, wie es Martin Heidegger (1927/1967) in seinem Opus Magnum *Sein und Zeit* benannte, die Welt untersuchen und versuchen, sie uns auf diese Weise verständlich zu machen. Wir können dieselbe Gegebenheit auch aus phänomenologischer, historischer, psychoanalytischer, hermeneutisch-narrativer, ethisch-moralischer oder ökonomischer Perspektive – um nur einige der heute prominenten Weltenperspektiven herauszugreifen – oder eben auch aus sozialästhetischer Blickrichtung betrachten bzw. mittels der jeweils dazu entwickelten Denkfiguren bzw. Untersuchungsmethoden beschreiben und analysieren. Obwohl es sich immer um dieselbe Gegebenheit handelt, gelangt man aufgrund der unterschiedlichen Herangehens- und Betrachtungsweisen zu deutlich voneinander abweichenden Ergebnissen.

Zur Illustration der verschiedenen Herangehensweisen an ein und dasselbe und ihre unterschiedlichen Auswirkungen auf den Wissenszuwachs kann die mehrperspektivische Betrachtung eines Gemäldes von Vincent van Gogh mit dem Titel *Erste Schritte* herangezogen werden (▶ Abb. 2). Betrachtet man das Bild aus historischer Perspektive bzw. untersucht es mittels historischer Methoden, dann erkennt man, dass es sich bei dabei um eine getreue Kopie eines bereits wesentlich früher gemalten Bildes von Jean François Millet gleichen Titels handelt. Vincent van Gogh malte es am Ende seines Sanatoriumsaufenthaltes im Kloster Saint-Paul-de-Mausole in Saint-Rémy-de-Provence, in einer Zeit, als er nach schwerer psychischer Erkrankung wieder zu seinem so großzügigen wie ausdrucksstarken Malstil zurückfand, aber sich noch zu unsicher fühlte, um neue selbstgewählte Motive künstlerisch umzusetzen. Wählt man eine ökonomische Perspektive, dann weiß man hernach einerseits, dass es derzeit unverkäuflich ist – weil Ausstellungsstück im Metropolitan Museum of Art in New York –, es andererseits aber – in Anbetracht der Gewinne, die bei

3.3 Theoretische Basis und Grundprinzipien

Auktionen anderer Gemälde von Van Gogh erzielt wurden –, wenn es verkäuflich wäre, viele Millionen Euro kosten würde.

Untersucht man das gleiche Bild mit naturwissenschaftlichen Methoden, dann kennt man zwar die physikalisch-messbaren und chemisch-analysierbaren Einzeldaten des Werkes – wie Ausmaße, Gewicht, Material, auf dem es gemalt wurde, chemische Zusammensetzung der Farben etc. –, über die Bedeutung, die dieses Kunstwerk für van Gogh gehabt hat und die es für uns heute haben kann, wissen wir aber nichts. Hier kann eine hermeneutisch-narrative Herangehensweise zu Hilfe kommen: Das Bild kann durchaus auch als eine Selbstdarstellung van Goghs interpretiert werden. Nach seinen massiven Krisen sieht er sich selbst als das kleine Mädchen, das seine ersten Schritte macht. Auch er macht nach seinem schweren Leiden seine ersten, noch unsicheren, aber doch zielstrebigen Schritte ins Leben.

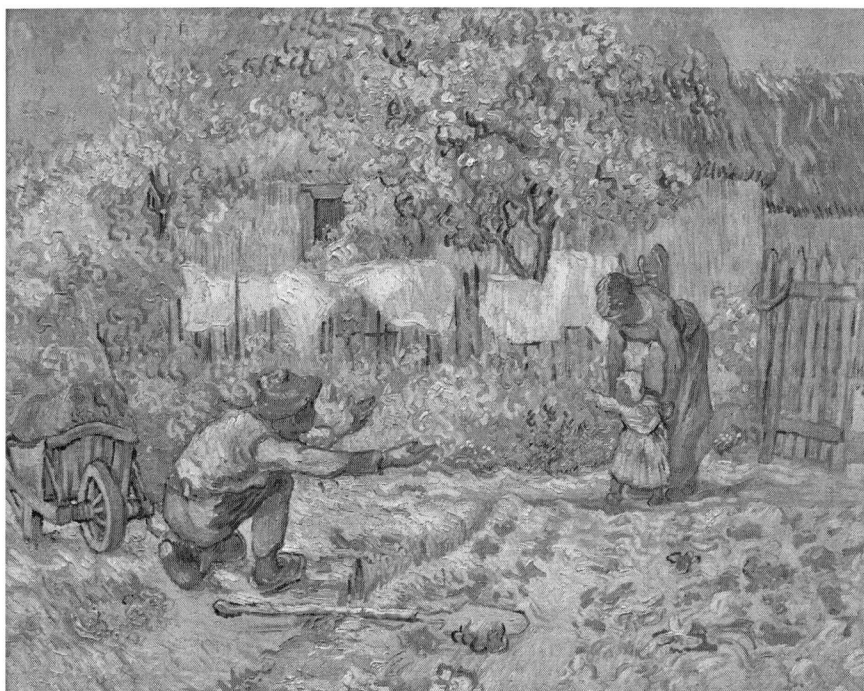

Abb. 2: Vincent van Gogh: *Erste Schritte* (ausgestellt im Metropolitan Museum of Art, New York)

Aus sozialästhetischer Perspektive betrachtet stellt sich vorerst die Frage, wie dieses Bild auf unser sinnliches Erleben wirkt, was es mit uns macht, was wir spüren, wenn wir uns von ihm berühren lassen. Wie erleben wir unsere Begegnung und Beziehung mit diesem so schönen wie ausdrucksvollen Gemälde, was bewegt es in uns, wie können wir mit seiner Hilfe unsere Erlebniswelt bewegen und kultivieren? Wir spüren dann die Harmonie, Herzlichkeit und Herzenswärme der drei Akteure, die von der Mutter ausgestrahlte Stabilität, die Aufnahme- und Umarmungsbereitschaft des liebenden Vaters als für das Kind so attraktives Ziel und den unbändigen wie freudvollen Bewegungsdrang des Kindes.

Zu all den genannten Perspektiven wurden auch eigene Methoden, Untersuchungsabläufe und Denkfiguren entwickelt, die sich zum Teil markant voneinander unterscheiden. Als Beispiel soll hier die sozialästhetische Methode, das »ästhetische Denken« (Welsch 2003a, 2021), der heute so weit verbreiteten wie wirkmächtigen naturwissenschaftlichen Methode, dem »rechnerischen Denken« (Heidegger 1927/1967), gegenübergestellt werden. Schon für Alexander Gottlieb Baumgarten war die Ästhetik nicht nur eine Wissenschaft der sinnlichen Erkenntnis, sondern auch eine besondere Form des Weltzugangs, eine distinkte Wissenschaftsmethodik, eine besondere Form des Denkens. Wolfgang Welsch (2003a, b) greift diesen Ansatz auf, wenn er in seinen Publikationen zum ästhetischen Denken fordert, dass in der Ästhetik eben nicht bloß Ästhetisches Gegenstand der Reflexion sein soll, sondern dass das Denken selbst als solches eine ästhetische Signatur aufweisen muss, einen ästhetischen Zuschnitt haben muss. Die ästhetischen Denkmuster und Denkfiguren, die jenen des phänomenologischen Denkens sehr ähnlich sind, haben ihren Ausgangspunkt nicht nur wie das rechnerische bzw. naturwissenschaftliche Denken in distanzierten Sinneswahrnehmungen, sondern vor allem auch in leibnahen sinnlichen Wahrnehmungen (Husserl 1913/2009; Sepp und Embree 2010; Diaconu 2013; Caroll 2006).

Das *ästhetische* bzw. *sozialästhetische Denken* – letzteres unterscheidet sich vom ersten nur in Ausrichtung und Fokus, nicht aber hinsichtlich der Methodik – ist ebenso wie das rechnerische Denken ein vierstufiger Prozess (Welsch 2003a). Es nimmt seinen Anfang in einem sinnlichen Wahrnehmen, Erfahren und Erspüren von Sachverhalten, immer verbunden mit einem hohen Maß an Wahrheitsansprüchen (Stadium I: »sinnliches Erleben«). Der zweite Schritt ist eine erste wahrnehmungshafte, generalisierende Sinnvermutung (Stadium II: »ästhetisch-imaginative Expansion«). Im dritten Schritt wird dann das Wahrgenommene nochmals examiniert, reflexiv inspiziert und auf seine Reliabilität überprüft (Stadium III: »reflexive Kontrolle«). In einem vierten und letzten Schritt wird das Erlebte reflexiv konfirmiert, konsolidiert, mit anderen gleichartigen oder ähnlichen Erlebnissen verglichen bzw. abgeglichen, um in bisheriges phänomenologisches Gesamtwissen eingefügt werden zu können (Stadium IV: »phänomenologische Gesamtsicht«).

Das vor allem die Naturwissenschaften beherrschende *rechnerische Denken* beginnt im Gegensatz zur (sozial-)ästhetischen und phänomenologischen Methode mit distanzierten, möglichst »objektiven«, will heißen möglichst von subjektiven Einflüssen freien Beobachtungen und deren Sammlung (Stadium I: »Datensammlung«). In einem zweiten Schritt werden die auf diese Weise gewonnenen Daten einer Messung bzw. Zählung und damit in Zahlwerte umgewandelt (Stadium II: »Transformation in Zahlen«). Im dritten Schritt erfolgt die Berechnung der auf diese Weise aufbereiteten Daten, meist sind es statistische Analysen bzw. Methoden der Wahrscheinlichkeitsrechnung, die hier zur Anwendung gebracht werden (Stadium III: »Berechnungen«). In einem vierten, abschließenden Schritt werden die auf diese Weise generierten Ergebnisse Interpretationen unterzogen, die nicht selten in Spekulationen ausgeweitet werden (Stadium IV: »Interpretation und Konklusion«).

Wenn man nun die ästhetisch-sozialästhetische der naturwissenschaftlich-rechnerischen Wissenschaftsmethode gegenüberstellt, dann fällt als erste große Diskrepanz jene der Datengewinnung auf. In der ästhetisch-sozialästhetischen Methode ist sinnliches Erleben zentraler Ausgangspunkt der Datensammlung, in der dem rechnerischen Denken verpflichteten, naturwissenschaftlichen Methodik ist hingegen im Rahmen der Datenbeschaffung jedwede subjektive sinnliche Wahrnehmung tunlichst zu vermeiden. Aber auch im Bereich der Reliabilitätsprüfung unterscheiden sich die beiden Methoden signifikant: In der naturwissenschaftlichen Methodik wird eine Retest-Reliabilitätsprüfung bzw. eine dieser ähnliche Prüfung gefordert (Bühner und Ziegler 2017), während die ästhetisch-sozialästhetische auf Nachvollziehbarkeit setzt. Auch im Bereich des Wissensakquirierens finden sich markante Unterschiede: Im rechnerischen Denken fungiert die statistische Signifikanz als oberstes Wahrheitskriterium, während für das sozialästhetische Denken nicht Signifikanz, sondern Relevanz der Untersuchungsergebnisse oberstes Gütekriterium der Wissensbildung ist. Nicht zuletzt findet sich eine prinzipielle Gegensätzlichkeit der beiden Forschungsansätze: Der naturwissenschaftliche ist im Wesentlichen dem modernen positivistischen Denken verpflichtet und daher auf Wahrheitsfindung ausgerichtet – wissenschaftliche Wahrheit wird damit zum obersten Ziel. Sozialästhetisches Denken folgt demgegenüber den Maximen der Post- bzw. Spätmoderne (in der Objektivität verworfen wird und letzte Wahrheiten als große Erzählungen entlarvt werden – siehe auch Lyotard 1999; Heckmann und Lotter 2004) und sieht Redlichkeit, im Sinne von Sorgfaltspflicht, Wahrheitsliebe und Rechtschaffenheit, als oberstes Gebot in der Forschung (Musalek 2009a, 2015a).

Mit aller Deutlichkeit ist aber zu betonen, dass die eine Wissenschaftsperspektive bzw. -methode nicht besser als die andere ist – alle benötigen zur Qualitätssicherung ein hohes Maß an Wissen und Erfahrung, Sorgfalt und Rechtschaffenheit. Sie unterscheiden sich aber deutlich in ihren Einsatzmöglichkeiten und bevorzugten Anwendungsgebieten. Zu naturwissenschaftlichen, physikalischen oder chemischen Analysen, aber auch für psychologische, psychopathologische bzw. sozialwissenschaftliche Evaluationen in Gruppenvergleichen, eignen sich in besonderer Weise jene Methoden, die sich einem rechnerischen Denken verschreiben. Zur Erfassung von komplexen Erlebensformen bzw. -inhalten, vor allem aber um die mannigfachen Erscheinungsformen von Begegnungen und Beziehungen und deren Bedeutungszusammenhänge verstehen zu lernen, eignen sich hingegen in besonderem Maße phänomenologische bzw. sozialästhetische Methoden. In den Forschungsvorhaben der Sozialästhetik, der Wissenschaft der sinnlichen Begegnungen und Beziehungen im Allgemeinen und solcher im zwischen- bzw. mitmenschlichen Bereich im Besonderen, kommen alle drei Formen der Wissenschaftsmethoden (die naturwissenschaftlich-rechnerische, die phänomenologische wie auch die (sozial-)ästhetische) zur Anwendung. Um das Orpheus-Suchtbehandlungsprogramms in seinen Grundlagen und Wirkungen zu verstehen, vor allem aber um es auch erfolgreich in die Tat umsetzen zu können, ist im Besonderen zumindest ein Basiswissen hinsichtlich des sozialästhetischen Denkens bzw. der sozialästhetischen Methode gefordert. Um ein sinnlich als schön erlebtes und im Wesentlichen freudvolles Leben zu erreichen, braucht es eine Kenntnis von sozialästhetischen Denkfiguren zumindest in ihren Grundzügen, und es ist daher auch Aufgabe der Therapeuten im

Orpheus-Programm, den damit behandelten Suchtpatienten ein solches Grundwissen zu vermitteln.

3.3.3 Angewandte Sozialästhetik in der Suchtbehandlung

Für eine erfolgreiche Durchführung des Orpheus-Programms noch wichtiger als basale Kenntnisse um Art und Weise sozialästhetischen Denkens ist das durch Forschungsprojekte in der *Angewandten Sozialästhetik* gewonnene Wissen bezüglich sozialästhetischer Handlungsformen und -abläufe und deren Ausgangs- und Bedingungskonstellationen. Die Angewandte Sozialästhetik hat zum Ziel, das Wie von Begegnungs- und Beziehungshandlungen im Allgemeinen und solchen des menschlichen Zusammenlebens im Besonderen zu erforschen, mehr Licht ins Dunkel von menschlichen Umgangsformen und sinnlichen Erlebnisweisen von Anderssein und Gastfreundschaft zu bringen und vor allem auch die auf diese Weise erkannten bzw. neu entfalteten und entwickelten Umgangsformen für eine konkrete Umsetzung im sinnlich erlebten und gelebten Alltag vorbereitend zu modellieren (Musalek 2011; Musalek und Scheibenbogen in press). In diesem Sinne ist die Angewandte Sozialästhetik Wissenschaft und Kunst zugleich. Es geht hier nicht zuletzt auch darum, über ein erweitertes und vertieftes Wissen hinaus auch in der Lebenspraxis umsetzbare Fertigkeiten zu entwickeln, die es den Einzelnen ermöglichen, Begegnungen und Beziehungen mit und in ihren Erlebniswelten im Allgemeinen und mit ihren Mitmenschen im Besonderen zu kultivieren. Angewandte Sozialästhetik wird damit auch zum Ausgangs- und zugleich Brennpunkt konkret gelebter und sinnlich erlebter Lebenskunst.

Kunst ist aktives schöpferisches Formen und Gestalten. Kunst im weiten Sinn umfasst alle schaffenden und formenden Tätigkeiten des Menschen, die auf einem bestimmten Fachwissen und entsprechend geübten Handlungsweisen sowie damit erlangten besonderen Fertigkeiten und Geschicklichkeiten beruhen – im engen Sinn versteht man unter Kunst die »Schöne Kunst« – das gestalterische Schaffen von Kunstwerken im Dienste des Schönen (Farthing 2011), wobei der Begriff Kunstwerk hier keineswegs nur auf museale Ausstellungsstücke oder funktionsferne Werke zu beschränken ist, die im Rahmen von künstlerischen Darbietungen, Ausstellungen, Konzerten, Theatervorführungen, Kulturevents, etc. mitzuerleben sind, sondern auch auf die mannigfachen Formen von Kunsthandwerk bis hin zur kunstvollen Alltagsbewältigung ausgebreitet werden kann. Eine solche weite Fassung des Kunstbegriffs umfasst dann auch medizinisches Handeln als Heilkunst (Drewsen 1989), sowie aktiv betriebene Lebensgestaltung im Sinne der »Kosmopoesie« (einer Schaffung einer schönen, weil freudvollen Erlebenswelt) als Lebenskunst (Musalek 2017b). Eine solche Lebenskunst – verstanden als ein auf ein schönes, freudvolles und demnach auch gelingendes Leben ausgerichtetes schöpferisches Gestalten – zu fördern, zu entwickeln und entfalten helfen, ist eine der Hauptaufgaben therapeutischen Wirkens im Orpheus-Programm (Musalek in press).

Lebenskunst, *ars vivendi*, war von alters her eine Domäne der Philosophie. Vor allem die antiken Philosophen, unabhängig davon, ob sie den Epikureern, Stoikern oder Skeptikern zuzurechnen sind, sehen die Tätigkeit des Philosophierens in erster

Linie auch als eine geistige Aktivität im Dienst der Lebenskunst (Hadot 2005). So findet man in Epikurs Philosophie »einfache und (auf den ersten) Blick plausible Thesen dazu, was ein glückliches Leben ausmacht und wie man es erlangt; sie (die Schriften Epikurs) präsentieren keine komplizierten philosophischen Theorien und Kontroversen, sondern sie empfehlen das Philosophieren (also das wiederholte Nachvollziehen der epikureischen Grundsätze) als ein Mittel, das uns unmittelbar praktisch nützt: das uns von Furcht befreit und zu einem lustvollen Leben anleitet.« (Ernst 2016, S. 16). Wenn Epikur von Lust spricht, dann ist damit aber nicht ein eher kurzfristiges Gipfelerlebnis gemeint, das wir üblicherweise bei Verwendung des Wortes »Lusterleben« bzw. »Lustbefriedigung« vor Augen haben, sondern vielmehr das Plateauerleben des Hochgefühls von Freude, das über weite Zeitstrecken hinweg andauern und das Leben bestimmen kann. Demgemäß empfiehlt es sich auch, die Anleitungen Epikurs zur Lebenskunst als Unterweisungen zu verstehen, die dem Einzelnen nicht nur ein lustvolles, sondern vor allem *freudvolles* Leben ermöglichen sollen.

Die Lehren und Praktiken Epikurs stehen jenen der gegenwärtigen Angewandten Sozialästhetik nicht nur hinsichtlich ihrer Ziel- und Ausrichtung nahe, sondern auch darin, dass auch sie die Empfindungen des Menschen und deren Weiterentwicklung und Kultivierung zur Hauptaufgabe haben. Die Epikureer sind davon überzeugt, dass das einzig Gute wie auch das einzig Schlechte in den menschlichen Empfindungen begründet ist (Ernst 2016). Das wiederholte geistige Nachvollziehen von vorgedachten, sinnlich erlebbaren Wegen in ein schönes, weil freudvolles Leben, ein solches Philosophieren im Sinne Epikurs ist aber »keine erhabene, anämische, exklusive oder akademische Tätigkeit, sondern Teil der Bemühung um die eigene seelische Gesundheit [...] Philosophieren ist (damit auch) nicht nur Voraussetzung und Teil einer glücklichen und gelingenden Lebensführung, sondern hat offenbar seinen Sitz im alltäglichen Leben« (Rapp 2016, S. 34), in einem Alltagsleben, das vornehmlich auf psychische Gesundheit ausgerichtet ist.

Eine auf ein freudvolles Leben fokussierende Lebenskunst, aber auch die Wissenschaft, die sich deren Erforschung bzw. der Entwicklung von sozialästhetischen Handlungsweisen widmet – die Sozialästhetik im Allgemeinen sowie die Angewandte Sozialästhetik im Besonderen – stehen somit in enger Verbindung zu dem, was mit psychischer Gesundheit gemeint ist. Es ist daher auch eine der zentralen Aufgaben einer institutionalisierten Sozialästhetik, sich nicht nur wissenschaftlich mit den mannigfachen Erlebensformen und Handlungsweisen in Begegnungen und Beziehungen sowie auf deren Auswirkungen auf die konkrete Lebensführung und -gestaltung zu beschäftigen, sondern auch deren Zusammenhänge mit psychischer Gesundheit auszuloten und zu analysieren.

Das war auch der Grund dafür, im Jahre 2015 ein in der Sigmund Freud PrivatUniversität Wien verortetes Institut für Sozialästhetik und Psychische Gesundheit zu gründen und vier Jahre später ein namensgleiches Forschungsinstitut auch an der Sigmund Freud PrivatUniversität Berlin zu etablieren. Die Hauptaufgabe dieser Institute liegt in der Erforschung, Entwicklung und Lehre von sozialästhetischen Konzepten, Modellen sowie deren praktischen Umsetzungsmöglichkeiten mit dem Hauptfokus auf Erreichen bzw. Erhalt von psychischem Gesundsein – wobei weit über bloß oberflächliche Schönheits- und Attraktivitätsaspekte hinausreichend vor allem auch all jene ihrer Erscheinungs- und Wirkbereiche erforscht werden, die von Wolfgang Welsch (1996) mit dem Terminus »Tiefenästhetik« belegt werden. Die Aufgabenstellungen einer Sozialästhetik im Dienst von Lebenskunst und psychischer Gesundheit sind heute so komplex, dass sie nicht mehr allein von der Philosophie erfüllt werden können. Es braucht dazu vielmehr eine wohlkoordinierte multiprofessionelle Zusammenarbeit all jener Wissenschaften und Künste, die wesentliche Beiträge zu einem vertieften Wissen auf diesem weitgesteckten Terrain von Erlebenswissenschaft und Lebenskunst leisten können. Das ist auch der Grund dafür, dass in den beiden erwähnten Instituten für Sozialästhetik und Psychische Gesundheit Forschung und Lehre in multiprofessioneller Zusammenarbeit von Experten aus den Gebieten Psychologie, Psychopathologie, Sozialpsychiatrie, Psychotherapie, Verhaltenswissenschaften, Allgemeinmedizin, Chirurgie, Arbeitsmedizin, Medien- und Kommunikationswesen, Rechtsprechung, Wirtschafts- und Finanzwesen, Theologie, Bildender und Darstellender Kunst und Literaturwissenschaften erfolgt.[1]

»Jeder Mensch aber ist nicht nur er selber, er ist auch der einmalige, ganz besondere, in jedem Fall wichtige und merkwürdige Punkt, wo die Erscheinungen der Welt sich kreuzen, nur einmal so und nie wieder.« (Hesse 1974, S. 7f.). Dieses Kreuzen der Erscheinungen der Welt ist ein Kreuzen der sinnlichen Erlebenswelten, die ihrseits wieder zum Ausgangspunkt für menschliches Gestalten werden können. Ob es sich bei diesem Gestaltungsprozess nur um ein bloßes Nachahmen bzw. um eine Neuinterpretation bzw. Neukonfiguration des Bisherigen oder aber um eine radikale *Kosmopoiesis*, eine Erlebensweltenneuschaffung im engeren Sinn, handelt, obliegt dabei dem Einzelnen. Ob er diesen Schaffensprozess an andere delegiert und nur einfach mit dabei ist oder aber ihn autonom gestaltetet, entscheidet letztendlich auch darüber, ob er seine Lebensgestaltung selbst auch als gelungen erleben kann. Nur wer sein Leben selbst schafft und gestaltet, kann auch für sich in Anspruch nehmen, im Gelingen desselben erfolgreich gewesen zu sein.

Die Fortschritte in der Lebenskunst werden nicht zuletzt im Kultivierungsgrad der Lebensführung und -gestaltung sichtbar. Unter Kultivierung versteht man in diesem Zusammenhang die gestalterischen Leistungen des Einzelnen sowie die Güte der geschaffenen Lebenswerkstücke. Das Wort »Kultur« hat seinen Ursprung im lateinischen Verbum *colere*, was mit »pflegen« bzw. »bebauen« zu übersetzen ist. In der Landwirtschaft heißt Kultivieren, den Nährboden umgraben, ihn damit für das Säen vorbereiten, um dann die gesetzte Saat unter entsprechender Pflege wachsen und gedeihen zu lassen. Auch bei der Kultivierung des Lebens steht am Beginn das Schaffen einer stabilen Ausgangsbasis, die ihrseits auch das Potential hat, zum Nährboden für ein gedeihliches Leben zu werden, in den dann die dazu nötigen Ingredienzien als Saatgut eingebracht werden können, um in einem harmonischen Wechselspiel von entsprechender Pflege, aber auch von Zeitgeben sowie Ruhenlassen daraus ein schönes und freudvolles Leben erwachsen zu lassen.

Kultivieren des Lebens umfasst damit die »Gesamtheit des menschlichen Wirkens an sich selbst, an anderen Menschen und an der umgebenden Natur« (Fisch 1992,

---

1 siehe auch http://sozialaesthetik.sfu.ac.at; https://www.sfu-berlin.de/de/ueber-sfu-berlin/institut-fuer-sozialaesthetik-und-psychische-gesundheit/

S. 680) im Dienst eines im Wesentlichen schönen Lebens. Kultur wird dabei als »Veredelung und Verfeinerung der gesamten Geistes- und Leibeskräfte eines Menschen« verstanden. Im Diskurs um Lebenskunst im Sinne des Kultivierens des eigenen Lebens empfiehlt es sich darüber hinaus, auch zwischen einer »zivilisatorischen« und einer »kulturellen Kunst« zu unterscheiden, wobei erstere nach Ansicht Erwin Ringels (2000, S. 59) als »eine Kunst, die sich sorgfältig hütet, Gefühle hervorzurufen« anzusehen ist, da Zivilisation insgesamt »auf Bewusstseinsverengung, auf einer Verdrängung der Gefühle beruht und eine verbesserte Technik und Versachlichung des Lebens verfolgt«, während die zweitgenannte eine Kunst ist, »welche sich bemüht, in den Kunstbetrieb (ein schreckliches Wort) die Menschlichkeit einzuführen«, die uns somit all die Gefühle, denen wir in Unachtsamkeit keine oder zu wenig Aufmerksamkeit schenken, wieder zur Kenntnis bringt und auf diese Weise bewusstseinserweiternd neue Einsichten ermöglicht, die dann im Kultivierungsprozess des eigenen Lebens praktisch angewandt und konkret umgesetzt werden können.

Kultivierung des eigenen Lebens ist aber kein solipsistisches Projekt. So sehr jeder Einzelne auch dazu aufgerufen ist, sein Leben *selbst* zu gestalten – denn nur so kann es auch zu *seinem* Leben werden –, so sehr ist jeder auch darauf angewiesen, es nur gemeinsam mit anderen schaffen zu können. Als Menschen sind wir von Beginn an genuine Beziehungs- und Gemeinschaftswesen (Musalek et al. 2022). Gerade in einer Zeit, in der »Individualisierung« zu einem so hohen Gut wurde, dürfen wir nicht aus dem Blickfeld verlieren, welch hohen Stellenwert Begegnungen, Beziehungen und Gemeinschaftsleben für die menschliche Existenz und Entwicklung haben. Auch wenn heute nicht wenige mancherorts meinen, auch alleine, unabhängig von anderen, gleichsam nur für sich selbst leben zu können, entpuppt sich das als in letzter Konsequenz nicht lebbare Illusion – ohne den Anderen können wir die mannigfachen Probleme, mit denen wir im Laufe unseres Lebens konfrontiert werden, nicht zielführend und nachhaltig lösen, ohne den Anderen kann es auch keine Weiterentwicklung geben (Levinas 1979; Métais und Villalobos 2021). Wie wichtig es ist, in stabilen und vertrauensvollen Beziehungen mit anderen zu leben, wird uns einerseits im Krankheitsfall und andererseits in höheren Lebensaltern besonders deutlich vor Augen geführt, dann, wenn sich im Rahmen des Alterungsprozesses körperliche Gebrechen und psychosoziale Probleme einstellen und wir deshalb in besonderem Maße auf die Hilfestellungen unserer Mitmenschen angewiesen sind.

Zu glauben, dass wir ohne den Anderen auskommen können, ist somit nichts anderes als ein aus einer Gemeinschaftsvergessenheit geborenes Wähnen. Wir brauchen den Anderen, wir brauchen die Gemeinschaft mit anderen. Wir sind und bleiben immer soziale Wesen (Musalek et al. 2021) – die Kommunikation mit anderen ist gleichsam unsere Lebensader. Selbst wenn wir es wollten, könnten wir uns der Kommunikation mit dem Anderen nicht entziehen – denn selbst wenn wir einen Kontakt abbrechen, ist das nichts anderes als eine besondere Art und Weise mit Anderen zu kommunizieren. Das bedeutet: Wir sind – in Abwandlung des Sartre'schen Satzes zur Freiheit (Stöcklin 2005) – zum Gemeinschaftsleben verurteilt. Damit stellt sich nur mehr die Frage nach dem Wie des Gemeinschaftslebens.

Die angewandte Sozialästhetik als praktische Begegnungs- und Beziehungswissenschaft liefert uns dazu das wissenschaftlich fundierte Know-how.

In der Angewandten Sozialästhetik gilt es, die wissenschaftlichen Errungenschaften der theoretischen und empirischen Sozialästhetik in die Lebenspraxis einfließen zu lassen. Ihre Hauptaufgabe liegt darin, sozialästhetische Theorien und Maximen auf ihre Anwendung, Implementierung und Umsetzbarkeit im konkret gelebten und erlebten Leben hin zu untersuchen, wobei der Hauptfokus immer auf das sinnliche Erleben von Begegnungen und Beziehungen im Alltagsgeschehen ausgerichtet ist. Ihre Kernforschungsgebiete sind die Erscheinungsformen und Bedingungskonstellationen der verschiedenen Arten und Weisen des Berührens und Berührt-werdens, von Gastfreundschaft und deren Effekten im praktischen Leben sowie das Schaffen von Auren und Atmosphären, die den Menschen Möglichkeiten zu gelingenden Begegnungen und Beziehungen eröffnen (Musalek 2011).

Die Fragestellungen, die es dabei zu bearbeiten gilt, sind: Wie begegnet man im konkreten Alltag dem Anderen? Wie nähert man sich, wie öffnet man sich dem Anderen gegenüber, wie erlebt man das Auf-einen-Zukommen in der Begegnung? Wie erlebt man sich in der Begegnung mit sich selbst? Wie erlebt man zwischen- und mitmenschliche Begegnungen und Beziehungen, wie erlebt man aber auch solche mit Tieren und Pflanzen. Wie begegnet man bestimmten Gegenständen, Kunstwerken, aber auch Lebensräumen und Lebenssituationen und wie begegnen sie einem selbst? – Vor allem stellen sich hier aber Fragen nach dem Wie, nach den »Hows« der Weiterentwicklung, Ausweitung, Entfaltung und Kultivierung unserer Begegnungsweisen. Als Menschen sind wir nicht nur so, wie wir sind, sondern immer auch so, wie wir sein können. Wir sind nicht nur Wirklichkeitswesen, sondern immer auch Möglichkeitswesen (Musil 1978) und damit auch zur aktiven Veränderung fähig. Das heißt: Wir können unsere bestehenden Begegnungen und Beziehungen kultivieren, wir können uns aber auch einem neuen Anderen, einem uns noch Unbekannten bzw. Fremden zuwenden, ihm begegnen, in Beziehung zu ihm treten und wir können auch lernen, uns einem Anderen in besonderer Weise zu öffnen, um damit ein intensiviertes und erweitertes Erleben von Begegnung und Beziehung zu ermöglichen.

Begegnung ist der erste Schritt im Herstellen von Beziehung. Begegnungen stehen aber nicht nur am Beginn von Beziehungen, sondern begleiten sie auch, beeinflussen sie, ermöglichen sie und treiben sie voran und halten sie damit am Bestehen. Indem wir anderen immer wieder begegnen, intensivieren und kultivieren wir die Beziehung zu ihnen. Unter Kultivierung versteht man hier aber nicht nur etwas sorgsam zu pflegen, sondern vor allem auch es auf eine höhere Stufe zu bringen, es weiterzuentwickeln und zu verfeinern, um das, was es zu kultivieren gilt, sowohl an Quantität wie auch an Qualität zu verbessern – »semper sursum«, immer höher, immer mehr. In Hinblick auf das sinnliche Erleben von Begegnungen und Beziehungen in unserem Alltagsleben bedeutet das einerseits, unsere Begegnungs- und Beziehungsfähigkeit insgesamt zu erweitern und zu vertiefen. Andererseits heißt das aber auch, uns damit zu beschäftigen, wie wir unsere zwischenmenschlichen Begegnungen und mitmenschlichen Beziehungen in Hinwendung auf ein als schön erlebtes Leben quantitativ und qualitativ bereichern können. Oberstes Ziel dieses Kultivierens unseres sinnlichen Begegnungs- und Beziehungserlebens kann es nur sein, immer öfter und immer mehr schöne Begegnungen und Beziehungen in unserem Alltag auch konkret leben zu können.

Für das Erreichen dieses hohen Ziels bzw. für eine zumindest größtmögliche Annäherung daran brauchen wir in erster Linie unsere interaktionellen und sozialen Ressourcen, aber auch die fiktionalen bzw. optativen sind wesentliche Hilfsmittel (siehe zu den einzelnen Ressourcen ▶ Kap. 2.3.4; ▶ Kap. 2.3.5; ▶ Kap. 2.3.10). Gerade dort, wo Menschen unter Beziehungsproblemen leiden, wo sie sich in für sie aussichtslosen Krisensituationen befinden, ist ein umfassendes Erkennen von vorhandenen (auch jener vom Krisengeschehen möglicherweise verschütteten) interaktionellen Ressourcen vonnöten. Dort, wo ein Mangel an denselben zu beklagen ist, erlangt aber das Aneignen von neuen Begegnungs- und Beziehungsstrategien und -formen größte Bedeutung, sind sie doch der Schlüssel zu einer erfolgreichen Lebensgestaltung in mitmenschlicher Gemeinsamkeit.

Um ein gelingendes Leben führen zu können, braucht es daher ein Ausfindigmachen von oft durchaus vorhandenen, aber weil nicht in geeignetem Maße beachteten und daher weitgehend ungenützten interaktionellen Ressourcen, um sie im Rahmen der Neuausrichtung und -gestaltung eines zukünftigen Lebens ohne Suchtmittel auch zielführend nutzen zu können. Dort, wo solche nicht in ausreichendem Maße vorhanden sind, ist es Aufgabe der Therapeuten im Orpheus-Programm den Suchtpatienten Möglichkeiten zu eröffnen, sie zu komplettieren, zu entfalten und weiterzuentwickeln. Diese Interaktions- und Kommunikationsressourcen ermöglichen es ihrerseits dann, gedeihliche und gewinnbringende Kontakte mit anderen Menschen aufzunehmen, mit ihnen Beziehungen einzugehen bzw. solche gemeinsam mit ihnen aufzubauen, die dann als schön und fruchtbringend erlebt werden können (Musalek in press).

Die Begegnung ist zwar die Initialzündung für eine Beziehung – die Zündung allein macht aber noch keine Beziehung aus. Beziehungen sind ebenso wie Begegnungen immer Zwei-Weg-Geschehen: Einer steht in Beziehung zu und mit dem anderen, der andere steht seinerseits zu und mit dem einen in Beziehung. Entzieht sich aber einer der Beziehung, kann eine solche nicht mehr weiterbestehen, selbst dann nicht, wenn der andere es noch so stark will und protegiert. Neben dieser Möglichkeit eines Scheiterns von Beziehung gibt es aber auch noch die nicht seltenen Fälle, in denen sich zwei oder mehrere eigentlich begegnen bzw. in Beziehung treten wollen, es aber – aus welchen Gründen auch immer – nicht schaffen, solche Begegnungen zu vollziehen. Der italienische Psychiater und Psychopathologe Bruno Callieri (1998) führte für diese Formen gescheiterter Begegnungen den psychopathologischen Fachterminus »Vergegnung« ein (Rossi Monti und Cangiotti 2011; Musalek und Bernegger 2013). Bei speziellen Formen von chronisch idiopathischen Psychosen sind solche »Vergegnungen« typisches patho-soziales Verhaltensmerkmal. »Vergegnungen«, beabsichtigt oder unbeabsichtigt, passieren aber durchaus auch Gesunden im alltäglichen Leben – zwischenmenschliche Unachtsamkeit, Empathiemangel, vor allem aber fehlende Bereitschaft, sich dem anderen zu öffnen, sind die Hauptursachen dafür.

Als Menschen sind wir aber nicht nur zu Schaffung und Kultivierung von zwischenmenschlichen Begegnungen und mitmenschlichen Beziehungen fähig, wir sind auch nicht nur dazu fähig, solche mit anderen Lebewesen (Tieren, Pflanzen) aufzubauen, sondern wir können auch Gegenständen, Kunstwerken, bestimmten Lebenssituationen und Lebensräumen, Gebäuden, Städten, Flüssen, ja sogar dem Universum in seiner von uns geahnten Unendlichkeit begegnen. Wenn hier von Begegnungen und Beziehungen gesprochen wird, dann immer im Sinne der bereits oben erwähnten »Zwei-Weg-Prozesse«. Das Eine begegnet dem Anderen, das Andere begegnet gleichzeitig dem Einen. Der einzelne Gegenstand, das Kunstwerk oder eine bestimmte Stadt wird von uns dann nicht mehr nur einseitig betrachtet, sondern der Gegenstand, das Kunstwerk oder die Stadt kommen auf uns zu, sprechen uns an, berühren uns. Es sind dann nicht mehr nur wir, die Kontakt aufnehmen, sondern auch der Gegenstand, das Kunstwerk, die Stadt, eine Lebenssituation oder ein bestimmter Lebensraum tritt mit uns in Beziehung, bietet sich uns in besonderer Art und Weise an und bewegt uns damit emotional. Mit den Worten von Martin Buber heißt das: Wir treten dann aus einer Ich-Es-Begegnung (ich betrachte etwas aus der Distanz – das Gegenüber bleibt ein Es) mit dem jeweiligen Gegenstand bzw. der jeweiligen Situation in eine Ich-Du-Begegnung (in eine zweiseitige, von einem hohen Maß an Reziprozität getragene Kommunikationsweise – das Gegenüber wird zum Du, das mit uns auf Augenhöhe in Verbindung steht), um so mit dem Gegenüber zu einem Wir zu werden (Martin Buber 1999).

Die Wissenschaft, die sich mit diesem Wechselspiel von Ich-Du- bzw. Ich-Es-Beziehungen, mit dem *Wie* der Begegnungen und Beziehungen und deren Umsetzung in die Lebenspraxis im *Wir-Werden* beschäftigt, ist die Angewandte Sozialästhetik. Sie wird damit zu einem unverzichtbaren Eckpfeiler für die Entwicklung und Weiterentwicklung sowie zielführende praktische Durchführung des Orpheus-Programms. Sie stellt jenes Wissen zur Verfügung, das notwendig ist, um den Suchtpatienten die Möglichkeit zu eröffnen, aus ihrer meist durch Suchtmitteleinnahme bedingten Passivität auszusteigen und ihr Leben wieder selbst in die Hand zu nehmen, um wieder selbst Autor des eigenen Lebens zu werden – im Idealfall sich selbst in ein »sozialästhetisches Subjekt« (Musalek et al. 2022) zu transformieren und sich als sozialästhetische Existenz zu konfigurieren. Als Menschen sind wir nicht nur dazu fähig, uns ein schönes Leben zu erträumen und vorzustellen, wir alle sind vor allem auch Schaffende, Macher und Vollzieher (Scheler 2005). In manchen Lebenssituationen, vor allem in jenen der Belastung und Bedrohung, nützen wir diese unsere prinzipielle Möglichkeit des Schaffens nicht und lassen uns von anderen Menschen bzw. vom Schicksal treiben – ein Umstand, der gerade auch bei Suchtkranken nicht selten zu beobachten ist. Die Angewandte Sozialästhetik als Wissenschaft und Kunst stellt das Wissen sowie praktische Anleitungen zur Verfügung, die es vom Schicksal Getriebenen wieder ermöglicht, zu Schaffenden ihrer Welt zu werden, zu »Kosmopoeten« (Musalek 2017b), zu Weltenschaffern, die ihr Leben zu einem freudvollen und damit zu einem gelingenden machen können.

3.4 Therapieziele des Orpheus-Programms

Wie die überwiegende Mehrzahl aller Behandlungsprogramme für psychisch Kranke ist auch das Orpheus-Programm auf ein (Wieder-)Erlangen von psychischer Gesundheit ausgerichtet, es unterscheidet sich aber dennoch hinsichtlich seiner Zielsetzung wesentlich von herkömmlichen Therapieansätzen. Das liegt vor allem daran, dass die Frage, was als psychische Gesundheit anzusehen ist, divergent beantwortet wird. Viele definieren Gesundheit als Abwesenheit von Krankheit, was dazu führt, dass die zur Verfügung gestellten Behandlungsmaßnahmen ausschließlich auf das Zum-Abklingen-Bringen von Krankheitszeichen bzw. von damit in Verbindung stehenden Funktionsstörungen und Defekten fokussieren. Nicht unumstritten ist die in diesem Zusammenhang auch nicht selten anzutreffende Ansicht, dass als Generalziel aller therapeutischen Bemühungen das Erreichen von Abstinenz anzusehen ist. Gelingt es, eine solche mittels therapeutischer Bemühungen über lange Zeitstrecken aufrechtzuerhalten, wird das bereits als finaler Behandlungserfolg ausgewiesen (Feuerlein 1995; Kleinemeier 2004; Lindenmeyer 2004).

Im Orpheus-Therapieprogramm ist dauerhafte Abstinenz zwar in vielen Fällen ein wichtiges Teilziel – vor allem überall dort, wo bereits Zeichen einer körperlichen Abhängigkeit im Sinne des Auftretens von Entzugssymptomen bei nicht ausreichender Suchtmittelzufuhr erkennbar sind, bzw. dort, wo schon eine massive psychische Abhängigkeit besteht, die das Handeln der Betroffenen weitgehend bestimmt –, weil Abstinenz in diesen Fällen die unabdingbare Voraussetzung für alle weiteren therapeutischen Maßnahmen ist. Das oberste Ziel im Orpheus-Programm ist es aber, psychische Gesundheit, so wie von der Weltgesundheitsorganisation schon Mitte des vorigen Jahrhunderts definiert (WHO 1948), wiederherstellen zu helfen. Wie oben bereits angeführt (▶ Kap. 3.2.1), ist psychische Gesundheit aber nicht allein schon durch Abwesenheit von Funktionsstörungen erreicht, sondern erst dann, wenn sich ein weit darüber hinausreichender Zustand psychischen Wohlbefindens bzw. Wohlergehens einstellt – in der englischen Originalfassung heißt es »well-being«, womit ein Zustand von »Wohlsein« gemeint wird, der sich nicht in bloß oberflächlichem Wohlfühlen erschöpft, sondern vielmehr als ein den Menschen in seiner Ganzheit erfüllender Seinszustand aufzufassen ist. Therapeutische Maßnahmen, die ausschließlich auf ein Beheben von Funktionsbeeinträchtigungen abzielen, können damit auch nicht schon alleine ausreichen, um den Betroffenen Gesundung zu ermöglichen.

Definiert man psychische Gesundheit als einen über ein bloßes psychisches Funktionieren und oberflächliches Wohlbefinden hinausreichenden Zustand von psychischem »well-being« (»Wohlbefinden«, »Wohlergehen«), dann stellt sich die Frage, wodurch ein solcher tiefgreifender Seinszustand charakterisiert ist und wie er zu erreichen ist. Die diesbezügliche Fachliteratur zusammenfassend kann man zwei Hauptströmungen dingfest machen. Die eine rankt sich um die im Jahre 1981 im von Arthur Caplan und Co-Editoren herausgegebenen Sammelband *Concepts of Health and Disease* vorgestellte Gesundheitstheorie der amerikanischen Wissenschaftsphilosophin Caroline Whitbeck (1981). Sie stellt die Fähigkeit zu autonomem Handeln und Partizipieren ins Zentrum der Definition von psychischer Gesundheit. Psychisch gesund sind somit all jene, die fähig sind, ihr Leben selbstbestimmt zu gestalten, die selbstständig Entscheidungen fällen können und somit auch in der Lage sind, ohne Aufgabe ihrer Autonomie auch am Gemeinschaftsleben teilzunehmen. Die zweite Hauptströmung findet einen ersten Höhepunkt in der Publikation *On the Nature of Health* des schwedischen Philosophen Lennart Nordenfelt (1993, 1995). Er betont dort, dass eine Person dann als psychisch gesund gelten kann, wenn sie fähig ist, bestimmte Lebensziele (»vital goals«) zu erreichen, wobei er die obersten Vitalfähigkeiten als Tatbestände ausweist, die das Führen eines freudvollen Lebens in all seinen Facetten ermöglichen.

Die beiden Definitionsstränge zusammenfassend, kann man psychische Gesundheit als eine Zustandsgröße betrachten, die in der Fähigkeit zur Führung eines weitgehend autonomen sowie auch eines schönen Lebens im Sinne eines im Wesentlichen freudvollen Lebens begründet ist (Musalek 2013). Eine solche Argumentation macht auch deutlich, dass das Anstreben eines autonomen und freudvollen Lebens ein zutiefst medizinisches Therapieziel ist – denn, was sollte man anderes bei der Behandlung von psychisch Kranken als Ziel haben, wenn nicht das Erreichen von psychischer Gesundheit (Musalek 2010a). Autonomes und freudvolles Leben hängen nicht nur eng miteinander zusammen, sondern bedingen bzw. verstärken sich gegenseitig. Ohne ein Mindestmaß an Selbstbestimmung ist ein selbstgestaltetes, freudvolles Leben nicht möglich, umgekehrt ist Freude im Leben auch die zentrale Antriebskraft dafür, ein weitgehend selbstbestimmtes Leben führen zu können (Musalek und Scheibenbogen in press). Beide zusammen ermöglichen uns Menschen ein schönes Leben.

Schönes Leben, Schönes zu erleben macht aber nicht nur Spaß, sondern kann darüber hinaus auch zur Freude gereichen. Das Schönheitserleben und das Erleben von Freude sind eng miteinander verwoben: Schönes erfreut uns, Freudvolles wird auch als schön erlebt. Erich Fromm (1976) wies bereits in den Siebzigerjahren des vorigen Jahrhunderts in seinem Opus Magnum *Haben oder Sein* ganz zurecht auf den Unterschied von Spaßhaben und freudvollem Sein hin. In einem Fall handelt es sich um ein kurzfristiges Gipfelerlebnis, das nach steter Wiederholung ruft. Im Fall der Freude begegnen wir demgegenüber einem Plateauerlebnis, einer über längere Zeitstrecken andauernden Grundgestimmtheit, die auch durch kurzfristige Negativeindrücke nicht zum Verschwinden gebracht werden kann. Eine sorgfältige Unterscheidung zwischen reinem Vergnügen und bloßem Spaß auf der einen Seite und der Freude, dem freudvollen Leben auf der anderen ist im Diskurs um das Erreichen eines schönen Lebens, eines »complete mental well-being«, wie von der WHO (1948) gefordert, insofern von großer Bedeutung, als bloß ein bisschen Spaß-Machen bzw. Spaß-Haben bei weitem nicht ausreicht, um auch schon ein psychisch gesundes Leben führen zu können. Dazu braucht es wesentlich mehr, nämlich Einstellung und Haltung sowie Maßnahmen, die ein Erleben von Freude möglich machen (Musalek 2011). Worum es beim Erleben von Freude im Vergleich zum Spaß-Haben geht, kann am Beispiel des Musikerlebens verdeutlicht werden (Distaso 2009; Levinson 2009). Auch freudvolles Musikerleben beschränkt sich nicht nur auf ein kurzes gefühlsmäßiges Aufflackern der Lust und deren Befriedigung, sondern erfüllt sich in liebevoller Hingabe an das Schöne der Klänge, im tiefen Erleben der kontrapunktischen Vereinigung des apollinisch und dionysisch Schönen der jeweiligen Komposition.

Die zentrale Aufgabe eines auf »well-being«, eines auf das schöne Leben und damit auf psychische Gesundheit ausgerichteten Behandlungsprogramms muss es daher sein, Methoden und Handlungsweisen zu entwickeln, die ein solch freudvolles Erleben von Schönem ermöglichen. Es genügt nicht nur, sich ein autonomes und freudvolles Leben zu wünschen oder sich einfach vorzunehmen, um ein solches auch schon tatsächlich leben zu können. Erste und unabdingbare Grundvoraussetzung dazu ist ein vertieftes Wissen zur Selbstbestimmung einerseits und zum Schönheits- und Genusserleben anderseits sowie zu deren Bedingungskonstellationen. In der Umsetzung des Orpheus-Programms ist es daher zentrale Aufgabe der Behandler, im therapeutischen Prozess gemeinsam mit den Suchtpatienten ein solches vertieftes Verständnis von Autonomie und Lebensfreude zu generieren.

3.4.1 Autonomes Leben

Autonomie ist für viele Menschen eine nicht weiter hinterfragte Selbstverständlichkeit, selbst dann, wenn sie wenig Gebrauch davon machen. »Autonomie ist eine natürliche Fähigkeit wie Lesen, Sprechen, Rechnen oder Schreiben. Wir entwickeln diese Fähigkeiten, die eine mehr, die andere weniger, sie haben natürliche, biologische Grundlagen, doch auch kulturelle Prozesse spielen eine wichtige Rolle – insbesondere beim Erwerb« (Pauen und Felzer 2016, S. 37). Autonomie ist zugleich eine Tatsache, die in einer Gesellschaft wie unserer sogenannten »westlichen«, deren soziale Strukturen und Formen im Wesentlichen auf individuellen Entscheidungen basieren, als unverzichtbare Voraussetzung für ein gedeihliches individuelles Leben sowie gemeinschaftliches Zusammenleben anzusehen ist (Raz 1988). Autonomie ist somit eine Tatsache und gleichzeitig auch eine Aufforderung. Obwohl die allermeisten Menschen einfach davon ausgehen, ein autonomes Leben führen zu können, wird ihnen doch Tag für Tag vor Augen geführt, dass vieles, von dem sie leben und das sie erleben, was sie tun oder lassen, nicht von ihnen im eigentlichen Sinn gewählt wird, sondern dass das, was man gemeinhin Schicksal nennt, also all das, was uns ohne unsere Einflussnahme widerfährt, im Wesentlichen darüber entscheidet, wie etwas erlebt wird und was zu tun ist (Rössler 2017). Alle Menschen leben und agieren in einem Spannungsverhältnis von dem Wissen um ihre Autonomie einerseits und der Alltagserfahrung ihrer Heteronomie andererseits. Wir leben aber nicht, wie so oft behauptet, in einer »Welt der Gegensätze«, des Entweder-oder, sondern in einer »Welt der Kontinua«, des Sowohl-als-auch (Musalek 2017a).

Selbstbestimmung und Fremdbestimmung sind keine unversöhnlichen Antipoden, die in einer Entweder-oder-Beziehung einander gegenüberstehen, völlige Autonomie und völlige Heteronomie sind vielmehr fiktive Extremvarianten auf einem zwischen diesen beiden liegenden Kontinuum. Jeder Mensch lebt sowohl autonom wie auch heteronom, der eine mehr und der andere weniger selbstbestimmt, derselbe einmal mehr und in anderen Lebenssituationen weniger fremdbestimmt. Völlige Selbstbestimmung ohne jedwede Fremdbestimmtheit ist ebenso wie völlige Fremdbestimmung ohne jedwede Selbstbestimmtheit zwar vorstellbar, aber realiter nicht lebbar. Jeder Mensch bewegt sich ein Leben lang auf diesem Kontinuum, ohne jemals die Extremausprägungen zu erreichen. Auch wenn wir immer selbstbestimmt und zugleich auch fremdbestimmt leben, können wir durchaus erkennen, ob wir uns eher in der Nähe des fiktiven Pols völliger Selbstbestimmung oder uns aber in jener des Gegenpols befinden. Dementsprechend können wir uns auf dem Autonomie-Heteronomie-Kontinuum auch über längere Zeiträume hinweg verorten und unser Leben als ein weitgehend autonomes oder im gegenteiligen Fall als ein weitgehend fremdbestimmtes bewerten.

Viele Suchtkranke finden sich vor allem im Stadium des floriden Krankheitsgeschehens in ein weitgehend fremdbestimmtes Leben gedrängt. Die so häufig bei Suchtkranken anzutreffende heteronome Lebensführung hat ihren Ursprung einerseits in der Suchtdynamik: Aufgrund des erlebten Suchtdruckes in Form von Craving und Kontrollverlust erleben sich suchtkranke Menschen im Wesentlichen dem Suchtmittel ausgeliefert und von ihm in ihren Handlungen fremdgesteuert. Andererseits ist aber der Hang zu einer gewissen Fremdbestimmung nicht selten auch Ausgangspunkt und Bedingungskonstellation des Suchtgeschehens. Von vielen später Suchtkranken wird auch schon vor Auftreten des Krankheitsgeschehens in auf sie zukommenden Problemsituationen eher eine »Außenlösung« angestrebt – wie zum Beispiel durch Anwendung von stimmungs- und affektverändernden oder anästhesierenden psychotropen Subtanzen bzw. das Grundproblem negierenden Verhaltensweisen und Ablenkungsmanövern –, statt sich dem Problem zu stellen, es als solches anzunehmen und selbstbestimmt Lösungsstrategien zu entwickeln, zu erarbeiten und auch in die Tat umzusetzen. Umso wichtiger ist es daher, ihnen im therapeutischen Prozess vor Augen zu führen, dass auch sie – wie alle Menschen – dazu befähigt sind, das eigene Leben selbstbestimmt zu gestalten. Darüber hinaus sind ihnen aber auch jene Hilfestellungen und Anleitungen zur Verfügung zu stellen, die erforderlich sind, um diese Aufgabe der autonomen Lebensgestaltung aktiv in Angriff nehmen und erfolgreich in die Tat umsetzen zu können.

Der Diskurs um die Autonomie des Menschen ist eng mit der Frage nach dem Vorhandensein eines freien Willens verbunden, einer Frage, die auch nach jahrhundertelanger philosophischer Beschäftigung damit noch immer keine allgemein anerkannte und damit verbindliche Antwort erlaubt. Die Frage nach der Existenz eines freien Willens ist noch komplexer als jene zur Autonomie und wird daher auch bis heute äußerst kontroversiell diskutiert. Diese Diskussion, ob es Willensfreiheit gibt und wenn ja, wie und worin sie sich äußert, findet im Spannungsfeld von Libertarismus mit seinem Postulat der Existenz einer Willensfreiheit auf der einen Seite und Determinismus mit der Überzeugung, dass es keine Willensfreiheit geben kann, auf der anderen Seite statt. Arthur Schopenhauer (2007) stellte schon Mitte des Neunzehnten Jahrhunderts fest, dass die Frage nach der Willensfreiheit ein Probier- und Grenzstein für alle tiefdenkenden Menschen ist, wobei die einen behaupteten, dass es Willensfreiheit gäbe (»Libertaner«), während andere ein Zur-Verfügung-Stehen einer solchen für uns Menschen kategorisch ablehnten (»Deterministen«) und darüber hinaus eine dritte Gruppe (»Kompatibilitisten«) sich um eine Mittelstellung zwischen den beiden markanten Gegenpositionen verdient zu machen versuche.

Der Libertarismus bzw. Indeterminismus basiert auf drei Grundannahmen: Zum Ersten, dass freie Entscheidungen auf verständlichen Gründen basieren (»Verständlichkeits- bzw. Intelligibilitätshypothese«). Zum Zweiten, dass ein Mensch unter identischen Bedingungen unterschiedlich entscheiden und handeln kann und er sich somit aussuchen kann, wozu er sich entscheidet bzw. wie er handelt (»Eigenständigkeits- bzw. Autonomiehypothese«) und zum Dritten, dass ein Mensch dazu fähig ist, seine Wahl und Handlung selbst zu treffen bzw. auszulösen (»Selbstverursachungs- bzw. Originationshypothese«). Der Determinismus – auch Antilibertarismus, Fatalismus, Skeptizismus bzw. Pessimismus genannt – hingegen lehnt die Grundannahmen des Libertarismus als Illusion und Einbildung des Menschen ab und geht hypothetisch von der Annahme aus, dass alle Ereignisse die kausale Folge von vorangegangenen Ereignissen sind, womit in strenger Auslegung kein Platz für jedwede eigenständige mentale Verursachung von Handlungen bleibt. Die verschiedenen Positionen des Kompatibilismus basieren auf der Hypothese, dass eine hinreichend starke Version der Willensfreiheit möglich ist, die mit dem Determinismus vereinbar ist (Bieri 2001; Ulfig 1999; Walter 1999).

Ohne Zweifel sind wir als Menschen dazu fähig, unser Leben selbstbestimmt zu formen und zu gestalten (Scheler 2005), ohne Zweifel sind aber auch nicht alle unsere autonomen Willensakte völlig frei, im Sinne einer völligen Unabhängigkeit von vorgegebenen Ursachen bzw. Möglichkeitsbegrenzungen (Walter 1999). Unser Entscheiden und Handeln ist immer auch mitbedingt von unseren Vorerfahrung und begrenzt durch die Rahmenbedingungen unseres Daseins. Martin Heidegger (1927/1967, S. 181) bezeichnet unser Dasein als ein »geworfen-entwerfendes In-der-Welt-sein«. Wir sind als geworfener Entwurf in unser Leben geworfen, sowohl physisch wie auch psychisch und sozial. Innerhalb der Grenzen unserer Geworfenheit können wir aber unser Leben autonom entwerfen und gestalten. Im Orpheus-Behandlungsprogramm ist es daher Aufgabe, einerseits die Möglichkeiten und Grenzen der individuellen Lebensgestaltung auszuloten und andererseits die Selbstwirksamkeitserwartung des Einzelnen so weit zu stärken, dass jene Zuversicht erlangt wird, die es braucht, um die Entwicklung von Neuem zu wagen und es auch im konkreten Handeln in die Welt zu setzen.

Das wohl am meisten überzeugende Argument für die Existenz der Selbstbestimmung im Sinne des autonomen Entscheidens und Handelns liefert uns das psychopathologische Phänomen der Ambivalenz, der Entscheidungsunfähigkeit (Musalek 2010b). Bei idiopathischen Psychosen (von vielen auch »schizophrene Psychosen« genannt – siehe Huber 1990, Mundt 1985; Schneider 2007) findet sich häufig eine solche pathologische Ambivalenz. Diese Patienten sind von innerem Pro- und Kontrastreben hin- und hergeworfen und haben damit die Fähigkeit verloren, selbstbestimmt Entscheidungen zu treffen, was bei vielen dann auch in massive Handlungseinschränkungen bis hin zu Handlungsunfähigkeit mündet. Gerade das Fehlen bzw. Verlieren von allgemein so vertrauter Entscheidungsfähigkeit in einer begrenzten Menschengruppe führt uns eindrucksvoll vor Augen, dass wir Menschen prinzipiell dazu fähig sind, autonom zu entscheiden und zu handeln – man kann nur etwas verlieren, es kann einem nur etwas abhandenkommen, was man besitzt bzw. was einem zu eigen ist.

Aber auch bei anderen psychischen Erkrankungen kann die Entscheidungsfähigkeit beeinträchtigt bzw. weitgehend aufgehoben sein. Im Zustand schwerer Depression sind die Patienten nicht mehr fähig, voll und ganz ihre Entscheidungen selbstständig zu fällen, sie sind Getriebene ihrer Gestimmtheit, manche bringen aufgrund einer massiver Antriebstörung nicht mehr die Energie auf, die nötig ist, sich den Lebensproblemen selbstbestimmt zu stellen und sie selbstwirksam zu lösen. Auch im Rahmen ausgeprägter Phobien bzw. Anankasmen können solche Autonomieminderungen beobachtet werden. Auf die Beeinträchtigungen von Selbstbestimmung und Selbstwirksamkeit bei Suchtkranken wurde bereits hingewiesen. All die hier exemplarisch genannten Störungen und Erkrankungen können so stark ausgeprägt und in ihren Auswirkungen so weitreichend sein, dass eine autonome Lebensführung mehr oder minder deutlich beeinträchtigt, in manchen Fällen sogar unmöglich wird. Der Vorbehandlung all jener psychischen Erkrankungen, die selbstbestimmtes Entscheiden und Handeln beeinträchtigen können, kommt demnach gerade in Behandlungsprogrammen, die auf das (Wieder-)Erlangen einer autonomen Lebensführung ausgerichtet sind, eine besondere Bedeutung zu. Da Depressionen und Angststörungen ihrerseits auch zu den häufigsten Komorbiditäten von Suchterkrankungen zählen (Lindenmeyer 2011), ist die sorgfältige und umfassende Diagnostik und Behandlung dieser psychischen Störungen eine unverzichtbare Vorbedingung für eine erfolgreiche Durchführung des Orpheus-Programms.

Gernot Böhme schlägt vor, den Terminus »autonomes Leben« durch jenen eines »souveränen Lebens« zu ersetzen (siehe Böhme et al. 1993). Als Hauptargument dafür führt er an, dass wir uns als Menschen nie ganz und gar selbst schaffen können, in unserer Lebensgestaltung daher nie ganz und gar autonom im eigentlichen Wortsinn sein können (*auto-nomos* – selbst-gesetzgebend). Das Bewusstsein des »Sich-selber-Machens« ist zwar ein wichtiger Angelpunkt in der Lebensgestaltung, dennoch wissen wir aber spätestens seit Sigmund Freud, dass wir nie ganz und gar Herr im eigenen Haus sind. Vieles geschieht im Unbewussten, vieles von dem, was wir tun, geht davon aus. Eine souveräne Lebensführung basiert auf einem hohen Maß an Selbstvertrauen in die eigenen Handlungen, die als selbstbestimmt erlebt werden, obwohl man weiß, dass man nicht alles und jedes, was man denkt und tut, auch selbst voll und ganz in der Hand hat.

»Wir würden niemanden als wirklich autonom bezeichnen, der seinen eigenen Prinzipien nur folgt, sofern die Bedingungen optimal und keine Hindernisse vorhanden sind. Wer wirklich nach seinen eigenen Wünschen, Überzeugungen und Prinzipien leben will, der muss imstande sein, Widerstände zu überwinden. Man muss an den eigenen Prinzipien festhalten, wenn andere widersprechen, man muss in der Lage sein, sich durchzusetzen, wenn es Hindernisse gibt, und man darf sich nicht beirren lassen, wenn andere sich anders verhalten. Autonomie kann man daher genauer als Fähigkeit zum selbstbestimmten Handeln gegen Widerstände bestimmen« (Pauen und Felzer 2016, S. 25). Sich seiner eigenen Geworfenheit bewusst zu sein und dennoch sich auf seine Selbstwirksamkeit vertrauend zu entwerfen und zu gestalten ist das zentrale Merkmal eines souveränen Umgangs mit sich selbst und seiner Lebenswelt. Ein souverän lebender Mensch weiß um seine Fähigkeit und Möglichkeiten, er kennt aber auch seine Unfähigkeiten und Begrenztheiten. Die Souveränität im Umgang mit sich selbst und seiner Lebenswelt besteht gerade darin, ein hohes Maß an Selbstvertrauen zu sich, zu seinem selbstgewollten Denken und Handeln zu haben (Böhme et al. 1993).

Der Begriff »souveränes Leben« ist aber insofern nicht unproblematisch, als damit auch höchst ungewollte Assoziationen ausgelöst werden können. Mit souveräner Führung, wie auch von Gernot Böhme selbst kritisch angemerkt (siehe Böhme et al. 1993), verbinden doch viele das Bild eines »Souveräns«, eines souveränen Herrschers, der ohne Rücksicht auf Anliegen und Wünsche seiner Mitmenschen nur seiner eigenen, nicht selten auch andere unterdrückenden Lebensform frönt. Eine solche weitgehend solipsistische und letztendlich zumindest in einem gewissen Maße auch asoziale Lebensform ist nicht das, was im Orpheus-Programm angestrebt wird. Um diesbezüglich jedwede Missverständnisse zu vermeiden, wird daher in der Benennung des Therapieziels des Orpheus-Programms auf den Begriff »souverän« verzichtet und weiterhin der Terminus »autonomes Leben« verwendet, auch wenn bei dem, was darunter verstanden wird, Überlegungen zum souveränen Umgang mit problematischen und belastenden Lebensgegebenheiten sowie mit unbewussten bzw. noch nicht bewussten Strebungen Berücksichtigung finden. Im Wissen, dass wir nie voll und ganz autonom, selbstbestimmt schaffend und gestaltend leben können, im Bewusstsein, dass Denken und Handeln immer nur in vorgegebenen Grenzen möglich sind, wird als eines der zwei Hauptziele des Orpheus-Suchtbehandlungsprogramms das Führen eines »*weitgehend* autonomen Lebens« festgesetzt. Das (Wieder-)Erreichen eines weitgehend autonomen Lebens ist aber nicht nur Selbstzweck, sondern vor allem auch Grundlage für das zweite Hauptziel: die Entwicklung und Entfaltung eines im Wesentlichen freudvoll geführten und erlebten Lebens.

3.4.2   Freudvolles Leben

Freudvolles Leben bedeutet, ein Leben zu führen, das mit Freuden erfüllt ist. Bloß da und dort ein wenig Spaß zu haben, reicht nicht aus, um ein Leben als ein freudvolles ausweisen zu können. Auf den Unterschied von Freude und Spaß wurde bereits im Eingangsteil dieses Abschnitts eingegangen (siehe auch Fromm 1976). Spaß als »Gipfelerlebnis«, mit raschem Anstieg positiven Gefühls und ebenso raschem Abfall desselben, mündet praktisch immer in einer post-koitalen Tristesse, die als Veranlassung dazu erlebt wird, möglichst rasch wieder einen neuen Gipfelpunkt zu erreichen. Dieser Mechanismus – der auch typisch für die pharmakologischen Wirkungen von Suchtmittel ist und für Dosissteigerung und Akzeleration der Einnahme verantwortlich zeichnet – führt zu einem Drang nach immer mehr Spaß. Schafft man es nicht, gleich wieder Spaß zu haben, bleibt man im negativen Empfinden gefangen und damit unfähig, sein Leben als freudvoll zu erleben.

Im Unterschied zum Spaß zeichnet sich Freude als Plateauerlebnis durch seine Nachhaltigkeit aus. Man fühlt sie über lange Zeitstrecken auch dann noch, wenn der Auslöser, der ursprünglich das Gefühl von Freude induzierte, schon nicht mehr unmittelbare Wirksamkeit entfalten kann. So hält zum Beispiel die Freude, die man im Rahmen eines schönen Konzerts erleben kann, auch weit über die unmittelbare

Wiedergabe der Musik an. Auch wenn wir eine Beziehung freudvoll erleben, bleibt das positive Erleben nicht nur auf das unmittelbare Zusammensein mit dem Beziehungspartner beschränkt, sondern erfüllt uns auch weiter in Zeiten von dessen physischer Abwesenheit. Gleiches passiert immer dann, wenn wir etwas erleben, das uns in den Zustand der Freude versetzt. Spaßhaben hingegen klingt in der Regel mit dem Ende des Spaßereignisses ab, nur selten bleibt ein kurzes emotionales Nachschwingen spürbar. Spaßhaben fehlt längerfristige Nachhaltigkeit.

Das Gegenteil von Freude ist ein Zustand von Freudlosigkeit und nicht, wie von vielen gemeint, das Erleben von Angst, Bedrohung, Belastung und Mühsal. Man kann daher auch in Zeiten der Bedrohung und Belastung durchaus Freude erleben und ein im Wesentlichen freudvolles Leben leben. Auch in Krisenzeiten, die von Verunsicherung und Traurigkeit über das Verlorengegangene geprägt sind, können wir Freude empfinden, wenn wir nur aktiv auf das weiterhin vorhandene, oft aber aus den Augen verlorene Schöne zugehen, uns ihm öffnen und hingeben. Das Schöne ist auch in Krisenzeiten nicht verschwunden. Wir richten nur oft nicht mehr den Blick darauf und vermeinen dann, dass weil wir es nicht sehen, es deshalb auch nicht mehr vorhanden sei. Wir sind so von all dem Scheußlichen und Belastenden einer Krise gefangengenommen, dass wir der Überzeugung anheimfallen, es gäbe nur mehr das Furchtbare und nichts Schönes mehr, was aber keineswegs der Realität entspricht.

Wir müssen nur lernen, das Schöne als Mutter der Freude wieder zu spüren und zu erleben. Wir müssen aktiv das Schöne suchen und auf es zugehen. Schönes gibt es zu allen Zeiten überall, sei es Natur- oder Kunstschönes, Ding- oder Situationsschönes, Begegnungs- oder Beziehungsschönes. Im Orpheus-Programm gilt es, den Suchtkranken auch in ihrem krisengeschüttelten Leben wieder einen Blick auf das Schöne zu ermöglichen, sie zum Schönen hinzuführen und ihnen bei der Entwicklung und Entfaltung ihres Schönheitserlebens und Freudeempfindens mit Rat und Tat zur Seite zu stehen, ihnen Anleitungen und Wegweiser zur Verfügung zu stellen und ihnen nicht zuletzt auch auf dem Weg zum Schönen Geländer und Hilfestellung zu sein, vor allem dort, wo dieser Weg für sie zu steil oder hindernisreich wird.

Der größte Feind des Schönheitserleben ist, wie schon bei der obigen Diskussion der Selbstbestimmung angeführt, das psychopathologische Zustandsbild einer Depression. Sowohl die dafür typische Antriebslosigkeit, vor allem aber das in ein allgemeines »Losigkeits-Syndrom« (Interesselosigkeit, Hoffnungslosigkeit, Appetitlosigkeit, Ausweglosigkeit, Schlaflosigkeit und einiges anderes mehr – siehe auch Musalek und Zeidler 2013) eingebettete Phänomen der Freudlosigkeit behindert bzw. verhindert ein vertieftes sinnlich-emotionales Schönheitserleben. Es ist daher vor Beginn des Orpheus-Programms immer eine sorgfältige Depressionsdiagnostik und -behandlung vonnöten, um den Betroffenen damit die Möglichkeit zu eröffnen, sich nach weitgehendem Abklingen einer eventuell bestehenden depressiven Symptomatik (Depression und Angst sind die häufigsten Komorbiditäten von Suchterkrankungen – siehe Heyden et al. 2018; Castillo-Carniglia et al. 2019) wieder an all dem für sie Schönen auch erfreuen zu können.

Was alles als schön erlebt wird, woran man sich erfreuen kann, was Menschen Freude bereitet, ist individuell höchst unterschiedlich. Was für den einen schön ist, muss deshalb nicht auch schon schön für den anderen sein. Was den einen zur Freude gereicht, wird von anderen nicht immer in gleicher Weise freudig erlebt. Es ist demnach im therapeutischen Prozess zuvorderst herauszufinden, was für die Einzelnen ihr jeweils Schönes und Freudvolles ist. Jeder muss dabei seinen eigenen Weg ins für ihn Schöne gehen. Viele Patienten beklagen am Beginn der Therapie, nicht zu wissen, was sie freuen könnte. Sie sind so sehr von all dem Problematischen und Bedrohlichen, das ihr Leben erfüllt, überwältigt, dass sie vermeinen, für sie gäbe es nichts Schönes mehr, nichts mehr, worüber sie sich so richtig freuen könnten. Da aber ein Leben nur dann zu einem freudvollen werden kann, wenn es mit einer Fülle von freudvoll Erlebtem angereichert wird, wenn man so viel Schönes erlebt, dass das Leben auf diese Weise selbst zu einem schönen wird, ist es eine der zentralen Aufgaben noch bevor die einzelnen Module des Orpheus-Programms zur Anwendung gelangen, gemeinsam mit den Patienten herauszufinden, was dieses Schöne, mit dem man das Leben bereichern will, sein könnte und kann.

Als erste Orientierungshilfe kann dabei eine Auflistung von verschiedenen Formen des Schönen, wie zum Beispiel jene von Wilhelm Schmid (1998, 2005) vorgeschlagene, dienen. Er unterscheidet insgesamt zwölf Hauptfelder, in denen Menschen ihr Schönes finden und erleben können: »Kunstschönes«, »Naturschönes«, »Dingschönes«, »Erlebnisschönes«, »Menschlichschönes«, »Charakterschönes«, »Beziehungsschönes«, »Verhältnisschönes«, »Sinnlichschönes«, »Fantasieschönes«, »Abstraktschönes« und »Negativschönes«. In diesen Hauptgebieten des Schönheitserlebens können dann noch weitere unzählige Unterteilungen an prinzipiell vorhandenem Schönem getroffen werden (Musalek 2017b). Die verschiedenen Formen des Schönen sind den Patienten von den Therapeuten als unterschiedliche Möglichkeiten, sich an etwas bestimmten Schönen zu erfreuen, aufzuzeigen, wobei jedoch penibel darauf zu achten ist, dass die Therapeuten nicht das für sie Schöne den Patienten als ein für diese Schönes oktroyieren, sondern sich darauf beschränken, den Patienten dabei zu helfen, ihr eigenes Schönes ausfindig zu machen. Die finale Wahl des jeweilig Schönen, an dem sich die Patienten dann konkret erfreuen können und mit dem sie ihr Leben an- und bereichern wollen, muss immer voll und ganz den Patienten überlassen bleiben. Den Therapeuten obliegt es, den Patienten die Wege zum Schönheitserleben in den verschiedenen Schönheitsgebieten zu ebnen und ihnen Anleitungen und Hilfestellungen zukommen zu lassen, dort, wo es den Suchtkranken noch schwerfällt, in die Höhen und Tiefen des sinnlichen Schönheitserlebens vorzudringen. Grundvoraussetzung für diese therapeutische Aufgabe im Orpheus-Programm ist es, dass die Therapeuten selbst über die verschiedenen Formen und Möglichkeiten von Schönheitserleben und Freudegenerierung Bescheid wissen.

Dem *Kunstschönen* begegnen wir nicht nur in Museen in Form von Gemälden und Skulpturen oder in Konzertsälen, Theatern, Kinos beziehungsweise anderen Kultureinrichtungen. Es kann auch in Buchhandlungen, Geschäften, in denen Tonträger aller Art angeboten werden, in Kunsthandlungen, Galerien, Antiquitätengeschäften u.v.a.m. gefunden werden. Das Schöne liegt aber auch gleichsam auf der Straße – denken wir nur an schöne Hausfassaden, kunstvoll angelegte Parkanlagen oder schön gestaltete Geschäftsauslagen – und ist natürlich darüber hinaus auch zu Hause, im selbstsortierten Bücherregal, Schalplatten-, Video- oder CD-

Schrank beziehungsweise in auf Computern gespeicherten oder übers Internet zugänglichen Musik-, Schrift-, Bild- oder Filmarchiven anzutreffen. Kunstgemälde, Skulpturen, Musikkompositionen, Theateraufführungen, Prosa- und Lyrikbände sowie Dokumentationen von Kulturevents sind aufgrund einer breit aufgestellten Medienwelt heute für uns alle – und keineswegs nur mehr für eine kleine finanzstarke, kunstbeflissene Minderheit – so leicht zugänglich wie noch nie. Überall wartet Schönes auf unser Genießen, es muss nur darauf zugegriffen werden.

Noch leichter verfügbar als das Kunstschöne ist das, was unter dem Begriff *Naturschönes* einzureihen ist. Als Orientierungshilfe seien hier aus dem Hort unzähliger Beispiele nur einige wenige exemplarisch herausgegriffen: ein würzig-riechender Wald, betörendes Vogelgezwitscher, blühende Obstbäume im Frühling, saftige Wiesen im Sommer, rot-gelbe Blätterwälder im Herbst, schneebedeckte Winterlandschaften, der Anblick eines sattgelben Nachtmonds, einer feurigroten Morgensonne oder einer orangegoldenen Abendsonne, der salzige Duft des Meeres, das beruhigende Plätschern eines Gebirgsbaches, saftige Früchte, blühende Blumen und vieles anderes mehr. Oder denken wir an das mannigfach Schöne, das die Natur selbst schafft: Schneckengehäuse im goldenen Schnitt, Raupen-Schmetterlingsmetamorphosen und hochkomplexe Spinnengewebe, bunte Vogelkleider und mehrfarbig glänzende Fischschuppen. In der Natur begegnen wir einer Unzahl von Schönem, wir müssen nur lernen es auch mit allen Sinnen wahrzunehmen und sinnlich zu erleben.

Das *Dingschöne* umfasst nicht nur Kunsthandwerksprodukte und Kunstgegenstände wie Bildhauer-, Schnitz-, Ton- und Keramikarbeiten oder Edelstein- und Edelmetallschmuck, sondern auch eine Fülle von Alltagsgegenständen, die von uns nicht nur wegen ihrer Funktion, sondern auch wegen ihres Aussehens hochgeschätzt werden: Schöne Sessel, Sofas, Tische, Kästen, Lampen, Koch- und Essgeschirr, Trinkgläser, Schalen Taschen, Kleidungsstücke und technische Geräte aller Art sind beredte Beispiele dafür. Alle diese Gegenstände schaffen jene Atmosphäre, in der wir tagtäglich leben und erleben, im Idealfall eine angenehme, herzöffnende und positiv stimulierende Atmosphäre, die ihrerseits als fruchtbarer Nährboden für ein freudvolles Erleben fungiert.

Um *Erlebnisschönes* in vollem Maße genießen zu können, muss zuvorderst eine ästhetische Haltung zum jeweilig Erlebten eingenommen werden (Musalek 2017b); nur allzu leicht gehen sonst wunderschöne Erlebnisse als solche unerkannt an uns vorbei. Wenn wir uns aber auf eine ästhetische Betrachtungsweise einlassen, sehen wir uns mit einer nahezu unüberschaubaren Fülle an Schönem konfrontiert. Alles Erlebte weist immer auch ästhetische Wirkvektoren auf, es bewegt emotional, einmal in positive, ein andermal in negative Affektlagen. Das auf diese Weise erfahrene Erlebnisschöne umfasst apollinisch Schönes, wie würdevolle Feiern, sublime Akte in liebevoller Zuneigung und meditative Momente der Muße, Entspannung und Entschleunigung, aber auch intensive dionysisch begeisternde Erlebnisse, wie ekstatischen Tanz, begeisternden Musikgenuss oder berauschende Feste. Nicht nur faszinierende Ereignisse im Rahmen des Betretens von ideellem oder emotionalem Neuland, sondern auch primär banal erscheinende Alltagserlebnisse wie Einkaufengehen oder Kochen, ein Spaziergang oder gemütliches Ausruhen auf einer

Parkbank können in sozialästhetischer Herangehensweise neue sinnliche Großereignisse werden.

Als *Menschlichschönes* gilt nicht nur das äußerliche bzw. oberflächliche Schöne des Menschen, wie wir es aus Annoncen einer hoch lukrativen Beautyindustrie kennen, die ihre Gewinne aus kosmetischen Maßnahmen wie Hautstraffungen, Botox-Behandlungen, Fettabsaugungen bis hin zu schönheitschirurgischen Eingriffen bzw. »Oberflächenschönungen«, wie Tätowierungen beziehungsweise Haut-Piercing, akquiriert. Es umfasst vor allem auch die inneren Schönheiten eines Menschen, wie sie sich in Mimik und Gestik, Köperhaltung, bestimmten Verhaltensformen und Reaktionsweisen entäußern, die ihren Ursprung in gelebter Redlichkeit, Ehrlichkeit, Wahrhaftigkeit, Wahrheitsliebe, Sanftmut, Empathie, Wertschätzung, Respekt, Geduld, Offenheit, Achtsamkeit sowie Hilfsbereitschaft und Warmherzigkeit haben. Die Übergänge zum Charakterschönen sind fließend, eine scharfe Grenzlinienziehung zwischen innerem Menschlichschönem und dem *Charakterschönen* ist wegen der überaus großen Überschneidungsflächen im konkreten Einzelfall oft gar nicht möglich, aber auch von geringer Relevanz im Alltagsleben. Viel wichtiger als eine genaue Unterscheidung zwischen den beiden ist es, alles zu unternehmen, um sie zu kultivieren. Sie beide sind nämlich wichtige Voraussetzungen für ein als schön erlebtes, gedeihliches Zusammenleben und damit Grundlage für das Herzstück allen menschlichen Schönheitserlebens, dem Schönen von Begegnungen und Beziehungen.

Begegnungs- bzw. *Beziehungsschönes* ist in unserem Leben von außerordentlicher Bedeutung. Da wir als genuine Gemeinschaftswesen ein Leben lang von Unterstützung und Hilfestellung anderer Menschen in besonderer Weise abhängig sind, kommt dem Beziehungsthema und damit auch dem Beziehungsschönen eine zentrale Rolle zu. Beziehungsschönes beginnt schon mit dessen Anbahnung, der schönen Begegnung. Dabei kommt dem rechten Ort, viel mehr aber noch dem rechten Zeitpunkt eine wesentliche Bedeutung zu. In der Beziehungsanbahnung beziehungsweise im Beziehungsaufbau den richtigen Schritt zum falschen Zeitpunkt zu vollziehen, kann sogar die Verunmöglichung einer eigentlich gewollten Beziehung zur Folge haben. Der richtige Schritt gesetzt zum richtigen Zeitpunkt hingegen eröffnet uns alle Möglichkeiten für ein schönes und florierendes Zusammensein. Begegnung und Beziehungsaufbau müssen daher immer mit einem hohen Maß an Sorgfalt, Sorgsamkeit, Aufmerksamkeit, Achtsamkeit und Herzenswärme erfolgen. Nur so kann jenes Vertrauen geschaffen werden, das als unabdingbare Voraussetzung für eine erfüllte Beziehung vonnöten ist (Musalek in press).

Beziehungen sind dynamische Prozesse. Da die zentrifugalen Kräfte in Beziehungen immer größer als die zentripedalen sind, können sie nur dann von längerfristigem Bestand sein, wenn man sie dauernd hegt und pflegt. Dieses »Etwas-für-eine-Beziehung-Tun« steht für ein Sich-gegenseitig-Aufmerksamkeit-und-Zuwendung-Schenken, ein Immer-wieder-aufeinander-in-liebevoller-und-warmherziger-Weise-Zugehen und für ein Gemeinsam-Aktivitäten-Setzen, um Schönes, Faszinierendes und Begeisterndes miteinander zu erleben. All das, was man für- und miteinander unternimmt, muss nicht immer etwas Großartiges sein, auch Kleinigkeiten, liebevoll geschenkt und gelebt, können in hohem Maße beziehungsstiftend und

-erhaltend wirken. Schöne Begegnungen und Beziehungen zu genießen, ist wohl das Schönste, was man erleben kann.

Menschen können aber nicht nur schöne Begegnungen und Beziehungen zu anderen Menschen erleben, sie können auch mit ihren Lebensumständen, mit Lebenssituationen und auch mit ihrer Lebenswelt in Beziehung treten und damit schöne Verhältnisse, *Verhältnisschönes*, schaffen und erleben. Wieviel Schönes man am Wohnort, im Wohn- und Lebensraum, aber auch in Beziehungen zu den jeweiligen beruflichen, gesellschaftlichen und sozialen Situationen sinnlich erleben kann, bestimmt das Ausmaß an Verhältnisschönem. Schöne Verhältnisse im vertrauten Bekannten- bzw. Freundeskreis, in der beruflichen Situation oder im gesellschaftlichen Leben können spontan und unmittelbar gespürt werden, sie wollen auch erkundet werden. Um all das Verhältnisschöne, das die eigene Lebenswelt zu bieten hat, auszuloten und zu ergründen, braucht es ebenso, wie auch schon beim Situationsschönen gefordert, das Einnehmen einer ästhetischen Haltung, die Schaffung eines persönlichen ästhetischen Lebenszugangs. Andernfalls läuft man Gefahr, achtlos am Verhältnisschönen vorbeizugehen, es im Darüber-hinweg-Sehen zu übersehen. Es fehlen dann die Koordinaten und Bezugspunkte, um die mannigfachen Wirkvektoren des Verhältnisschönen auch ausmachen und verorten zu können (Bernegger 2011).

Verhältnisschönes passiert nicht nur, es kann von jedem von uns auch selbst geschaffen werden. Vor allem unsere alltäglichen Umgangsformen und Verhaltensweisen bestimmen ganz wesentlich die Verhältnisse, mit denen und in denen wir leben dürfen. Wie schön und liebevoll wir mit Mitmenschen und anderen Lebewesen umgehen, wie sehr wir unseren Wohn- und Lebensraum pflegen, wie herzensoffen wir uns zu den Gegebenheiten und Situationen des Lebens verhalten, formt das von uns dann auch erlebbare Verhältnisschöne. Um in schönen Verhältnissen leben zu können, müssen wir daher zuvorderst schöne Verhaltensformen entwickeln und schöne Handlungen in unsere Welt setzen. Je mehr schöne Handlungen, desto schöner unsere sinnlich erlebbaren Lebensverhältnisse.

Sinnliches Erleben ist aber nicht nur Mittel zum Zweck, um uns das bisher angeführte Schöne zu eigen zu machen, es in uns wirksam und lebendig werden zu lassen. Sinnliches Wahrnehmen und Erfahren kann auch selbst zum Zielpunkt des Schönheitserlebens gemacht werden. Dieses auf das eigene Sinneserleben ausgerichtete Schöne nennen wir mit Wilhelm Schmid (1998, 2005) *Sinnlichschönes*. Das sinnliche Wahrnehmen steht hier nicht mehr nur im Dienst der verschiedenen Dinge, Situationen und Geschehen, die wir als schön empfinden und erfahren wollen, es wird selbst zur Zielgröße des Schönheitserlebens. Sehen, Hören, Fühlen, Riechen und Schmecken sind dann nicht mehr nur Vermittler eines uns gegebenen Schönen, sondern werden selbst zu Brennpunkten des Genießens und der Freude. Wir erfreuen uns dann nicht nur an einem Musikstück, weil wir es hören können, sondern an unseren Hörmöglichkeiten selbst. Wir genießen nicht nur das gehörte Musikstück, sondern die Entfaltung und Entwicklung, die Verfeinerung und Kultivierung unseres Hörvermögens.

Sinnlichschönes spielt im Orpheus-Programm insofern eine besondere Rolle, als mit einer Kultivierung der Sinnlichkeit auch das Potential, ein freudvolles Leben führen zu können, signifikant gesteigert werden kann. Im Kultivierungsprozess des

Sehens, Hörens, Fühlens, Riechens und Schmeckens wird alles sinnliche Erleben einerseits intensiviert und andererseits auf bisher noch nicht bestellte Erlebnisfelder erweitert: Man kann mehr und tiefer genießen, weil man besser zu genießen weiß, und erhöht damit auch die Möglichkeit, das eigene Leben mit immer mehr Freuden anzureichern und so ein im Wesentlichen freudvolles Leben zu generieren.

Aber nicht nur das Kultivieren von Sinnlichschönem ermöglicht uns auf besondere Weise eine Anreicherung unseres Lebens mit Schönem, es sind vor allem auch unsere Träume, Fantasien und Vorstellungen, die uns ein freudvolles Leben gewinnen lassen. Ohne Träume, Visionen und Fantasien bleibt uns nur ein Verharren im Herkömmlichen. Indem wir Fantasieschönes entwickeln oder erträumen, schaffen wir neues Schönes und erleben in diesem unseren Schaffensprozess von Schönem, dass wir leben. Auch wenn das auf diese Weise neugeschaffene Schöne vorerst nur in unserem Kopf existiert, ist es bereits Teil unserer Erlebenswelt. Deshalb sind unsere Träume und die damit verbundene Begeisterung auch im Orpheus-Projekt eine unverzichtbare Voraussetzung zur Schaffung eines freudvollen Lebens.

Auch all das Abstrakte, das als schön erlebt wird, das *Abstraktschöne*, kann uns zur Freude gereichen. Wenn wir an Abstraktschönes denken, dann fällt den meisten zuerst abstrakte Kunst ein. Das Adjektiv »abstrakt« bzw. das Substantiv »Abstraktes« setzen wir aber in unserer Alltagssprache wesentlich breiter ein. Wir verwenden sie auch immer dann, wenn es sich um etwas handelt, das von uns gedacht beziehungsweise erdacht wird, das also nur im Gedanklichen, nicht jedoch im Gegenständlichen im Sinne des Berührbaren Bestand hat. Abstraktes ist etwas Begreifbares, aber eben nicht Angreifbares, es besteht als Gedanken, nicht aber als Ding. Im täglichen Leben sehen wir uns mit einer Fülle von solch Abstraktem, mit nicht Gegenständlichem und nicht-Angreifbarem konfrontiert – mit schönen Gedanken, Ideen und Formulierungen. Auch das Nach-Denken selbst kann als schön erlebt werden. Man kann aber auch Zahlen, Zeichen und Symbole aus ästhetischem Blickwinkel betrachten, sie hinsichtlich ihrer Schönheit bewerten und sich daran erfreuen.

All das bisher angeführte Schöne ist gleichzeitig auch ein »Bejahenswertes«. Zum Schönen kann man immer Ja sagen, wir können es in seiner und wegen seiner Positivität unmittelbar annehmen. Umgekehrt ist in der Regel all das, was wir bejahen, für uns auch schön (Musalek in press). Aber auch etwas zu verneinen, etwas abzulehnen kann für uns schön sein. Ein solches *Negativschönes* kann uns in besonderer Weise sinnlich gefangen nehmen, wir finden es spannend und faszinierend und sind gerade deshalb davon begeistert, weil es uns in Angst und Schrecken versetzt. Typische Beispiele hierfür sind Horror- und Kriminalromane oder Filme desselben Genres.

Fasst man all das bisher über die verschiedenen Formen und Erlebnisfelder des Schönen Skizzierte zusammen, dann wird deutlich, dass es immer und überall Schönes gibt. Manches davon ist gut zugänglich, anderes bleibt vorerst verborgen und muss aktiv gesucht und gefunden werden. Selbst in einer Krisensituation ist das Schöne nicht abgeschafft, es ist dann meist nur vom Furchtbaren in den Hintergrund gedrängt. Man sieht es dann nicht, das heißt aber nicht schon, dass es deshalb realiter verschwunden ist, es verschwindet nur aus unserem Blickfeld – und wartet im Verborgenen darauf, von uns geborgen zu werden. Das Orpheus-Programm ist

Ort und Zeit, dieses noch verborgene Schöne zu finden und aufzusuchen, aber auch zu lernen, neues Schönes in die Welt zu setzen, es weiterzuentwickeln und zu entfalten, auf dass es dann in seiner ganzen Blüte und Fruchtbarkeit auch genossen werden kann.

3.5 Ressourcenorientiertes modulares Therapieprogramm in Theorie und Praxis

3.5.1 Grundlegendes und Besonderheiten in der praktischen Umsetzung des Orpheus-Programms

Suchterkrankungen sind pathologische Geschehnisse, die aufgrund ihrer hohen Komplexität immer auch einer mehrdimensionalen Behandlung bedürfen. Das Orpheus-Programm ist als Leitfaden und Hilfestellung im Rahmen einer behutsamen Lebensneugestaltung eine Säule eines im Wiener Anton Proksch Institut entwickelten komplexen Suchtbehandlungsgesamtkonzepts, das sowohl medikamentöse, psychologische und psychotherapeutische, physio-, ergo- und kunsttherapeutische sowie auch pflegerische und sozialunterstützende Maßnahmen umfasst (Lentner et al. 1994; Musalek 2018b; siehe auch ▶ Abb. 1). Da das oberste Ziel des Orpheus-Programms, wie bereits im vorigen Kapitel diskutiert, das (Wieder-)Erlangen eines von psychischer Gesundheit geprägten Lebens im Sinne eines weitgehend selbstbestimmten und im Wesentlichen freudvollen Lebens ist und da das, was Menschen als freudvoll verstehen und erleben, eine hohe interindividuelle Variabilität aufweist – was dem einen Freude bereitet, muss nicht auch dem anderen gleiche Freude machen –, kann ein solches Behandlungsprogramm zwangsläufig nur auf die einzelnen Suchtkranken individualisiert ausgerichtete, modular strukturierte Therapieangebote beinhalten.

Das Orpheus-Programm ist kein allgemein gültiger Lebensratgeber, es ist auch kein Lebenstrainings- bzw. Umerziehungsprogramm im herkömmlichen Sinn. Zwei Begriffe sind daher im Orpheus-Programm tunlichst zu vermeiden: »Training« und »Erziehung«. Beide sind im Orpheus-Programm deshalb fehl am Platze, weil sie beide glauben machen lassen, dass die jeweiligen Behandlungsmaßnahmen auf ein vom Therapeuten vorgegebenes Ziel ausgerichtet seien. Jedes Training, jede Erziehung braucht ein festgelegtes Trainings- bzw. Erziehungsziel. Das den »Recovery-Prinzipien« (Chester et al. 2016; Neale et al. 2013; Priebe et al. 2014) verpflichtete Orpheus-Programm kennt hingegen nur eine generelle Ausrichtung – ein möglichst autonom und weitgehend freudvoll geführtes Leben –, nicht aber einzelne vorgegebene konkrete Therapieziele, auf die jemand hin erzogen bzw. trainiert werden könnte. Die konkreten Einzelziele werden im diagnostischen und therapeutischen Prozess von Patienten und Therapeuten gemeinsam entwickelt, wobei es dem Patienten obliegt, die einzelnen Therapieziele und damit auch die entsprechenden

Behandlungsmodule zu wählen, und der Therapeut diese erste Wahl auf ihre mögliche Umsetzbarkeit und Erreichbarkeit zu prüfen bzw. entsprechende Hilfestellungen im finalen Wahl- und Umsetzungsprozess anzubieten hat. Im Falle, dass Patienten noch keine konkreten Therapieziele in Aussicht nehmen können, ist es die Aufgabe der Therapeuten, ihnen nach der jeweiligen Ressourcenlage prinzipiell in Frage kommende Ziele aufzuzeigen – es ist aber nicht ihre Aufgabe, den Patienten bestimmte Therapieziele vorzugeben bzw. gar zu oktroyieren.

Das oberste Gebot ist dabei, dass das jeweils von Patienten und Therapeuten dialogisch vereinbarte konkrete Behandlungsteilziel einerseits ein für die Patienten attraktives ist und andrerseits für sie auch als Mögliches erreichbar erscheint. Nur so kann sichergestellt werden, dass die Patienten während des Behandlungsprozesses motiviert bleiben, an diesem aktiv mitzuwirken. Dabei sind den Patienten vor allem auch ihre Fähigkeiten und Möglichkeiten sichtbar zu machen, indem man ihnen Hilfestellungen anbietet, ihre eigenen Ressourcen nicht nur zu entdecken, sondern auch verfügbar zu machen, sie zu kultivieren und nicht zuletzt auch dahingehend zu aktivieren, dass sie im Lebensneugestaltungsprozess auch zielführend eingesetzt werden können (▶ Kap. 2.3; ▶ Kap. 2.4)

Statt um Erziehung und Training geht es im Orpheus-Programm um selbstbestimmte Entfaltung und Entwicklung von möglichst viel Schönem und Freudvollem, um damit eine solide Basis für ein psychisch gesundes Leben zu legen, das dann auch als ein im Wesentlichen freudvolles Leben erlebt werden kann. Dazu braucht es Handlungsräume und Schutzzonen, in denen das gefahrlos spielerisch probiert werden kann, was für die einzelnen Patienten jeweils schön ist, was sie zum Staunen bringt, was sie begeistern und faszinieren kann. Gleichzeitig gilt es, das Vertrauen in die eigene Selbstwirksamkeit zu fördern und vor allem auch öffnende Atmosphären zu schaffen, die ihrerseits ein für die jeweiligen Patienten prinzipiell Mögliches auch konkret möglich werden lassen (Bernegger in press). Das in der sozialästhetischen Forschung akquirierte Wissen zu Gastfreundschaft und Atmosphären, den beiden Hauptthemen sozialästhetischer Forschung (Musalek 2011; Böhme 2017), sowie die Methode des sozialästhetischen Denkens (Welsch 2003) und deren praktische Umsetzung im Rahmen einer angewandten Sozialästhetik dienen im Prozess des Möglichmachens des Möglichen und einer darauf beruhenden Lebensneugestaltung als unverzichtbare Werkzeuge (Musalek in press – siehe auch ▶ Kap. 3.3.1).

Die Lebensneugestaltung in Richtung sozialästhetisches Subjekt (Musalek et al. 2022) bzw. sozialästhetische Existenz erfolgt in Behandlungsmodulen, die dazu dienen, einerseits die Sensibilität und Achtsamkeit zu fördern, die ein genussvolles Erleben von Schönem erst möglich machen, und andererseits den Suchtkranken neue Zugänge zu ihrem individuell eigenen Schönen zu eröffnen. Diese Behandlungsmodule können in einem stationären wie auch im ambulanten Setting sowohl in Form von Einzel- wie auch Gruppensitzungen erfolgen, wobei jedoch der Gruppenbehandlung insofern der Vorzug zu geben ist, als dabei den Suchtpatienten zum einen zusätzlich zu Wissensvermittlung, Handlungsanleitung und therapeutischer Hilfestellung auch noch ein gegenseitiges Voneinander-Lernen ermöglicht wird. Zum anderen kann aber in den Gruppensitzungen auch das Schöne von Begegnungen und Beziehungen mit anderen in besonderer Weise nahegebracht werden. Das Schöne von Begegnungen und Beziehungen kann dann auch im konkreten Erleben eines schönen Miteinander erfahren werden und damit auch unmittelbar gezeigt werden, dass es auch in schwierigen Zeiten möglich ist, gemeinsam mit anderen das Leben mit freudvollen und genussreichen Erlebnissen anzureichern. Dieses Erleben, selbst aktiv im Lebensneugestaltungprozess mit anderen wirksam zu werden, bringt in der Regel eine wesentlich höhere Behandlungsmotivation mit sich als bloße diesbezügliche Anregungen durch Therapeuten (siehe auch Basdekis-Jozsa und Krausz 2006; Lindenmeyer 2021).

3.5.2 Orpheus-Behandlungsmodule

Die im Anton Proksch Institut entwickelten Prototypen von Orpheus-Modulen lassen sich in allgemeine Basismodule, in denen die Grundlagen für das Erleben von Freude und Genießen zu erarbeiten sind, und in spezielle Behandlungsmodule einteilen, deren Aufgabe es ist, den Suchtkranken in verschiedenen ästhetischen Erlebnisfeldern das für sie jeweils Schöne sinnlich erfahren und freudvoll genießen zu lassen.

Grund- bzw. Basismodule

Sensibilitäts- und Achtsamkeitsmodule

Wichtigste und zugleich unverzichtbare Grundvoraussetzung für ein sinnlich freudvolles Genießen ist die Fähigkeit, potentiell Schönes fühlen und spüren zu können. Für viele Suchtkranke ist dieser erste Schritt auf dem Weg zu einem konkreten Genießen von Schönem insofern ein ungemein mühevoller, als sie gegenüber den im und durch das Suchtgeschehen erlittenen körperlichen und seelischen Schmerzen einen Schutzwall der Anästhesie errichten, indem sie sich sukzessive aus dem sinnlichen Erleben zurückziehen. Dieser aktive schmerzvermeidende Rückzug aus dem sinnlichen Erleben wird darüber hinaus auch noch durch die analgetische bzw. anästhetische Wirkung der allermeisten Suchtmittel verstärkt. Die am Beginn des Orpheus-Programms verorteten Sensibilitäts- und Sensibilisierungsmodule bzw. Aufmerksamkeits- und Achtsamkeitsmodule dienen dazu, den Suchtkranken Möglichkeiten zu eröffnen, mit Hilfe erhöhter Aufmerksamkeit und vertiefter Achtsamkeit verlorengegangene Sensibilitäten wiederzuerlangen bzw. vorhandene weiterzuentwickeln.

Intensives Schönheitserleben braucht ein hohes Maß sowohl an gerichteter wie auch an ungerichteter Aufmerksamkeit. Zum einen müssen wir lernen möglichst viel von dem, was uns unsere Umgebung an Schönem bereitstellt, auch als solches wahrzunehmen. Hat man sich auf diese Weise einen guten Überblick verschafft, gilt es, in den Modus der gerichteten Aufmerksamkeit zu wechseln: Genießen kann man nicht nebenher, Genießen braucht immer unsere volle Aufmerksamkeit und Konzentration. Beide allein sind aber noch nicht ausreichend, um etwas Schönes auch zutiefst freudvoll erleben und genießen zu können, es braucht dazu vor allem auch ein hohes Maß an Achtsamkeit (siehe auch ▶ Kap. 2.3.1; ▶ Kap. 2.3.2).

Achtsamkeit ist eine besondere, den Menschen auszeichnende ästhetische Haltung, die ein exzeptionelles Weltverhältnis ermöglicht. Sie verbindet uns auf besondere Art mit allem Schönen und ist damit viel mehr als bloßes Aufmerksam-Sein. Achtsamkeit umfasst immer eine außerordentliche Wertschätzung dessen, was man achtsam beschaut und/oder behandelt, gleichzeitig bestimmt sie auch die Intensität und Sorgfalt, mit der ein Ereignis erlebt bzw. eine Handlung gesetzt wird. Einem Text hohe Achtsamkeit zuteilwerden zu lassen, bedeutet ihn intensiv und genau, ihn interessiert und sorgfältig zu lesen. Einem anderen Menschen achtsam zu begegnen heißt nicht nur, auf ihn aufmerksam zuzugehen oder ihm kleine Aufmerksamkeiten zukommen zu lassen, sondern vielmehr, sich für ihn in besonderem Maße zu interessieren, sorgsam Worte und Handlungen zu wählen und ihm wertschätzend, warmherzig und vielleicht sogar liebevoll gegenüberzutreten.

Bevor man mit den eigentlichen Sensibilisierungs- und Achtsamkeitsübungen beginnt, ist ein nachhaltig wirksames inneres Zur-Ruhe-Kommen vonnöten. Nur in einem weitgehend entspannten Zustand wird gelebte und erlebte Achtsamkeit möglich, wobei dieser mittels unterschiedlicher Entspannungs- bzw. Meditationstechniken erreicht werden kann, von denen die Gehmeditation eine wohl für die allermeisten leicht verfügbare und zugleich hoch wirksame Technik ist. Schon nach rund zwanzig bis dreißig Minuten tritt in der Regel Entspannung ein, manchmal sogar noch etwas früher. Die therapeutische Arbeit in den Sensibilitäts- bzw. Achtsamkeitsmodulen kann dann mit einfachen Übungen begonnen werden, indem man zum Beispiel mit geschlossenen Augen verschiedene Materialien betastet, wie Stoffe, Leder, Holz, Metall – oder indem man mit geschlossenen Augen barfuß über verschiedene Böden geht und versucht zwischen diesen zu diskriminieren. Ein Schließen der Augen fördert dabei die Zentrierung auf das Gefühlte. Man kann aber auch in der Natur einfach an verschiedenen Blättern und Gräsern riechen, die Verschiedenartigkeit von Baumrinden in Umarmungen erleben oder beim Gehen oder Laufen sich auf das multiple Muskelspiel der eigenen Bewegungen fokussieren. Natürlich kann man sich auch den Gerüchen verschiedener Tees, Früchte, Gemüse, Parfums und Speisen sinnlich hingeben oder aber dem Anhören von verschiedenen Interpretationen ein und desselben Musikstücks oder dem Anschauen von verschiedenen Gemälden und Skulpturen und vielem anderen mehr – der Fantasie sind dabei keine Grenzen gesetzt.

Als nächste Aufgabe ist die Frage zu beantworten, ob das eine Gefühlte, Gerochene, Gehörte oder Gesehene besser gefällt als das andere, was angenehmer ist, welches Sinneserlebnis mehr Freude bereitet. Gelingen diese beiden ersten Schritte der Diskrimination und Bewertung des für den jeweiligen Patienten potentiell Schönen, ist damit bereits eine solide Basis für das Erleben von tiefempfundenem Freuen und Genießen gelegt. Die dabei geübte Achtsamkeit verändert das Leben, sie macht es ungleich reichhaltiger: Schönes, Faszinierendes, Begeisterndes und Berauschendes nehmen auf wundersame Weise zu. Selbst alltägliche Dinge, bekannte Situationen und Geschehnisse können dann auf eine neue Weise intensiv sinnlich erlebt werden, wobei auch das Schönheitserleben selbst auf wundervolle Weise vertieft wird. Indem wir auf diese Weise Schönes in unsere Erlebenswelt bringen, indem wir das in der Welt rund um uns herum schon vorhandene Schöne sinnlich erleben lernen und darüber hinaus auch noch selbst neues Schönes schaffen, romantisieren wir diese unsere Welt in einer solchen Art und Weise, dass wir uns in den Freude- und Genussmodulen auf das eigentliche Genießen einlassen können.

Freude- und Genussmodule – »Genusskarussell«

Als Genuss bzw. Genießen bezeichnen wir den Akt des höchsten und zugleich tiefsinnigsten Erlebens von Freude, weil man damit tief ins Innerste der eigenen Gefühlswelt vordringen, sich dort vom Gespürten in besonderer Weise berühren lassen und sich auf diese Weise alle sinnlichen Erlebensmöglichkeiten auslotend ganz unmittelbar als fühlendes und spürendes Wesen begreift. Genießen ist ein Erleben der Superlative, bei dem ein gefühlsmäßiges Höchstplateau erklommen und gleichzeitig in die tiefsten Tiefen des eigenen Gefühlserlebens eingetaucht wird. Jedes Genießens solcher Art braucht eine entsprechende Einstimmung auf das jeweilige Schönheitserleben. Praktizierte Zukunftsoffenheit und das Zulassen von Vorfreude sind dabei wesentliche Ingredienzien. Beide öffnen den Patienten den Weg ins Genusskarussell (▶ Abb. 3), das ihnen erlaubt, in die Sphären des Hochgenusses vorzudringen (Musalek 2017b).

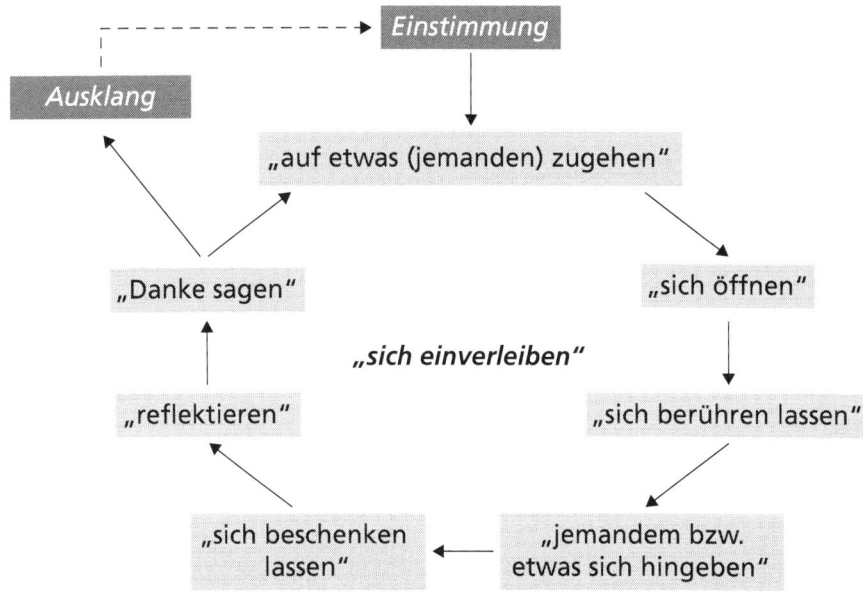

Abb. 3: Das Genusskarussell (nach Musalek 2017b, S. 93)

Ohne auf ein Schönes aktiv zuzugehen, kann man es nicht genießen, ein alleiniges sinnliches Zugehen auf das Schöne reicht allerdings nicht aus, um es hernach auch genießen zu können. Das Sich-Hinbewegen auf das Schöne muss offenen Herzens und in großer Achtsamkeit geschehen, wobei das in den Sensibilisierungsmodulen Gelernte und Geübte hier zur Anwendung zu bringen ist. Die beiden ersten Stufen im Genusskarussell, das *proaktive Zugehen auf das Schöne* und das *Sich-aktiv-dem-*

Schönen-Öffnen, sind eng miteinander verwoben. Sie finden nahezu gleichzeitig, in jedem Fall sich überlappend statt und dennoch empfiehlt es sich, sie im therapeutischen Prozess getrennt zu betrachten. Bei der Hin-Bewegung ist der Blick noch nach außen gerichtet, es wird vor allem auf das herum befindliche Schöne geschaut. Im Öffnungsakt ist der Blick hingegen vorzugsweise nach innen gerichtet, es wird auf die eigene Sinnlichkeit fokussiert, man öffnet sich im Emotionalen, auf dass das Schöne in einem wirksam werden kann, indem man sich davon berühren lässt.

Das *Sich-berühren-Lassen* von Schönem und Freudvollem ist ein unbeschränktes Ja-Sagen, das tief in unserem Inneren zu verorten ist. Dieses Ja-Sagen ist ein Ja-Sagen des Herzens, das Menschen in einen Gefühlszustand versetzt, der als tief inneres Ergriffensein erlebt wird. Im auf diese Art und Weise erfolgten *Durch-das-Schöne-berührt-Werden* wird das Schöne als ein Wunder des Daseins erlebt, als ein im wahrsten Sinne des Wortes Wundervolles, als ein Etwas voller Wunder. Sich-berühren-Lassen und Berührt-Werden finden immer nur im Hier und Jetzt statt. Um etwas genießen zu können, muss man es im Hier und Jetzt tun, man muss »auf der Stelle genießen«, man kann es nicht einfach auf einen späteren Zeitpunkt verschieben. Nur wenn man sich im Hier und Jetzt auf die Berührung durch ein Schönes fokussiert, kann man es auch genießen. Man kann nicht nebenher genießen. Im Vorbeigehen kann man sich oberflächlich anstreifen lassen, niemals aber im Tiefinneren berührt werden.

Ein solches tiefgreifendes Berührt-Werden ist der Schlüssel zur nächsten Stufe im Genusskarussell, dem *Sich-dem-Schönen-Hingeben*. Damit ist ein besonders schwieriger Schritt auf dem Weg zu den höchsten Höhen des Genießens erreicht. Hingabe heißt, die Kontrolle aufzugeben, sich etwas oder jemandem auszuliefern, vielleicht sogar sich selbst aufzugeben und ist daher für die meisten Menschen mit dunklen Ängsten verbunden. Hingabe heißt auch rückhaltlose innere Beteiligung, ein Unterwegssein ohne Sicherheitsgurt und wird damit zu einem Hochseilakt ohne Netz. Nicht zuletzt ist die Hingabe an etwas oder jemanden eng an eine erhöhte Verletzbarkeit gebunden. Wenn man sich jemandem bedingungslos ausliefert, wird man schutzlos und läuft Gefahr, verletzt zu werden. Hingabe wird damit zur Vertrauensfrage. Es braucht ein hohes Maß an Vertrauen, um etwas zuzulassen, das einem geschieht, ohne Einfluss darauf zu nehmen. Nur wer Vertrauen in sich und seine ihm eigene Erlebenswelt hat, kann auch genießen, weshalb im therapeutischen Prozess hier der Stärkung und Aktivierung von ästimativen Ressourcen eine besondere Bedeutung zukommt (zu diesen ▶ Kap. 2.3.11).

Die Aufgabe der Selbstkontrolle in der Hingabe an das Schöne darf aber keine grenzenlose sein, gefordert ist hier vielmehr eine zeitlich begrenzte Aufgabe der Kontrolle, gleichsam ein kontrollierter Kontrollverlust. Das Sicherheitsbewusstsein einerseits und die Risikofreudigkeit andererseits geben die individuell konkret zu wählenden Zeitbegrenzungen vor, in denen Schönes als Genuss erlebt werden kann. Prinzipiell gilt für die Hingabe im Genießen: je länger die Zeitspanne des Kontrollverlustes, desto intensiver der Genuss. Die Zeitstrecke, in der man die Selbstkontrolle aufgibt, darf jedoch nie so lange gewählt werden, dass sie selbst als eine grenzenlose erlebt wird und das Genießen damit zu einem unkontrollierbaren wird. In der Hingabe an das Schönen taucht man zeit-, orts- und selbstvergessen in den

Augenblick des Genießens ein und gewinnt damit auch jene Kraft, die es braucht, um in die höchsten Höhen des Genießens vorzudringen.

Im »zeitlosen Augenblick« des Genießens sammeln wir Energie und erleben eine innere Erneuerung und Rekreation (Cacciari 1986). In diesen Genussmomenten verlieren wir auch die Erdbindung und spüren, wie wir den festen Boden unter den Füssen verlieren. Genießen bedeutet, im freien Raum des Schönen zu schweben. Dieses Abheben und Schweben ist nicht nur Vorstellung, sondern ein unmittelbar erlebtes leibliches Geschehen. Keinen festen Boden mehr unter den Füssen zu haben, das weitgehende Aufheben der Schwerkraft verleiht uns große Leichtigkeit (Pschera 2013). Man spürt, wie man die Welt der Einschränkungen, Zwänge und Zwecke verlässt, und wird im Hier und Jetzt, im magischen Moment des gedehnten Augenblicks ganz eins mit dem Schönen (Musalek in press).

Für die Begegnung mit dem Schönen im Genuss ist die leibliche Hingabe die unverzichtbare Grundvoraussetzung, sie reicht allerdings nicht allein aus, um das Hochplateau des Genießens erleben zu können. Um dieses zu erreichen, muss man sich *vom Schönen beschenken lassen*. Genießen ist nämlich nicht nur ein aktiver, sondern ganz wesentlich auch ein passiv erlebter Akt. Die beiden Schritte des Sich-Hingebens und des Sich-Beschenkens sind eng miteinander verknüpft. Die Hingabe an das Schöne ermöglicht uns ein Beschenkt-Werden. Bis zum Beginn der Hingabe braucht es unser aktives Zutun, nur so kann das Genusskarussell in Schwung gebracht werden. Im Prozess der Hingabe selbst erfolgt dann der Umschlag vom aktiven Tun in ein Mit-sich-geschehen-Lassen. In der Hingabe transformiert sich das Genießen zu einem Geschenk, das uns dann zuteilwird oder eben nicht. Selbst dann, wenn alle für das Genießen notwendigen Schritte bis hin zur Hingabe richtig vollzogen wurden, kann trotzdem das Geschenk, der Hochgenuss, ausbleiben (Musalek 2017b). Dann liegt es am Einzelnen, einen neuen Anlauf zu nehmen, um sich eine weitere Chance zu eröffnen, vom Genuss beschenkt zu werden.

Indem die Suchtkranken ihr bisher im Genusskarussell erlebtes *Schönes reflektieren*, eröffnen sich ihnen Möglichkeiten zu einem Wissenszuwachs, der dann in einem weiteren Durchlauf des Genusskarussells genutzt werden kann, um das Genießen noch weiter zu intensivieren und noch facettenreicher zu gestalten. Die Reflexion von bisher genussvoll Erlebtem ist damit Grundlage für eine weitere Kultivierung des Genießens, die ihrerseits dazu beiträgt auch feine, bis dahin noch verborgen gebliebene Nuancen des Schönen zu erkennen bzw. Details des Genießens auszumachen, die nur mit geschärfter Aufmerksamkeit und Achtsamkeit erfahrbar werden.

Die Wirkungen des reflexiven Nachdenkens, Nachsinnens und Nachspürens von Genossenem werden durch ein darin begründetes *Danke-Sagen* noch verstärkt. Man lässt dabei das im Genussprozess Widerfahrene in Dankbarkeit noch einmal Revue passieren und wird auf diese Weise nochmals von jener Freude erfüllt, mit der man im Stadium des Hochgenusses beschenkt wurde. Dieses Danke-Sagen kann auf dreifache Weise erlebt werden: zum Ersten als Dankbarkeit für das jeweils konkret Schöne, dass es existiert und damit auch genossen werden kann, zum Zweiten als Dankbarkeit gegenüber sich selbst, dass man fähig ist, dieses Schöne spüren und erleben können, und zum Dritten als Dankbarkeit dafür, dass wir im Genießen so reich mit Freude beschenkt wurden. Eine so erlebte Dankbarkeit versetzt einen selbst in einen Zustand der Freude und verstärkt damit nochmals das Genusserleben.

Die Dankbarkeit an das im Hochgenuss Widerfahrene öffnet zwei Tore: jenes, das uns in einen weiteren Umlauf im Genusskarussell eintreten lässt, und jenes, das uns einen sanften Ausstieg aus dem Genussprozess erlaubt. Wie oft das Tor zur Wiederholung des Genießens durchschritten wird, obliegt der Entscheidung des Einzelnen. Ein einziger Durchlauf des Genusskreises genügt aber in der Regel bei weitem nicht, um in die höchsten Höhen und tiefsten Tiefen des Schönheitserlebens vorzudringen. Um ein gegebenes Schönes auch voll und ganz genießen zu können, muss man sich Zeit nehmen. Man kann nicht nebenher, gleichsam im Vorbeigehen genießen.

Entscheidet man sich für einen Ausstieg aus dem Genusskarussell, so sollte dieser in jedem Fall behutsam und sanft erfolgen. Ein zu abrupter Ausstieg aus dem Genießen mündet in ein Verlusterlebnis, das so intensiv erlebt werden kann, dass das eigentlich stattgefundene Schönheitserleben in der Erinnerung davon so weit übertönt wird, dass es keinerlei nachhaltige Wirkung entfalten kann, in manchen Fällen sogar zunichte gemacht wird. Für den Ausstieg aus dem Genusskarussell sollte man sich daher ausreichend Zeit nehmen, um das Erlebte in Dankbarkeit noch nachklingen und nachschwingen zu lassen und sich im Nachdenken und Nachsinnen von all dem genussvoll Erlebten gehörig verabschieden zu können. Wenn man das Genießen auf diese Weise ausklingen lässt, dann kann es in schöner Erinnerung bleiben und damit guter Grund dafür sein, sich später einem neuen Genießen hinzugeben.

Spezielle Module

Das in den Grund- bzw. Basis-Modulen erworbene Wissen und Können ist dann in speziellen Orpheus-Modulen unter Nutzung der jeweils zur Verfügung stehenden Ressourcen des Einzelnen auf verschiedene Lebens- und Erlebensbereiche auszurollen und dort in die Praxis konkret umzusetzen (▶ Abb. 1; siehe auch ▶ Kap. 2.3). In *Naturerfahrungs- und Naturerlebnismodulen*, wie z. B. im Rahmen von Gartentherapie (Cervinka et al. 2011) oder Erlebniswanderungen (Cervinka et al. 2012; Karjalainen et al. 2010), wird auf all das Schöne, das man in der Natur sehen, hören, spüren und riechen kann, fokussiert. In den *Körperwahrnehmungsmodulen* steht das Erleben des eigenen Körpers im Mittelpunkt des Schönheitserlebens. Methoden fernöstlicher Köperkultivierung wie Chi-Gong, Tai-Chi, Yoga, aber auch physiotherapeutische Maßnahmen, wie klinische Bewegungstherapie (Hüter-Becker und Dölken 2004), Leibtherapie (Scharfetter und Weber 1985) oder das im Anton Proksch Institut entwickelte Körperwahrnehmungsprogramm (Jawad und Musalek 2021), können dabei zur Anwendung gelangen.

Die *Kreativitäts-, Kunst- und Kulturmodule* sind auf all das Kunstschöne ausgerichtet, das uns Menschen zur Verfügung steht bzw. das von uns geschaffen werden kann, wobei nicht nur das, was unter musealer Kunst verstanden wird, gemeint ist, sondern auch kunsthandwerkliches Schaffen in Papier-, Stoff-, Ton-, Metall- oder Holzarbeiten etc. (siehe auch Beuys 1990; Sinapius 2018) sowie das Schaffen von

Kunstvollem in Musizier-, Kompositions-, Chor-, Theater- bzw. Tanzgruppen (siehe auch Ridder 2006; Ritter 2008; Urspruch 1993; Koch und Bräuninger 2006). In den *Alltagsästhetik-Modulen* wird ein bewusstes Schönheitserleben von all jenen Gegenständen, Verhältnissen und Situationen gefördert, mit denen wir tagtäglich konfrontiert werden und die wir so oft nicht bewusst als etwas Schönes wahrnehmen, weil wir in ästhetischer Achtlosigkeit daran vorbeigehen. Hier gilt es, eine neue Achtsamkeit zu entfalten, um all das uns umgebende Schöne auch in vollem Maße genießen können. Einen besonderen Stellenwert nimmt Essen und Trinken in unserem Alltag ein. In therapeutischen Koch- und Mahlzeitengestaltungsgruppen kann nicht nur das Herstellen und Einnehmen einer ausgewogenen, bekömmlichen wie auch gesunden Kost gelehrt und geübt werden, sondern vor allem auch eine neue Ästhetik des Essens und Trinkens entworfen werden, die dann im Alltag auch in die Tat umgesetzt werden kann.

Die Vorbereitung und Durchführung von Kochakten eignet sich auch in besonderem Maße als Metapher für die Lebensgestaltung im Allgemeinen. Ebenso wie beim Kochvorgang kommt es nicht nur auf die richtigen Grundprodukte und Ingredienzien, sondern vor allem auch auf die entsprechende Würze an. Am Beispiel des Salzens wird leicht erkennbar, dass nicht nur die Menge, sondern der rechte Zeitpunkt des Einsatzes von Salz die Schmackhaftigkeit der Speise bestimmt. Und nicht zuletzt wird man beim Kochen auch auf die Wichtigkeit des Ruhenlassens verwiesen. Viele Speisen, wie z. B. die meisten Teigarten oder auch manche Fleischgerichte, brauchen Zeiten der Ruhe, um sich zu wohlschmeckenden und zugleich auch gut verdaulichen Speisen entwickeln zu können. Auch in der Lebensneugestaltung braucht es neben all den erforderlichen Aktivitäten auch Phasen des Zu-Ruhe-Kommens und der Entspannung, um das Initiierte und Geschaffene auch wachsen und gedeihen zu lassen.

Die *Selbstreflexions- und Kosmopoiesismodule* haben ein gemeinsames Nach-Denken und Nach-Sinnen darüber zur Aufgabe, welche Lebensziele man sich setzen kann und möchte, vor allem aber auch, wie man diese mit den zur Verfügung stehenden Ressourcen im Rahmen eines selbstbestimmt gestalteten Lebens erreichen kann, auf dass dieses dann als ein im Wesentlichen freudvolles erlebt werden kann (Scheibenbogen und Musalek 2021). Lebensneugestaltung ist kein statisches Ereignis, das einmal stattfindet und damit auch schon eine längerfristig nachhaltige Wirkung entfaltet. Es genügt nicht, dass man sich ein neues Leben bloß vorstellt, um Gewähr dafür zu haben, dieses neugestaltete Leben schon deshalb auch über längere Zeiträume hinweg führen zu können. Lebensneugestaltung ist ein lebenslanger dynamischer Prozess, der aufgrund sich immer wieder verändernder Lebenssituationen und -bedingungen unter Einsatz aller der in der jeweiligen Lebensphase verfügbaren Ressourcen permanent adaptiert und modelliert werden muss.

Eine Suchtbehandlung, die sich wie das Orpheus-Programm Lebensgestaltung im Sinne eines weitgehend selbstbestimmten und im Wesentlichen freudvollen Lebens zur Aufgabe macht, muss daher immer eine langfristig angelegte sein. Denn ein solcherart gestaltetes freudvolles Leben kann man nicht einfach erreichen und damit auch schon ein Leben lang führen, es muss vielmehr immer wieder neu geschaffen werden. Das Leben muss immer wieder mit neuem Schönen angereichert werden, um es zu einem langen schönen, weil im Wesentlichen freudvoll erlebten Leben zu machen. Der Weg ist hier das Ziel!

4 Epilog

Es ist nur allzu verständlich, dass ein Erkennen des Ausgeliefertseins an das eigene Schicksal auf viele Menschen vorerst bedrückend und vielleicht sogar herabwürdigend wirkt. Und natürlich besteht dabei immer auch die Gefahr, in einen passiv-resignativen Fatalismus zu verfallen. Friedrich Nietzsche (1988) setzt diesem sein »*amor fati*«-*Konzept* entgegen. Amor fati heißt direkt aus dem Lateinischen übersetzt so viel wie »Liebe zum Schicksal« bzw. »Liebe zum Faktischen, zum faktisch Gegebenen« und damit ist auch schon vorgegeben, wofür es im Kern steht. Nietzsche bekennt sich zu diesem Lebenszugang erstmals im Aphorismus 276 seines im Jänner 1882 in Genua verfassten vierten Buches der *Fröhlichen Wissenschaft* (Nietzsche 1882/1988, S. 521) mit den Worten: »Ich will immer mehr lernen, das Nothwendige an den Dingen als das Schöne sehen: – so werde ich Einer von Denen sein, welche die Dinge schön machen. Amor fati: das sei von nun an meine Liebe! Ich will keinen Krieg gegen Hässlichkeit führen [...] W e g s e h e n sei meine einzige Verneinung! Und, Alles in Allem und Grossem: ich will irgendwann einmal nur noch Ja-sagender sein!«

Seit Nietzsche steht die Bezeichnung Amor fati für einen besonderen Zugang zum Schicksalshaften, der von der unbedingten Bejahung des Unausweichlichen und Notwendigen geprägt ist. Es handelt sich dabei um ein radikales Ja-Sagen zu allem Faktischen, zu jedem Gegebenen, zu all dem Schicksalhaften, das uns da und dort widerfährt – sei es nun ein Gutes oder Schlechtes, ein Schönes oder Hässliches. Dieses Lebenskonzept von Nietzsche bewährt sich aber gerade dort, wo dieses Schicksalhafte ein scheußliches, ein bedrohliches, schmerzhaftes und leidbringendes ist. Die Idee des Amor fati wird bei Nietzsche »zu einer *Lebenspraxis* [...] Es handelt sich hierbei um die Lebensauffassung, um die Lebensperspektive, die existenziell-individuelle Stellungnahme zum Leben schlechthin«, analysiert Kiyoshi Nishigami (1993) in seinen Studien zu Nietzsches Amor fati.

Die wirkungsmächtigste Waffe gegen das Bedrohliche, Beeinträchtigende und Scheußliche ist nicht das sich Abwenden davon bzw. »Wegsehen«, sondern die Hinwendung auf das Schöne im Leben und das Schaffen von Schönem in unserer Welt. Gleichzeitig ist das von uns in den Blick genommene und von uns geschaffene Schöne auch die größte Kraftquelle unseres Lebens und damit der unverzichtbare Motor für eine auf ein schönes Leben ausgerichtete Lebensneugestaltung (Musalek 2017b). Um ein freudvolles und gedeihliches Leben (wieder) führen zu können, genügt daher auch nicht nur eine Liebe zum Faktischen, eine Liebe zum Schicksal, Amor fati allein; es braucht vielmehr auch die Liebe zum zukunftsweisenden Werden, zum Wollen und zum Umsetzen in die Tat von lebendiger Weiterentwicklung und Lebensneugestaltung, es braucht eine Liebe zum Leben – *Amor vitae*.

Liebe ist aber auch wesentlich mehr als nur ein mehr oder weniger intensiver längerdauernder Gefühlszustand. Liebe ist auch Idee. Sie ist *das* zentrale Thema in unserer Autobiographie. Sie ist zentraler Wunsch und auch ein Ideal. Sie ist sogar eines der am meisten hochgeschätzten und persistenten Ideale der Menschheit (Armstrong 2002). Liebe wird damit zum besonderen Lebenszugang, zur unverwechselbaren Lebensart. Ein letztendlich auf die Liebe ausgerichtetes Leben ist für die meisten nicht nur hoch attraktiv, sondern auch in hohem Maße anstrebenswert. Weit verbreitete Glaubensgemeinschaften bzw. Religionsgesinnungen, die auf die Liebe im Allgemeinen und auf die Nächstenliebe im Besonderen ausgerichtet sind, geben eindrucksvolles Zeugnis davon. Die dabei gemeinte Liebe ist eine weit über ein bloßes Begehren eines Angenehmen und ein nur oberflächliches Gern- bzw. Liebhaben hinausreichende, eine Liebe der Liebe wegen (Aristoteles 2013). Es ist keine Liebe, die uns bloß *passiert*, sondern wir können mit ihr unser Leben *selbst bestimmen*, es in eine Richtung lenken, die uns eine Meisterschaft im Erleben eines Lebens im Schönen, eines schönen Lebens ermöglicht.

Ein solches Leben zeigt sich immer auch in seiner Lebendigkeit und Vitalität. Auf den ersten Blick ist Leben und Lebendigkeit einfach nur das Gegenteil von Tod und Totsein. Das ist aber keineswegs schon alles: Lebendigkeit ist vielmehr körperliche und psychische Stärke und Energie: ein Seinszustand geprägt von Enthusiasmus und Tatendrang (Pam 2013). Es gibt »nichts anderes als das: Realität, Materie, Leben, Lebendig-sein«, betont Michel Onfray (2008, S. 72) und verweist damit auf die zentrale Stellung der Vitalität als Lebensmotor für ein von uns selbstgestaltetes Leben. Die Vitalität des Einzelnen überträgt sich leicht auf andere Menschen und bringt auch diese in einen energetischen Zustand von Lebhaftigkeit, Tatkraft und Produktivität (Peterson und Seligman 2004), die ihnen nicht nur ein körperliches, sondern auch psychisches Gesundsein ermöglicht und darüber hinaus auch noch ein probates Mittel ist, um dem Altern zu trotzen (Brickey 2000). Für Ben Dean (2023) ist Vitalität nicht nur eine Erlebensform, die von Begeisterung und Energie geprägt ist und uns damit Lebensneugestaltung ermöglicht, sondern gleichzeitig auch eine der wesentlichen Kraftquellen des Lebens überhaupt. Lebendigkeit ist somit einerseits Gesundheitsgarant und andererseits auch die Gestaltungskraft schlechthin, die uns Menschen immer wieder die Möglichkeit zu einem Neuanfang eröffnet.

Als Menschen haben wir das Privileg, dazu fähig zu sein, wann immer wir es selbst wünschen und wollen, etwas Neues beginnen zu können. »Es ist schön zu leben, weil Leben anfangen ist, immer, in jedem Augenblick« (Bieri 2019, S. 217). Oft fällt es uns zwar schwer, neu anzufangen, weil wir uns im Herkömmlichen zu gefangen und verfangen fühlen – und doch ist es in besonderem Maße beglückend, wenn wir in einen solchen Neuanfang eintauchen, überhaupt dann, wenn wir damit Desaströses hinter uns lassen können. Ein solcher Neuanfang mit seinen wesentlichen Bedingungskonstellationen wird auf besondere Weise im Gemälde *Erste Schritte* von Vincent van Gogh ausgedrückt (▶ Abb. 2). In diesem Werk, das van Gogh während seiner Genesung von einer schweren psychischen Krankheit malte und das damit auch seine eigenen ersten Schritte in ein neues Leben darstellt, zeigt er auf eindrucksvolle Weise, was es braucht, um mittels des Orpheus-Behandlungsprogramms den Weg aus der Suchtkrankheit hin in ein neugestaltetes Leben erfolgreich zu absolvieren: An vorderster Stelle ist Hilfestellung zur inneren und äußeren Stabilisierung vonnöten – dargestellt im Gemälde anhand der Mutter, die das kleine Mädchen stützt. Zum Zweiten braucht es ein attraktives Ziel – hier ausgedrückt durch den Vater mit seinen willkommen heißenden offenen Armen. Es braucht aber auch eine Wegstrecke zwischen Ausgangspunkt und Endziel, die selbstständig zurückgelegt werden kann. Ein Von-einem-Ort-zum-anderen-gezogen-Werden, ein Hinschieben und auch ein Hinüberheben ist nicht notwendig – jeder muss seine eigenen Schritte zum schönen Leben selbst setzen. Nicht zuletzt ist auch eine möglichst weiche Unterlage bereitzustellen – im Gemälde symbolisiert durch den weichen Grasboden –, die bei einem etwaigen Stürzen schwerere Verletzungen vermeiden lässt.

Die Schaffung von sicheren Spielräumen und herzöffnenden Atmosphären in den einzelnen Orpheus-Modulen ermöglicht den Suchtkranken, ihre ersten Schritte in der Lebensneugestaltung zu wagen und auszuprobieren, ohne dass sie Gefahr laufen, im Versagensfall weitreichende psychische Destabilisierungen und Verletzungen erleiden zu müssen. Jeder Anfang ist schwer – so wie jeder Mensch am Beginn seines Gehenlernens im Kleinkindalter mehrfach gestürzt ist, kann es auch bei den ersten Schritten der Suchtkranken in ihr neues Leben zu Stürzen kommen, die im Suchtgeschehen noch immer als »Rückfälle« bezeichnet werden und doch nichts anderes als Krankheitsrezidive sind. Es ist dann die Aufgabe der Therapeuten, für ein möglichst »weiches Fallen« zu sorgen und Hilfeleistungen beim Wiederaufstehen anzubieten, um damit den Patienten ein im Idealfall verletzungsfreies Weitergehen auf ihren Wegen in ein neugestaltetes Leben zu ermöglichen.

Um dieses Leben auch nachhaltig zu einem schönen, erfüllten und freudvollen Leben werden zu lassen, ist aber auch »Amor vitae«, eine Liebe zum Leben im Allgemeinen und Liebe zu unserem eigenen konkreten Leben im Besonderen, als unverzichtbarer Nährboden nötig. Um das Beste und Schönste aus dem uns Gegebenen machen zu können, um über Amor vitae nicht nur theoretisch nachzudenken, sondern ihn auch praktisch zu leben, braucht es drei liebevolle Hinwendungen zum Leben: erstens eine Liebe zum eigenen, selbstbestimmten Machen und Schaffen; zweitens eine Liebe zum sinnlichen Erleben, zum Spüren und auch zum Reflektieren von selbst Erlebtem und drittens eine Liebe zum Zusammenleben mit unseren Mitmenschen. Nur auf diese Art und Weise kann *Amor vitae, als Liebe zum konkreten mitmenschlichen Leben*, auch tagtäglich aufs Neue in die Tat umgesetzt werden – das Orpheus-Programm ist dabei Wegweiser und Hilfestellung zugleich.

5 Literatur

Achtziger A, Gollwitzer PM (2018) Motivation und Volition im Handlungsverlauf. In: Heckhausen J, Heckhausen H (Hrsg.) Motivation und Handeln. Berlin: Springer. S. 355–388.
Ainsworth BE, Haskell WL, Whitt MC et al. (2000) Compendium of physical activities. An update of activity codes and MET intensities. Medicine and Science in Sports and Exercise 32(9): 498–516.
Armstrong J (2002) Conditions of Love. The Philosophy of Intimacy. London: Penguin Books.
Antonovsky A (1997) Salutogenese. Zur Entmystifizierung der Gesundheit. Tübingen: dgvt-Verlag.
Aristoteles (2013) Nikomachische Ethik. Guth KM (Hrsg.) Berlin: Hoffenberg.
Audi R (2001) Cambridge Dictionary of Philosophy. 2. Aufl. Cambridge: Cambridge University Press.
Augustinus (1980) Confessiones – Bekenntnisse (lateinisch-deutsch), eingeleitet, übersetzt und erläutert von Joseph Bernhart, 4. Aufl. Darmstadt: Wissenschaftliche Buchgesellschaft.
Autrata O, Scheu B (2015) Theorie Sozialer Arbeit verstehen. Ein Vademecum. Wiesbaden: Springer VS.
Basdekis-Josza R, Krausz M (2006) Gruppentherapie in der Suchtbehandlung. Konzepte und Praktisches Vorgehen. Stuttgart: Klett-Cotta.
Bäum J, Froböse T, Kraemer S. et al. (2006) Psychoeducation: A Basic Psychotherapeutic Intervention for Patients With Schizophrenia and Their Families. Schizophrenia Bulletin 32: 1–9.
Baird FE, Kaufmann W (2008) From Plato to Derrida. New York: Pearson/Prentice Hall.
Bandura A (1977) Self-Efficacy. Toward a Unifying Theory of Behavioral Change. Psychological Review 84(2): 191–215.
Bandura A (1993) Perceived Self-Efficacy in Cognitive Development and Functioning. Educational Psychologist 28(2): 117–148.
Bandura A (1994) Self-efficacy. In: Ramachandran VS (Hrsg.) Encyclopedia of human behavior. Vol. 4. San Diego: Academic Press. S. 71–81.
Bandura A (1997) Self-efficacy. The exercise of control. New York: Freeman.
Bar-On R (2006) The Bar-On model of emotional-social intelligence (ESI). Psicothema 18: 13–25.
Bastine R, Tuschen B (1996) Zur sozialepidemiologischen Bedeutung sozialer Bindung und Unterstützung. In: Ehlers A und Hahlweg K (Hrsg.) Grundlagen der klinischen Psychologie. Göttingen: Hogrefe.
Baudson TG (2019) Darf man heutzutage noch unkreativ sein? Das Kreativitätsdispositiv und seine Folgen für Schule und Erziehung. In Haager JS und Baudson TG (Hrsg.) Kreativität in der Schule – finden, fördern, leben. Wiesbaden: Springer Fachmedien. S. 167–190.
Baudson TG und Preckel F (2013) Intelligence and creativity. Their relationship, with special attention to reasoning ability and divergent thinking. Implications for giftedness research and education. In Kim KH, Kaufman JC, Baer J, Sriraman B (Hrsg.) Creatively gifted students are not like other gifted students. Research, theory, and practice. Rotterdam: Sense Publishers. S. 181–212.
Bauer Robert (2014) Sucht zwischen Krankheit und Willensschwäche. Tübingen: Francke.
Baumgarten AG (1750/2007) Aesthetica. Hamburg: Felix Meiner.

Bateson G, Jackson DD (1964) Some Varieties of Pathogenic Organization. In: David Rioch D (Hrsg.) Disorders of Communication. Proceedings of the Association for Research in Nervous und Mental Disease. New York: Hafner. S. 270–283.

Becker P, Schulz P, Schlotz W (2004) Persönlichkeit, chronischer Stress und körperliche Gesundheit. Eine prospektive Studie zur Überprüfung eines systemischen Anforderungs-Ressourcen-Modells. Zeitschrift für Gesundheitspsychologie 12(1): 11–23.

Becker P (2006) Gesundheit durch Bedürfnisbefriedigung. Göttingen: Hogrefe.

Beldoch M (1964) Sensitivity to expression of emotional meaning in three modes of communication. In: Davitz JR et al. (Hrsg.) The Communication of Emotional Meaning. New York: McGraw-Hill. S. 31–4.

Bell D (1973) The coming of post-industrial society. A venture in social forecasting. New York: Basic Books.

Berleant A (1992) The Aesthetics of Environment. Philadelphia: Temple University Press.

Berleant A (2005) Ideas for a Social Aesthetics. In: Light A und Smith JM (Hrsg.) The Aesthetics of Everyday Life. New York: Columbia University Press.

Berleant A (2017) Honorary Keynote-Lecture on »Social Aesthetics«. Advanced Studies Conference: Hospitality and Mental Health organized by the Institute for Social Aesthetics and Mental Health, Sigmund-Freud-University Vienna and the Aesthetics in Mental Health Network of the Collaborating Centre for Values-based Practice, St. Catherine's College, University of Oxford, at the Sigmund Freud University Vienna, Austria, May 19–20, 2017.

Bernegger G (2011) zit n. Musalek, M. (2012) Das Mögliche und das Schöne als Antwort. Neue Wege in der Burn-out-Behandlung. In: Musalek M, Poltrum M (Hrsg.) Burnout. Glut und Asche. Berlin: Parodos.

Bernegger G (2015) Das Mögliche möglich machen. Der Therapeut als Seiltänzer. In: Poltrum M, Heuner U (Hrsg.) Ästhetik als Therapie. Therapie als ästhetische Erfahrung. Berlin: Parodos.

Bernegger G (2023 in press) Spatial and narrative atmospheres: social aesthetic perspectives. In: Poltrum M, Musalek M, Galvin K et al. (Hrsg.) The Oxford Handbook of Mental Health and Contemporary Western Aesthetics. Oxford: Oxford University Press.

Bernegger G, Musalek M (2011) Und Odysseus weinte. Ästhetische und narrative Elemente in der therapeutischen Beziehung. In Musalek M, Poltrum M. (Hrsg.) Ars Medica – Zu einer neuen Ästhetik in der Medizin. Pabst Science Publishers. Berlin: Parodos. S. 257–276.

Berner P (1982) Psychiatrische Systematik. Bern: Hans Huber.

Berner P, Musalek M. (1989) Schizophrenie und Wahnkrankheiten. In: Platt D, Österreich K (Hrsg.) Handbuch der Gerontologie. Band 5: Neurologie und Psychiatrie. Stuttgart: Gustav Fischer Verlag. S. 297–317.

Beuys J (1990) »Kunst ist ja Therapie« und »Jeder Mensch ist ein Künstler«. In: Hilarion Petzold H (Hrsg.) Die neuen Kreativitätstherapie. Handbuch der Kunsttherapie. Band 1. Paderborn: Junfermann. S. 33–40.

Bieri P (2001) Das Handwerk der Freiheit. Über die Entdeckung des eigenen Willens. München: Carl Hanser.

Bieri P (2019) Das Gewicht der Worte. München: Carl Hanser.

Bischof G, Klein M (2010) Psychotherapie und Suchtbehandlung. Suchttherapie 11(4):157–157.

Blaues Kreuz (2022) (https://www.blaues-kreuz.de/de/blaues-kreuz/wir-ueber-uns/geschichte, Zugriff am 12.08.2022).

Bloch E (1918/1971) Geist der Utopie. Faksimile-Ausgabe. Frankfurt/Main: Suhrkamp.

Bloch E (1959/1998) Das Prinzip Hoffnung. In fünf Teilen. Frankfurt/Main: Suhrkamp.

Boccaccio G (1951) Genealogie deorum gentilium libri. Vincenzo Romano (Hrsg.). Bari: Laterza e Figli.

Bodenmann G (1997) Dyadic coping: A systemic-transactional view of stress and coping among couples: Theory and empirical findings. European Review of Applied Psychology 47(2):137–141.

Bouchar C (1996) Körperliche Aktivität, Fitness und Gesundheit. In: The Club of Cologne (Hrsg.): Gesundheitsförderung und körperliche Aktivität: wissenschaftlicher Kongress. Köln: Sport und Buch, Strauß. 42–55.

Bourdieu P (1982) Die feinen Unterschiede. Kritik der gesellschaftlichen Urteilskraft Frankfurt/Main: Suhrkamp.
Bourdieu P (1983) Ökonomisches Kapital, kulturelles Kapital, soziales Kapital. In: Kreckel R (Hrsg.) Soziale Ungleichheiten. Soziale Welt. Sonderheft 2:183–198.
Bourdieu P (1992) Die verborgenen Mechanismen der Macht. Schriften zu Politik und Kultur 1. Hamburg: VSA Verlag.
Bourdieu P (1992/2005) Ökonomisches Kapital – Kulturelles Kapital – Soziales Kapital. In: P. Bourdieu: Die verborgenen Mechanismen der Macht. Schriften zu Politik und Kultur 1. Hamburg: VSA-Verlag.
Bourdieu P (2015) Kunst und Kultur. Kunst und künstlerisches Feld. Schriften zur Kultursoziologie. Berlin: Suhrkamp.
Böhme G (1995) Atmosphäre. Frankfurt/Main: Suhrkamp.
Böhme G (2017) The Aesthetics of Atmospheres. London: Routledge.
Böhme G, Legewie H, Seel H-J (1993) Im Gespräch: Gernot Böhme mit Heiner Legewie und Hans-Jürgen Seel. Journal für Psychologie 1(4): 34–43.
Böhme R (1970) Orpheus. Der Sänger und seine Zeit. Tübingen: Franke Verlag.
Bös K (1994) Handbuch Walking. Aachen: Meyer & Meyer.
Brandstätter J, Meininger C, Gräser H (2003) Handlungs- und Sinnressourcen: Entwicklungsmuster und protektive Effekte. Zeitschrift für Entwicklungspsychologie und Pädagogische Psychologie 35(1): 49–58.
Brandstätter V, Schüler J, Puca R-M et al. (2013) Motivation und Emotion. Berlin/Heidelberg: Springer.
Brickey M (2000) Defy Aging. Develop the mental and emotional vitality to live longer, healthier, and happier than you ever imagined. Columbus, Ohio: New Resources Press.
Buber M (1999) Ich und Du. Gütersloh: Gütersloher Verlagshaus.
Bullough E (1912) Physical Distance as a Factor in Art and an Aesthetic principle. Brit J Psychology 5: 87–117.
Burkert W (1968) Orpheus und die Vorsokratiker. Bemerkungen zum Derveni-Papyrus und zur pythagoreischen Zahlenlehre. Antike und Abendland 14: 93–114.
Bünder P (2002) Geld oder Liebe? Verheißungen und Täuschungen der Ressourcenorientierung in der sozialen Arbeit. Münster: LIT Verlag.
Bühner M, Ziegler M (2017) Statistik für Psychologen und Sozialwissenschaftler. 2. Aktualisierte und erweiterte Edition. Hallbergmoos: Pearson Studium.
Cacciari M (1986) Zeit ohne Kronos. Klagenfurt: Ritter Verlag.
Callieri B, Maldonato M (1998) Fenomenologia dell'incontro. In: Callieri B, Maldon M (Hrsg.) Ciò che non so dire a parole. Fenomenologia dell'incontro. Napoli: Alfredo Guida.
Canguilhem G (2017) Das Normale und das Pathologische. Berlin: August Verlag.
Caroll J (2006) Art at the Limits of Perception. The Theory of Aesthetics of Wolfgang Welsch. New York: Peter Lang.
Castillo-Carniglia A, Keyes KM, Hasin DS et al. (2019) Psychiatric comorbidities in alcohol use disorder. Lancet 6(12): 1068–1080.
Cervinka R, Feselmayer S, Kuderer M et al. (2011) Klinische Psychologie im Bereich Umwelthygiene – Gartentherapie im Suchtbereich als Beispiel für eine nationale Forschungskooperation. In: Lehrner J, Stolba K, Traun-Vogt G et al. (Hrsg.) Klinische Psychologie im Krankenhaus. Wien: Springer. S. 291–295.
Cervinka R, Röderer K, Hefler E (2012) Are nature lovers happy? On various indicators of well-being and connectedness with nature. Journal of Health Psychology 17(3): 379–388.
Ciarrochi J, Mayer J (Hrsg.) (2007) Applying emotional intelligence. A Practitioner's Guide. New York: Psychology Press/Taylor & Francis.
Cheever S (2005) My name is Bill. Bill Wilson: His Live and the Creation of Alcoholics Anonymous. New York/Washington: Square press.
Chester P, Ehrlich C, Warburton L et al. (2016) What of he work of Recovery Oriented Practice? A systematic literature review. International Journal of Mental Health 25(4): 270–85.
Ciarrochi J, Kashdan TB, Harris R (2013) The foundations of flourishing. In: Kashdan TB, Ciarrochi J (Hrsg.), Mindfulness, acceptance, and positive psychology: The seven foundations of well-being. Oakland/California: New Harbinger Publications. S. 1–29.

Clark S (2012) Ancient Mediterranean Philosophy: An Introduction. New York: Bloomsbury.
Cook CCH (2004) Addiction and Spirituality. Addiction 99(5): 539–551.
Csikszentmihalyi M (2010) Das Flow-Erlebnis. Jenseits von Angst und Langeweile: im Tun aufgehen. 10. Aufl. Stuttgart: Klett-Cotta.
Curd P, Graham DW (2008) The Oxford Handbook of Presocratic Philosophy. New York: Oxford University Press.
Dalferth IU (2016) Hoffnung. Berlin: Walter de Gruyter.
DBSH – Deutscher Berufsverband für Soziale Arbeit (2014) (https://www.dbsh.de/profession/definition-der-sozialen-arbeit/deutsche-fassung.html)
Dean B (2021) Authentic happiness (www.authentichappiness.sas.upenn.edu/newsletters/authentichappinesscoaching/vitality, Zugriff am 13.08.2023).
Dhani P, Sharma T (2016) Emotional Intelligence. History, Models, and Measures. International Journal of Science Technology and Management 7(5): 189–201.
Diaconu M (2013) Phänomenologie der Sinne. Stuttgart: Reclam.
Dickie G (1964) The Myth of the Aesthetic Attitude. American Philosophical Quarterly 1: 56–65.
Diener E, Fujita F (1995) Resources, personal strivings, and subjective well-being: a nomothetic and idiographic approach. J Pers Soc Psychol. 68(5): 926–935.
Diener E, Wolsic, B, Fujita, F (1995) Physical attractiveness and subjective well-being. Journal of Personality and Social Psychology, 69(1): 120–129.
Dilling H, Mombour W, Schmidt H (1993) Internationale Klassifikation psychischer Erkrankungen. Bern: Hans Huber.
Distaso LV (2009) On the Common Origin of Music and Philosophy: Plato, Nietzsche and Benjamin. Topoi 28(2): 137–142.
Doherty WJ (2009) Morality and Spirituality in Therapy. In: Walsh F (Hrsg.) Spiritual Resources in Family Therapy. 2nd edition. New York: Guildford Press. S. 215–228.
Drewsen S (1989) Medizin – Wissenschaft oder Kunst? Würzburger medizinhistorische Mitteilungen 7: 45–54.
Duden (2018) (www.duden.de, Zugriff am 12.09.2022).
Duffin J (1999) History of Medicine. A Scandalously short introduction to Medicine. Toronto: University of Toronto Press.
Dwds – Digitales Wörterbuch der deutschen Sprache (2022) (https://www.dwds.de/wb/kultivieren, Zugriff am 12.09.2022).
Eagleton T (2016) Hoffnung. Berlin: Ullstein.
Ernst G (2016) Einleitung. In: Ernst G (Hrsg.) Philosophie als Lebenskunst. Antike Vorbilder, moderne Perspektiven. Berlin: Suhrkamp Wissenschaft. S. 13–32.
Farthing S (2011) Kunst. Die ganze Geschichte. Übersetzt von Jens Asthoff. Köln: DuMont.
Feger H, Auhagen AE (1987) Unterstützende soziale Netzwerke: Sozialpsychologische Perspektiven. Zeitschrift für klinische Psychologie 86: 353–367.
Fengler J, Fengler Jö (2012) Förderung der Ressource »Bildung« in der Sozialen Arbeit. In: Knecht A, Schubert FC (Hrsg.) Ressourcen im Sozialstaat und in der Sozialen Arbeit. Stuttgart: Kohlhammer. S. 238–251.
Feuerlein W (1995) Alkoholkrankheit. In: Faust V (Hrsg.) Psychiatrie. Ein Lehrbuch für Klinik, Praxis und Beratung. Stuttgart: Gustav Fischer. S. 269–283.
Fleming JS, Courtney BE (1984) The dimensionality of self-esteem: II. Hierarchical facet model for revised measurement scales. Journal of Personality and Social Psychology 46: 404–421.
Feuser G, Herz B, Jantzen W (2014) Emotion und Persönlichkeit. Stuttgart: Kohlhammer.
Fink A, Baudson TG (2019) Das kreative Gehirn – Kreativität aus neuropsychologischer Perspektive. Haager JS, Baudson TG (Hrsg.) Kreativität in der Schule – finden, fördern, leben. Wiesbaden: Springer Fachmedien. S. 161–165.
Fisch J (1992) Zivilisation, Kultur. In: Brunner O et al. (Hrsg.) Geschichtliche Grundbegriffe. Bd. 7. Stuttgart: Klett-Cotta. S. 679–774.
Fleischer M (2001) Anfänge europäischen Philosophierens. Heraklit – Parmenides – Platons Timaios. Würzburg: Königshausen & Neumann.
Flückinger C, Wüsten G (2021) Ressourcenaktivierung. Ein Manual für Psychotherapie, Coaching und Beratung. 3. Auflage. Göttingen: Hogrefe.

Foa UG, Foa EB (1976) Resource theory of social exchange. In: Thibaut JW, Spence JT, Carson RC (Hrsg.) Contemporary topics in Social Psychology. Morristown, N. J.: General Learning Press. S 99–134.
Foa EB, Foa, UG (1980) Resource Theory. Interpersonal Behavior as Exchange. In: Gergen KJ, Greenberg MS, Willis RH (Hrsg.) Social Exchange. Advances in Theory and Research. New York: Plenum. S. 7–94.
Foa UG, Converse JR, Törnblom KY et al. (Hrsg.) (1993) Resource theory: Explorations and applications. San Diego: Academic Press.
Foa EB, Foa UG (2014) Resource Theory of Social Exchange. In: Törnblom K, Kazemi A (Hrsg.) Handbook of Social Resource Theory. New York: Springer. S. 15–32.
Forstmeier S, Uhlendorff H, Maercker A (2005) Diagnostik von Ressourcen im Alter. Zeitschrift für Gerontopsychologie & -psychiatrie 4: 227–257.
Forstmeier S, Maercker A (2008) Probleme des Alterns. Göttingen: Hogrefe.
Frank R (2013) Die psychotherapeutische Arbeit mit Ressourcen. Ein handlungsleitendes Modell für mehr Wohlbefinden. Psychotherapie im Dialog 1: 22–29.
Frankfurt HG (1971) Freedom of the Will and the Concept of a Person. Journal of Philosophy 68(1): 5–20.
Fromm E (1976) Haben oder Sein. München: Deutsche Verlagsanstalt.
Frankfurt HG (1999) Necessity, Volition, and Love. Cambridge: Cambridge University Press.
Galanter M, Dermatis H, Bunt G et al. (2007) Assessment of spirituality and its relevance to addiction treatment. Journal of Substance Abuse Treatment 33(3): 257–264.
Galbraith JK (1967) The New Industrial State. London: Hamish Hamilton.
Giovannelli A (2012a) Aesthetics: The Key Thinkers. London: Continuum International Publishing Group.
Giovannelli A (2012b) Some contemporary developments. In: Giovannelli A (Hrsg.) Aesthetics: The Key Thinkers. London: Continuum International Publishing Group. S. 207–229.
Goethe JWv (1809/1986) Wahlverwandtschaften. Stuttgart: Reclam.
Grawe K, Grawe-Gerber M (1999) Ressourcenaktivierung. Ein primäres Wirkprinzip der Psychotherapie. Psychotherapeut 44: 63–73.
Gross JJ (1998) The emerging field of emotion regulation: An integrative review. Review of General Psychology 2: 271–299.
Gutscher H, Hornung R, Flury-Kleubler P (1998) Das Transaktionspotentialmodell: Eine Brücke zwischen salutogenetischer und pathogenetischer Sichtweise. In: Margraf J, Siegrist J, Neumer S (Hrsg.) Gesundheits- und Krankheitstheorie. Saluto- versus pathogentische Ansätze im Gesundheitswesen. Berlin: Springer. S. 49–72.
Habermas J (2011) Theorie des kommunikativen Handelns. Bd. 1/2. 8. Aufl. Frankfurt/Main: Suhrkamp.
Hadot P (2005) Philosophie als Lebensform. Antike und moderne Exerzitien der Weisheit. 2. Aufl. Frankfurt/Main: Fischer Taschenbuch.
Hakim C (2011) Erotisches Kapital. Das Geheimnis erfolgreicher Menschen. Frankfurt/Main: Campus Verlag.
Hall JF (1961) Psychology of Motivation. Philadelphia: Lippincott.
Haller R (2019) Das Wunder der Wertschätzung. Wie wir andere stark machen und dabei selbst stärker werden. München: Gräfe und Unzer Verlag.
Hamermesh DS, Biddle JE (1994) Beauty and the Labor Market. The American Economic Review 84: 1174–1194.
Hamermesh DS (2011) Beauty pays. Why attractive people are more successful. Princeton/NJ: Princeton University Press.
Handke P (2001) Wunschloses Unglück. Berlin: Suhrkamp.
Hank P (1985) Collins English Dictionary. Sydney: Collins.
Harter S (2006) The development of self-esteem. In: Kernis MH (Hrsg.) Self-esteem issues and answers: A sourcebook of current perspectives. London: Psychology Press. S. 144–150.
Hassebrauck M (1983) Die Beurteilung der physischen Attraktivität: Konsens unter Urteilern? Zeitschrift für Sozialpsychologie 14: 152–161.
Hassebrauck M, Küpper B (2002) Warum wir aufeinander fliegen. Die Gesetze der Partnerwahl. Hamburg: Rowohlt Taschenbuch-Verlag.

Haybron DM (2013) Happiness: A very short introduction. Oxford: Oxford University Press.
Hayes S, Strohsal KD, Wilson KG (2014) Akzeptanz- & Commitment-Therapie. Achtsamkeitbasierte Veränderungen in Theorie und Praxis. Paderborn: Junfermann.
Henckmann W, Lotter K (2004) Lexikon der Ästhetik. 2. Aktualisierte und erweiterte Aufl. München: C.H.Beck.
Heckhausen H (1989) Motivation und Handeln. Lehrbuch der Motivationspsychologie. 2. Aufl. Berlin: Springer.
Heckhausen H, Gollwitzer PM (1987) Thought contents and cognitive functioning in motivational versus volitional states of mind. Motivation and Emotion 11(2): 101–120.
Heidegger M (1927/1967) Sein und Zeit. 11. Auflage. Tübingen: Niemeyer.
Hesse H (1974) Demian. Die Geschichte von Emil Sinclairs Jugend. Berlin: Suhrkamp.
Herriger N (2006) Empowerment in der Sozialen Arbeit. Eine Einführung. 3. Erweiterte Aufl. Stuttgart: Kohlhammer.
Hettema J, Steele J, Miller WR (2005) Motivational Interviewing Annual Review Clinical Psychology 1: 91–111.
Heyden M, Jungaberle H, Majić T (2018) Handbuch Psychoaktive Substanzen. Springer Reference Psychologie. Berlin: Springer.
Heyman GM (2009) Addiction: A disorder of choice. Cambridge/Massachusetts: Harvard University Press.
Hillemacher T (2012) Evidenzbasierte Suchttherapie – eine Herausforderung in vielen Bereichen. Fortschritte der Neurologie und Psychiatrie 80(12): 683.
Hirshbein L (2020) Religion and Spirituality, Meaning, and Faith in American Psychiatry. From the 19th of the 21st Century. Journal of Nervous and Mental Disease: 208(8): 582–586.
Hobfoll SE (1988) The ecology of stress. Washington, D.C: Hemisphere.
Hobfoll SE (1989) Conservation of resources: A new attempt at conceptualizing stress. American Psychologist 44: 513–524.
Hobfoll SE (1998) Stress, culture, and community. New York: Plenum Press.
Hobfoll SE, Buchwald P (2004) Die Theorie der Ressourcenerhaltung und das multiaxiale Copingmodell – eine innovative Stresstheorie. In: Buchwald P, Schwarzer C, Hobfoll SE (Hrsg.) Stress gemeinsam bewältigen. Ressourcenmanagement und multiaxiales Coping. Göttingen: Hogrefe. S. 11–26.
Hobfoll SE, Schumm JA (2004) Die Theorie der Ressourcenerhaltung. Anwendung auf die öffentliche Gesundheitsförderung. In: Buchwald P, Schwarzer C, Hobfoll SE (Hrsg.) Stress gemeinsam bewältigen. Ressourcenmanagement und multiaxiales Coping. Göttingen: Hogrefe. S. 91–120.
Hölderlin JCF (1799/2020) Das untergehende Vaterland. In: Kreutzer J (Hrsg.) Friedrich Hölderlin: Theoretische Schriften. 2. Überarbeitete und ergänzte Aufl. Hamburg: Felix Meiner. S. 33–38.
Horak M, Soyka M (1999) Restitution neuropsychologischer Defizite von Alkoholkranken in der Phase der frühen Abstinenz. Ergebnisse einer neuropsychologischen Studie. Sucht 45(6): 376–389.
Huber G (1990) Idiopathische Psychosen. Psychopathologie – Neurobiologie – Therapie. Stuttgart: Schattauer.
Husserl E (1913/2009) Ideen zu einer reinen Phänomenologie und phänomenologischen Philosophie. Herausgegeben von Elisabeth Ströker. Hamburg: Felix Meiner.
Hüter-Becker A, Dölken M (2004) Physiotherapie in der Psychiatrie. Stuttgart: Thieme.
Hüther G (2016) Positive Psychologie und Potentialentfaltung. Vortrag, Kongress Brennpunkte der Positive Psychologie 3. Juli 2016, Hamburg.
Hüther G (2019) Würde. Was uns stark macht – als Einzelne und als Gesellschaft. München: Pantheon.
Ibel R (1957) Hölderlin und Diotima. Dichtungen und Briefe der Liebe. München: Manesse Verlag.
ICD-10 (1993) Classification of Mental and Behavioural Disorders. Geneva: WHO.
Izard CE (1981) Die Emotionen des Menschen. Eine Einführung in die Grundlagen der Emotionspsychologie. Weinheim/Basel: Beitz.

Jansen D (2006) Einführung in die Netzwerkanalyse. Grundlagen, Methoden, Forschungsbeispiele. 3. Überarbeitete Auflage. Wiesbaden: VS Verlag für Sozialwissenschaften/GWV Fachverlage.

Jasmud C, Krus A (2012) Ressourcenorientierte Erziehung und Bildung zur Bewältigung von Transitionen im Elementarbereich. In: Knecht A, Schubert FC (Hrsg.) Ressourcen im Sozialstaat und in der Sozialen Arbeit. Stuttgart: Kohlhammer.

Jawad K, Musalek M (2021) Bewegung zur Therapie bei psychisch Kranken. In: Bochdansky T, Ammer K, Ebenbichler G (Hrsg.) Bewegung – Gesundheit – Medizin. München: Urban & Fischer. S. 302–312.

Jerusalem M (1990) Persönliche Ressourcen. Vulnerabilität und Stresserleben. Göttingen: Hogrefe.

Jopp D (2002) Erfolgreiches Altern. Zum funktionalen Zusammenspiel von personalen Ressourcen und adaptiven Strategien des Lebensmanagements. Unveröffentlichte Dissertation, FU Berlin. Zit. N. Klemenz B (2009) Ressourcen-orientierte Psychologie. Ermutigende Beiträge einer menschenfreundlichen Wissenschaft. Bd. 1 u. 2. Tübingen: dgvt-Verlag.

Jurt J (2012) Bourdieus Kapitaltheorie. In: Bergmann MM, Hupka-Brunner S, Meyer Th et al. (Hrsg.) Bildung – Arbeit – Erwachsenwerden. Ein interdisziplinärer Blick auf die Transition im Jungend und Erwachsenenalter. Berlin: Springer.

Kant I (1790/1995b) Kritik der Urteilskraft. Köln: Könemann.

Kampfhammer HP (2004) Alkohol und Depression in der Konsultation-Liaison-Psychiatrie. Journal für Neurologie, Neurochirurgie und Psychiatrie 5(3): 30–36.

Karjalainen E, Sarjala T, Raitio H (2010) Promoting human health through forests: overview and major challenges. Environmental Health and Preventive Medicine 15(1): 1–8.

Kelly ER (2008) Paracelsus the Innovator: A Challenge to Galenism from On the Miner's Sickness and Other Miners' Diseases. University of Western Ontario Medical Journal 78(1): 70–74.

Kiefer F, Mann K (2007) Evidenzbasierte Behandlung der Alkoholabhängigkeit. Der Nervenarzt 78: 1321–1331.

Kienle R, Knoll N, Renneberg B (2006) Soziale Ressourcen und Gesundheit: soziale Unterstützung und dyadisches Bewältigen. In: Renneberg B, Hammelstein P (Hrsg.) Gesundheitspsychologie. Berlin/Heidelberg: Springer.

Kingsley P (1995) Ancient Philosophy, Mystery, and Magic. Oxford: Oxford University Press.

Kleinemeier E (2004) Ziele der Suchttherapie, In: Krausz M, Haasen C (Hrsg.) Kompendium Sucht. Stuttgart: Thieme. S. 35–38.

Klemenz B (2003) Ressourcenorientierte Kindertherapie. Praxis der Kinderpsychologie und Kinderpsychiatrie 52(5): 297–315.

Klemenz B (2009) Ressourcen-orientierte Psychologie: ermutigende Beiträge einer menschenfreundlichen Wissenschaft. Bd. 1 u. 2. Tübingen: dgvt-Verlag.

Klimecki RG, Remer A (1997) Personal und Strategie: Mit flexiblen und lernbereiten Human-Ressourcen Kernkompetenzen aufbauen. Berlin: Hermann Luchterhand Verlag.

Knecht A, Buttner P (2008) Die Ressourcentheorie in der Sozialen Arbeit – Armut besser verstehen. In: Standpunkt: sozial 1: 45–50.

Knecht A, Buttner P (2009) Wege der Ressourcendiagnostik in der Sozialen Arbeit. Ein ressourcentheoretisch fundierter Überblick. In: Pantucek P, Röh D (Hrsg.) Perspektiven Sozialer Diagnostik. Über den Stand der Entwicklung von Verfahren und Standards. Berlin: LIT Verlag. S. 99–110.

Knecht A (2010) Lebensqualität produzieren. Ressourcentheorie und Machtanalyse des Wohlfahrtsstaats. Wiesbaden: VS Verlag für Sozialwissenschaften.

Knecht A, Schubert FC (2012) Ressourcen im Sozialstaat und in der Sozialen Arbeit. Zuteilung – Förderung – Aktivierung. Stuttgart: Kohlhammer.

Knecht A, Schubert FC, Gahleitner S et al. (2014) Mit Ressourcenansätzen soziale Welten verstehen und Veränderungen aktivieren. In: Köttig M, Borrmann S, Effinger H et al. (Hrsg.) Wahrnehmen, analysieren, intervenieren. Zugänge zu sozialen Wirklichkeiten in der Sozialen Arbeit. Leverkusen – Opladen: Barbara Budrich.

Koch SC, Bräuninger I (2006) Advances in Dance/Movement Therapy. Theoretical Perspectives and Empirical Findings. Berlin: Logos Verlag.

Koppenfels M, Zumbusch C (2016) Handbuch Literatur & Emotionen. Berlin: Walter de Gruyter.
Korintherbrief (1965) Der erste Brief an die Korinther. In: Die Bibel. Die Heilige Schrift des Neuen Bundes. Freiburg im Breisgau: Herder KG.
Krause A (2007) Präventions- und Trainingsansätze im höheren Alter. In: Brandstätter J, Lindenberger U (Hrsg.) Entwicklungspsychologie der Lebensspanne. Ein Lehrbuch. Stuttgart: Kohlhammer.
Kupke C (2013) Philosophie der Person und personalisierte Psychiatrie. In: Heinze M, Schlimme JE, Kupke, C (Hrsg.) Personalisierte Psychiatrie. Berlin: Parodos.
Längle A (2003) Emotion und Existenz. Wien: Facultas Verlag.
Längle A (2015) Emotion, Ästhetik und Existenz. Zur Bedeutsamkeit von Wert und Schönheit für erfülltes Leben. In: Poltrum M, Heuner U (Hrsg.) Ästhetik als Therapie. Therapie als ästhetische Erfahrung. Festschrift zum 60. Geburtstag von Michael Musalek. Berlin: Parodos. S. 49–71.
Längle A (2021) Fühlen und Spüren als Ressource. In: Scheibenbogen O, Mader R, Gottwald-Nathaniel G (Hrsg.) Auf der Suche nach einem autonomen und freudvollen Leben. Ressourcenorientierte Suchtbehandlung. Festschrift für Michael Musalek. Parodos, Berlin. S. 105–114.
Lawton MP (1975) The Philadelphia Geriatric Center Morale Scale: A revision. Journal of Gerontology 30: 85–89.
Leddy T (2005) A defense of arts-based appreciation of nature. Enviromental Ethics 27(3): 299–315.
Lentner S (1994) Das Modell der geschlossenen Behandlungskette im Anton Proksch Institut. In: Springer A, Feselmayer S, Burian W (Hrsg.) Suchtkrankheit. Das Kalksburger Modell und die Entwicklung der Behandlung Abhängiger. Festschrift für Rudolf Mader zum 60. Geburtstag. Wien: Springer. S. 61–67.
Leistner K, Bublitz T (2004) Geriatrische Rehabilitation in Deutschland. Leistungspolitik und strukturelle Aspekte aus Sicht der gesetzlichen Krankenversicherung. Rehabilitation 43(5): 296–303.
Leitzman C, Müller C, Michel P (2009) Ernährung in Prävention und Therapie. Ein Lehrbuch. 3. Aufl. Stuttgart: Hippokrates Verlag.
Lesch OM, Walter H, Musalek M (1994) Ein Betreuungsmodell mit Begleitforschung. In: Springer A, Feselmayer S, Burian W (Hrsg.) Suchtkrankheit. Wien: Springer. 291–296.
Leuner B (1966) Emotionale Intelligenz und Emanzipation. Praxis der Kinderpsychologie du Kinderpsychiatrie 15 (6): 196–203
Levinas E (1979) Totality and infinity: an essay on exteriority. Pittsburgh: Duquesne University Press.
Levinson J (2009) Philosophy and Music. Topoi 28(2): 119–123.
Liessmann KP (2010) Vom Zauber des Schönen. Reiz, Begehren und Zerstörung. In: Liessmann, KP (Hrsg.) Vom Zauber des Schönen. Wien: Paul Zsolnay Verlag.
Lindenmeyer J (2004) Abstinenz als Orientierung in der therapeutischen Arbeit mit Suchtkranken. In: Rink J (Hrsg.) Die Suche nach der Kontrolle. Geesthacht: Neuland. S. 44–55.
Lindenmeyer J (2011) Alkoholmissbrauch und -abhängigkeit. In: Wittchen HU, Hoyer J (Hrsg.) Klinische Psychologie & Psychotherapie. Berlin: Springer. S. 743–766.
Lindenmeyer J (2018) Therapie der Alkoholabhängigkeit. In: von Heyden M, Jungaberle H, Majić, T (Hrsg.) Handbuch Psychoaktive Substanzen. Berlin: Springer. S. 497–514.
Lindenmeyer J (2021) Therapie-Tools. Gruppentherapie 2. Weinheim: Psychologie Verlagsunion
Long AA, Sedley DN (2000) Die hellenistischen Philosophen. Texte und Kommentare. Stuttgart: Metzler.
Lyotard JF (1999) Das postmoderne Wissen. Wien: Passagen.
Mader R, Scheibenbogen O, Musalek M (2017) Stationäre Behandlung von Suchterkrankungen. Spectrum Psychiatrie 3: 23–27.
Mann K, Günther A, Stetter F et al. (1999) Rapid recovery from cognitive deficits in abstinent alcoholics: A controlled test-retest study. Alcohol and Alcoholism 34: 567–574.

Mann K, Löber S, Croissant B et al. (2006) Qualifizierte Alkoholentzugsbehandlung bei Alkoholabhängigen. Köln: Deutscher Ärzte-Verlag.
Marcinkowska-Rosól M (2010) Die Konzeption des »nein« bei Parmenides von Elea. Berlin: Walter de Gruyter.
Masaracchia A (1993) Orfeo e l'orfismo. Atti del Seminario nazionale (Roma-Perugia, 1985–1991). Rom: Gruppo Editoriale Internazionale.
Maslow AH (1950) Self-actualizing people: A study of psychological health. In: Wolff W (Hrsg.) Personality symposia. Symposium 1 on Values. New York: Grune & Stratton. S. 11–34.
Mathis RL, Jackson JH (2003) Human Resource Management. Mason, Ott: Thomson Southwestern.
Matthews G, Zeidner M, Roberts RD (2002) Emotional intelligence: Science and myth. Cambridge, MA: The MIT Press.
Métais F, Villalobos M. (2021) Levinas' Otherness: An Ethical Dimension for Enactive Sociality. Topoi 41: 327–339.
Miller WR, Rollnick S (1991) Motivational interviewing. Preparing people to change addictive behavior. New York: Guilford Press.
Miller WR, Rollnick S (1999) Motivierende Gesprächsführung. Ein Konzept zur Beratung von Menschen mit Suchtproblemen. Freiburg im Breisgau: Lambertus.
Moldaschl M (2005a) Nachhaltigkeit von Arbeit und Unternehmungsführung. Zur Wiederentdeckung der immateriellen Ressourcen. In: Moldaschl M (Hrsg.) Immaterielle Ressourcen. Nachhaltigkeit von Arbeit und Unternehmungsführung. Band 3. München: Rainer Hampp Verlag. S. 19–46.
Moldaschl M (2005b) Ressourcen-orientierte Analyse von Belastung und Bewältigung von Arbeit. In: Moldaschl M (Hrsg.) Immaterielle Ressourcen. Nachhaltigkeit von Arbeit und Unternehmungsführung. Band 3. München: Rainer Hampp Verlag. S. 285–322.
Morus T (1556/2013) Utopia. Wiesbaden: Marix Verlag.
Müller C (1986) Lexikon der Psychiatrie. 2. neubearbeitete und erweiterte Aufl. Berlin: Springer.
Müller B (2018) Gefühle, Emotionen, Affekte. In: Otto U, Thiersch H, Treptow R (Hrsg.) Handbuch Soziale Arbeit, 6. Auflage. München: Ernst Reinhardt Verlag.
Mundt C (1985) Das Apathiesyndrom bei schizophrenen Patienten. Psychopathologische und computertomographische Untersuchungen. Berlin: Springer.
Musalek M (2008a) Von einer Defizienz-orientierten zu einer Ressourcen-orientierten Diagnostik der Alkoholkrankheit. Editorial. Sucht 54(6): 3–4.
Musalek M (2008b) Neue Wege in der Diagnostik der Alkoholkrankheit. Von einer Defizienz-orientierten zur Ressourcen-orientierten Diagnostik. Journal für Neurologie, Neurochirurgie und Psychiatrie 9(3): 46–52.
Musalek M (2009a) Postmoderne Suchttherapie. Von der evidence-based zu einer human-based Medizin. In: Gottschaldt E (Hrsg.) Seelische Gesundheit im Gesundheitswesen. Oberberg: Oberberg Stiftung Matthias Gottschaldt. S. 79–97.
Musalek M (2009b) Dépression et douleur, dépersonnalisation et re-personnalisation. Comprendre. Archives Internationales pour l'Anthropologie et la Psychopathologie Phénoménologiques 19: 184–194.
Musalek M (2010a) Social aesthetics and the management of addiction. Current Opinion in Psychiatry 23: 530–535.
Musalek M (2010b) Von der Willensfreiheit zum Autonomieverlust. Editorial. Spectrum Psychiatrie 4: 3.
Musalek M (2011) Medizin und Gastfreundschaft. In: Musalek M, Poltrum M. (Hrsg.) Ars Medica. Zu einer neuen Ästhetik in der Medizin. Berlin: Pabst Science Publishers, Parodos. S. 25–65.
Musalek M (2012) Das Mögliche und das Schöne als Antwort. Neue Wege in der Burn-out-Behandlung. In: Musalek M, Poltrum, M. (Hrsg.) Burnout. Glut und Asche. Berlin: Parodos. S. 177–203.
Musalek M, Bernegger G (2013) Bruno Callieri e l'estetica sociale. Comprendere 23: 202–204.
Musalek M, Zeidler R (2013) Burnout als Prozess. Vorschlag einer Stadieneinteilung für die klinische Praxis. Spectrum Psychiatrie 4: 43–57.

Musalek M (2015a) Human based Medicine. Theory and Practice. From Modern to Postmodern Medicine. In: Warnecke T (Hrsg.) Psychotherapy and Society. UKCP Book Series. London: Karnac Publisher. S. 92–116.
Musalek M (2015b) Behandlungsziel Schönes Leben. Das Orpheus-Programm. Existenzanalyse 32(2): 4–13.
Musalek M (2017a) Der Wille zum Schönen I. Als alles bestimmende Naturkraft. Berlin: Parodos.
Musalek M (2017b) Der Wille zum Schönen II. Als Kulturgeschehen auf dem Weg zur Kosmopoesie. Berlin: Parodos.
Musalek M (2017c) Sucht ist nichts für Willensschwache. Editorial. Spectrum Psychiatrie 1: 3–4.
Musalek M (2019) Ressourcenorientierte Behandlung. Zurück in die Zukunft. Editorial. Spectrum Psychiatrie 1: 4–5.
Musalek M (2021) Krise braucht Dialog. Zur Sozialästhetik des Miteinandersprechens. Editorial. Spectrum Psychiatrie 3: 3–5.
Musalek M, Bernegger G, Scheibenbogen O (2022) Social Aesthetics and Mental Health. Journal of Kitsch, Camp and Mass Culture 1: 143–152.
Musalek M, Scheibenbogen O (2024, in press) Applied Social Aesthetics in Clinical Practice: The Will to Beauty and its Impact on Treatment. In: Poltrum M, Musalek M, Galvin K et al. (Hrsg.) The Oxford Handbook of Mental Health and Contemporary Western Aesthetics. Oxford: Oxford University Press.
Musalek M (2024 in press) Das Orpheus-Projekt. Auf dem Weg zu einem schönen Leben. Wien: Amalthea.
Musil R (1978) Der Mann ohne Eigenschaften. Erstes und Zweites Buch. Reinbeck bei Hamburg: Rowohlt.
Neale J, Nettleton S, Pickering L (2013) Does recovery-oriented treatment prompt heroin users prematurely into detoxification and abstinence programmes? Qualitative study. Drug Alcohol Dependence 127 (1–3): 163–169.
Neugarten BL, Havighurst RJ, Tobin SS (1961) The measurement of life satisfaction. Journal of Gerontology 16: 135–143.
Nickel R (2009) Stoa und Stoiker. Auswahl der Fragmente und Zeugnisse. Zwei Bände. Griechisch – Lateinisch – Deutsch. Düsseldorf: Artemis und Winkler.
Nietzsche F (1872/1988) Geburt der Tragödie aus dem Geiste der Musik. Friedrich Nietzsche Kritische Studienausgabe. Bd. 1. München: Deutscher Taschenbuchverlag.
Nietzsche F (1882/1988) Die fröhliche Wissenschaft (»la gaya scienza«). Friedrich Nietzsche Kritische Studienausgabe. Bd. 3. München: Deutscher Taschenbuchverlag.
Nietzsche F (1988) Nachgelassene Fragmente 1885–1887. Friedrich Nietzsche Kritische Studienausgabe. Bd. 12. München: Deutscher Taschenbuchverlag.
Nishigami K (1993) Nietzsches Amor fati. Der Versuch einer Überwindung des europäischen Nihilismus. Frankfurt/Main: Peter Lang.
Nordenfelt L (1993) Concepts of health and their consequences for health care. Theoretical Medicine 14: 277–285.
Nordenfelt L (1995) On the nature of health: an action theory approach. 2. Aufl. Dordrecht: Kluwer.
Nussbaum MH (2001) Upheavals of Thought. The Intelligence of Emotions. Cambridge: Cambridge University Press.
Nyanaponika (2000) Geistestraining durch Achtsamkeit. 8. Auflage. Herrnschrot: Beyerlein & Steinschulte.
Onfray M (2008) Die reine Freude am Sein. Aus dem Französischen von Helmut Reuter. München: Piper.
Otto H, Euler HA, Mandl H (2000) Emotionspsychologie. Ein Handbuch. Weinheim: Beitz.
Ovid (1994) Metamorphosen, Lateinisch/Deutsch. Übersetzt und herausgegeben von Albrecht Mv. Stuttgart: Reclam.
Pam S (2013) Vitality. Dictionary of Psychology. Free Online Psychology Dictionary. (https://psychologydictionary.org/vitality/, Zugriff 03.11.2022).

Paracelsus (2022) Paracelsus glaubens-basierte Psychotherapie – paracelsus recovery (https://www.paracelsus-recovery.com/de/blog-de/was-ist-eine-glaubensbasierte-suchtbehandlung/, Zugriff am 12.08.2022)
Pauen M, Welzer H (2016) Autonomie. Eine Verteidigung. 2. Auflage. Frankfurt/Main: S. Fischer.
Petermann F, Schmid MH (2009) Ressourcen-orientierte Diagnostik. Eine Leerformel oder nützliche Perspektive. Kindheit und Entwicklung. Zeitschrift für Klinische Kinderpsychologie 18: 49–56.
Peterson C, Seligman MEP (2004) Character strengths and virtues: A handbook and classification. New York: Oxford University Press.
Petry N (2005) Comorbidity of disordered gambling and other psychiatric disorders. In: Petry N (Hrsg.) Pathological Gambling: Etiology, Comorbidity and Treatment. Washington DC: American Psychological Association.
Pintrich PR, Zusho A (2002) The Development of Academic Self-Regulation: The Role of Cognitive and Motivational Factors. In: Wigfield A, Eccles JS (Hrsg.) Development of Achievement Motivation. A volume in Educational Psychology. Chapter 10. Amsterdam: Elsevier. 249–284.
Platon (1923) Gastmahl. Verdeutscht von Rudolf Kassner. Jena: Eugen Diederichs.
Platon (2017) Theaitetos. Übersetzt von Schleiermacher FDE, 4. Aufl. Berlin: Holzinger Verlag.
Platon (2011a) Hippias maior. Platon Sämtliche Werke. Bd. 1. 32. Aufl. Hamburg: Rowohlt.
Platon (2011b) Apologie des Sokrates. Neu übersetzt und kommentiert von Rafael Ferber. München: C.H.Beck.
Pisarisky N (2010) Präsente dialogische Sensibilität. Bodo Pisarisky im Gespräch mit Klaus Deissler. Zeitschrift für systemische Therapie und Beratung 28(1): 4–8.
Plassmann JO (1992) Orpheus. Altgriechische Mysterien. 2. Auflage. München: Diederichs.
Priebe S, Omer S, Giacco D (2014) Resource-oriented therapeutic models in psychiatry: conceptual review. British Journal of Psychiatry 204: 256–261.
Pschera A (2013) Vom Schweben. Romantik im Digitalen. Berlin: Matthes & Seitz.
Psota G, Horowitz M (2022) Sucht. Erkennen, Verstehen, Überwinden. Salzburg: Residenz Verlag.
Radoilska L (2013) Addiction and Weakness of Will. International Perspectives in Philosophy and Psychiatry. Oxford: Oxford University Press.
Rapp C (2016) In: Ernst G (Hrsg.) Philosophie als Lebenskunst. Antike Vorbilder, moderne Perspektiven. Berlin: Suhrkamp Wissenschaft. S. 33–65.
Raz J (1988) The Morality of Freedom. Oxford: Oxford University Press.
Reuter U (2011) Der relationale ressourcenbasierte Ansatz als Weiterentwicklung des ressourcenbasierten Ansatzes unter Einbezug externer Ressourcen. Stuttgart: Research Papers on Innovation, Services and Technology. University of Stuttgart, Institute of Business Administration, Department I – Institute of Research & Development and Innovation Management.
Reymann G, Erdmann A (1999) Ergotherapie in der qualifizierten Akutbehandlung Alkoholabhängiger. Praxis Ergotherapie 12(5): 399–400.
Ridder P (2006) Musik für Leib und Seele. Musiktherapie in der Medizingeschichte. Greven: Verlag für Gesundheitswissenschaften.
Ringel E (2000) Mit dem Herzen gedacht, mit dem Geist gefühlt. In: Schmidbauer G (Hrsg.) Ein Leben für die Komödie. Herbert Wochinz und das leichte Lachen der Porcia. Klagenfurt: Universitäts-Verlag Carinthia. S. 59–62.
Ritter S (2008) Der Wirkfaktor Stimme in der Psychotherapie/in der Musiktherapie. Musiktherapeutische Umschau 29(3): 201–220.
Robert P (1986) Le Petit Robert 1. Paris: Dictionnaires Le Robert.
Rossi Monti M, Cangiotti F (2011) Intervista a Bruno Callieri. Fenomenologia e psichiatria: l'incontro mancato. Comprendre 23: 219–225.
Rössler B (2017) Autonomie. Ein Versuch über das gelungene Leben. 2. Aufl. Berlin: Suhrkamp.
Rothwell ND (1955) Motivational Research Revisited. Journal of Marketing 20 (20): 150–154.

Ruffle BJ, Shtudiner Z (2014) Are Good-Looking People More Employable? Available at SSRN: (https://ssrn.com/abstract=1705244 oder http://dx.doi.org/10.2139/ssrn.1705244, Zugriff am 20.11.2022)

Sachse R, Langens TA (2014) Emotionen und Affekte in der Psychotherapie. Göttingen: Hogrefe.

Salthouse TA (2006) Mental Exercise and Mental Aging: Evaluating the Validity of the »Use It or Lose It« Hypothesis. Perspectives on Psychological Science 1: 68–87.

Scharfetter C (1991) Allgemeine Psychopathologie. 3. überarbeitete Aufl. Stuttgart: Thieme.

Scharfetter C, Weber A (1985) Ich-Psychopathologie. Multivariate Datenanalyse zu einem phänomenologischen Konzept. In: Pflug B, Förster K, Straube E (Hrsg.) Perspektiven der Schizophrenie-Forschung. Stuttgart: Fischer. S. 15–23.

Scheibenbogen O (2017) Peripheres Biofeedback bei Abhängigkeitserkrankungen in Theorie und Praxis. Suchttherapie 18: 1–72.

Scheibenbogen O, Mader R, Musalek M (2015) Alkoholkrankheit – bewährte und neue Behandlungsmöglichkeiten. Journal für Neurologie, Neurochirurgie und Psychiatrie 16: 1–7.

Scheibenbogen O, Musalek M (2018) Goal-oriented Dialogue. Spectrum Psychiatrie 1: 28–31.

Scheibenbogen O, Musalek M (2021) The Will to Beauty as a Therapeutic Agent: Aesthetic Values in the Treatment of Addictive Disorders. In: Stoyanov D, Fulford B, Stanghellini G et al. (Hrsg.) International Perspectives in Values-Based Mental Health Practice, Case Studies and Commentaries. Cham (Schweiz): Springer Nature. S. 59–67.

Scheler M (2005) Die Stellung des Menschen im Kosmos. Bonn: Bouvier Verlag.

Schemmel H, Schaller J (2013) Ressourcen. Ausgangspunkte. In: Schemmel H, Schaller J (Hrsg.) Ressourcen. Ein Hand- und Lesebuch zur therapeutischen Arbeit. 2. Aufl. Tübingen: dgvt-Verlag. S. 11–16.

Scherer KR, Shorr A, Johnstone T (2001) Appraisal processes in emotion: theory, methods, research. Canary, NC: Oxford University Press.

Schiepek G, Cremers S (2003) Ressourcenorientierung und Ressourcendiagnostik in der Psychotherapie. In: Schemmel H, Schaller J (Hrsg.) Ressourcen. Ein Hand- und Lesebuch zur therapeutischen Arbeit. 2.Aufl. Tübingen: dgvt-Verlag. S. 147–192.

Schiewer CL (2014) Studienbuch Emotionsforschung. Theorie, Anwendungsfelder, Perspektiven. Darmstadt: WBG.

Schipperges H (2001) Leiblichkeit. Zur Geschichte des Leibes. Hamburg: Ariadne Verlag.

Schlimme J (2008) Willensschwäche und Getriebensein. Zugänge zu Jaspers' Verständnis der Sucht. In: Rinofner-Kreidler S, Wiltsche HA (Hrsg.) Karl Jaspers' Allgemeine Psychopathologie zwischen Wissenschaft, Philosophie und Praxis. Würzburg: Königshausen & Neumann.

Schmid W (1998) Philosophie der Lebenskunst. Eine Grundlegung. Frankfurt/Main: Suhrkamp.

Schmid W (2005) Schönes Leben? Einführung in die Lebenskunst. Frankfurt/Main: Suhrkamp.

Schmidt LG, Gastpar M, Falkai P et al. (2006) Evidenz-basierte Suchtmedizin. Köln: Deutscher Ärzteverlag.

Schmidt-Atzert L, Peper M, Stemmler G (2014) Emotionspsychologie. Ein Lehrbuch. Stuttgart: Kohlhammer.

Schnabel U (2018) Zuversicht. München: Karl Blessing Verlag.

Schneider K (2007) Klinische Psychopathologie. 15. Auflage. Stuttgart: Thieme.

Schopenhauer A (2007) Über die Freiheit des menschlichen Willens. Über die Grundlage der Moral. Kleine Schriften II. Zürich: Diogenes.

Schubert FC, Knecht A (2012) Ressourcen. Merkmale, Theorien und Konzeptionen im Überblick. In: Knecht A, Schubert FC (Hrsg.) Ressourcen im Sozialstaat und in der Sozialen Arbeit. Stuttgart: Kohlhammer. S. 15–41.

Schubert I (2012) Wohlbefinden im Alter. Ressourcen zum Umgang mit Lebensveränderungen. In: Knecht A, Schubert FC (Hrsg.) Ressourcen im Sozialstaat und in der Sozialen Arbeit. Stuttgart: Kohlhammer. S. 335–347.

Schubert FC, Knecht A (2015) Ressourcen – Merkmale, Theorien und Konzeptionen im Überblick. Eine Übersicht über Ressourcenansätze in Soziologie, Psychologie und Sozialpolitik. (https://www.researchgate.net/publication/313531749)_Ressourcen_-_Merkmale_

Theorien_und_Konzeptionen_im_Uberblick(?channel=doi&linkId=589d9cdb92851c599 c9bb16c&showFulltext=true, Zugriff am 20.11.2022).

Sederer L (1977) Moral therapy and the problem of morale. The American Journal of Psychiatry 134(3): 267–272.

Seel M (2003) Ästhetik des Erscheinens. Frankfurt/Main: Suhrkamp.

Seligman M (1999) The president's address (annual report). American Psychologist 54: 559–562.

Seligman M, Csikszentmihalyi M. (2000) Positive psychology: An introduction. American Psychologist 55(1): 5–14.

Sepp HR, Embree L (2010) Handbook of Phenomenological Aesthetics. Contributions To Phenomenology. Dordrecht: Springer.

Shoeb H (2021) Motivation and Performance: A Psychological Process. International Journal of Business and Management Research 9(2): 104–112.

Simonyi K (1990) Kulturgeschichte der Physik. Leipzig: Urania.

Sinapius P (2018) Intermedialität und Performativität in den Künstlerischen Therapien. Berlin: HPB University Press.

Smith E, Grawe K (2003) Die funktionale Rolle von Ressourcenaktivierung für therapeutische Veränderung. In: Schemmel H, Schaller J (Hrsg.) Ressourcen. Ein Hand- und Lesebuch zur therapeutischen Arbeit. Tübingen: dgvt-Verlag.

Stangl W (1989) Die Psychologie im Diskurs des Radikalen Konstruktivismus. Braunschweig: Friedrich Vieweg & Sohn.

Starke D (2000) Kognitive, emotionale und soziale Aspekte menschlicher Problembewältigung. Ein Beitrag zur aktuellen Stressforschung. Münster: LIT Verlag.

Stavemann HH (2015) Sokratische Gesprächsführung in Therapie und Beratung. 3. überarbeitete Aufl. Weinheim: Beitz.

Steiner LG (2016) Irre Ärzte Gott und Teufel – Perdulcis' Psychiatrie im Ideenfeld der Neuzeit. Wiesbaden: Springer Fachmedien.

Stendhal (1842/1979) Über die Liebe (übers. v. Walter Hoyer). Frankfurt/Main: Insel Verlag.

Stetter F, Mann K (1991) Der Wunsch nach Entspannung – eine autonome Entscheidung. Das autogene Training als Komponente in der Behandlung Alkoholabhängiger. Psycho 17: 305–310.

Stöcklin S (2005) Zur Freiheit verurteilt. Eine Untersuchung von Sartres Freiheitsbegriff. München: Grin Verlag.

Stolnitz J (1960) Aesthetics and the Philosophy of Art Criticism. Boston: Houghton Mifflin.

Tagay S, Düllmann S, Repic N et al. (2010) Das Essener Ressourcen-Inventar (ERI). Essen: Klinik für Psychosomatische Medizin und Psychotherapie.

Tagay S, Schlottbohm E, Repic N (2011) Essener Ressourcen-Inventar für Kinder und Jugendliche (ERI-KJ). Essen: Klinik für Psychosomatische Medizin und Psychotherapie.

Traber-Walker N, Franscini M (2021) Ressourcenarbeit. In: Traber-Walker N, Franscini M (Hrsg.) Jugendliche mit erhöhtem Psychoserisiko. Berlin: Springer. S. 141–146.

Törnblom K, Kazemi A (2014) Social Resource Theory: Yesterday, Today, and Tomorrow. In: Törnblom K, Kazemi A (Hrsg.) Handbook of Social Resource Theory. New York: Springer. S. 1–12.

Trösken A (2002) Das Berner Ressourceninventar. Ressourcenpotentiale und Ressourcenrealisierung aus konsistenztheoretischer Sicht. Dissertation. Universität Bern. (http://www.troesken.eu/Dissertation.pdf, Zugriff am 25.02.2016).

Trösken A, Grawe K (2003) Das Berner Ressourcen-Inventar. Instrument zur Erfassung von Patientenressourcen aus der Selbst- und Fremdbeurteilungsperspektive. In: Schemmel H, Schaller J (Hrsg.) Ressourcen. Ein Hand- und Lesebuch zur therapeutischen Arbeit. Tübingen: dgvt-Verlag. S. 195–215.

Trösken A, Grawe K (2004) Ressourcenpotentiale und -realisierung für Psychologische Therapie. Verhaltenstherapie & Psychosoziale Praxis 36: 51–62.

Trunk T (2011) Paul Watzlawick. Man kann nicht nicht kommunizieren. Das Lesebuch. Bern: Verlag Hans Huber.

Tsigorits C (2013) Ressourcenarbeit in der Praxis zwischen Ressourcenfindeperspektive und Bewältigung. In: Schaller H, Schemmel H (Hrsg.) Ressourcen. Ein Hand- und Lesebuch zur

psychotherapeutischen Arbeit. 2. vollständig überarbeitete und erweiterte Aufl. Tübingen: dgvt-Verlag. S. 33–46.
Udris I, Kraft U, Mulheim M et al. (1992) Ressourcen der Salutogenese. In: Schröder H, Reschke K (Hrsg.) Psychosoziale Prävention und Gesundheitsförderung. Regensburg: Roderer. S. 85–103.
Ulfig A (1999) Lexikon der philosophischen Begriffe. Wiesbaden: Fourier.
Urspruch I (1993) Theatertherapie – eine milieutherapeutische Erweiterung ambulanter Psychotherapie. Dynamische Psychiatrie 26: 73–89.
Vasek T (2022) Öffnet die Spielräume! Die Kraft der Zuversicht treibt uns voran. Doch was steckt dahinter? Wie gewinnen wir Zuversicht? Und warum sollten wir überhaupt? Hohe Luft 5: 13–15.
Veltrup C (2003) Motivational Interviewing: Eine Übersicht. Suchttherapie 4: 115–124.
Vergil (2016) Bucolica/Georgica. Griechisch Deutsch. Holzberg N (Hrsg.) Sammlung Tusculum Berlin/Boston: de Gruyter Akademie Forschung.
Vogt KC (2016) Joseph Beuys liest Friedrich Nietzsche. Das autopoietische Subjekt. Von der Artistenmetaphysik zur Freiheitswissenschaft. München: Schirmer/Mosel.
Wallace BA (2008) Die Achtsamkeitsrevolution. Aktivieren sie die Kraft der Konzentration. Frankfurt/Main: O.W.Barth.
Walter H (1999) Neurophilosophie der Willensfreiheit. 2. unveränderte Aufl. Paderborn: Mentis.
Walter M, Gouzoulis-Mayfrank E (2013) Psychische Störungen und Suchterkrankungen. Stuttgart: Kohlhammer.
Watzlawick P, Beavin JH, Jackson DD (2011) Menschliche Kommunikation. Formen, Störungen, Paradoxien. 12. unveränderte Aufl. Bern: Huber.
Weber H (2002) Ressourcen. In: Schwarzer R, Jerusalem M, Weber H (Hrsg.) Gesundheitspsychologie von A bis Z. Göttingen: Hogrefe. S. 394–410.
Welsch W (1996) Grenzgänge der Ästhetik. Stuttgart: Reclam.
Welsch W (2000) Ästhetik außerhalb der Ästhetik. Der Blaue Reiter 12: 6–11.
Welsch W (2003) Ästhetisches Denken. 6. Aufl. Stuttgart: Reclam.
Welsch W. (2003b) Aesthetics beyond aesthetics. Action, Criticism, and Theory for Music Education. (http://act.maydaygroup.org/articles/Welsch2_2.pdf, Zugriff am 20.11.2022).
Welsch W (2021) Undoing Aesthetics. London: Sage Publications.
Weiss H, Harrer ME, Dietz T (2010) Das Achtsamkeitsbuch. Grundlagen, Übungen, Anwendungen. Stuttgart: Klett-Cotta.
Willutzki U (2008) Klinische Ressourcendiagnostik. In: Röhrle B, Caspar F, Schlottke PF (Hrsg.) Lehrbuch der klinisch-psychologischen Diagnostik. Stuttgart: Kohlhammer.
Willutzki U (2013) Ressourcen: Einige Bemerkungen zur Begriffsklärung. In: Schemmel H, Schaller J (Hrsg.) Ressourcen – Ein Hand- und Lesebuch zur therapeutischen Arbeit. 2. vollständig überarbeitete und erweiterte Aufl. Tübingen: dgvt-Verlag.
Wilz G, Risch AK, Töpfer NF (2017) Das Ressourcentagebuch. Eine ressourcenaktivierende Schreibintervention für Therapie und Beratung. Berlin: Springer.
Wippler R (2017) Kulturelle Ressourcen, Gesellschaftlicher Erfolg und Lebensqualität. In: Giesen B, Haferkamp H (Hrsg.) Soziologie der sozialen Ungleichheit. Hamburg: Springer Nature.
Wise EH, Reuman L (2019) Promoting Competent and Flourishing Life-Long Practice for Psychologists: A Communitarian Perspective. Professional Psychology: Research and Practice 50(2): 129–135.
Whitbeck C (1981) A theory of health. In: Caplan AI., Engelhardt HT,Jr., McCartney JJ (Hrsg.) Concepts of Health and Disease: Interdisciplinary Perspectives. London: Addison Wesley.
World Health Organisation – WHO (1948) Preamble to the constitutions of the World Health Organisation. Geneva: WHO Organisation.
World Health Organisation – WHO (1986) (http://www.uni-ulm.de/public_health/who_ottawa_1986.html, Zugriff am 20.11.2022).
Wydler H, Kolip P, Abel Th (2010) Salutogenese und Kohärenzgefühl. Grundlagen, Empirie und Praxis eines gesundheitswissenschaftlichen Konzepts. Weinheim: Beltz Juventa.

Wydra, G (1996) Gesundheitsförderung durch sportliches Handeln: Sportpädagogische Analysen einer neuen Facette des Sports. Schorndorf: Hofmann.